全国高等医学院校规划教材精讲与习题
丛书编委会

医学微生物学与人体寄生虫学

Medical Microbiology and Human Parasitology

张文平　钟有添　谢水祥　主编

化学工业出版社

·北京·

本书分医学微生物学和人体寄生虫学两部分，章节编排与规划教材基本一致。每章先列出学习目标，强调本章重点掌握、熟悉和了解的内容，内容精讲对本章的学习内容和知识点进行了提炼、归纳和总结，突出重点、难点。每章后面附有同步练习和参考答案，同步练习包含多种题型，同时注意收录执业医师考试题目。

本书适于高等医学院校基础、临床、预防、口腔、检验等专业学生使用，也可作为报考研究生的专业课复习及教师教学、临床医师的参考用书。

图书在版编目（CIP）数据

医学微生物学与人体寄生虫学/张文平，钟有添，谢水祥主编 . —北京：化学工业出版社，2019.9
全国高等医学院校规划教材精讲与习题
ISBN 978-7-122-34681-0

Ⅰ.①医… Ⅱ.①张…②钟…③谢… Ⅲ.①医学微生物学-医学院校-教学参考资料②医学-寄生虫学-医学院校-教学参考资料 Ⅳ.①R37②R38

中国版本图书馆 CIP 数据核字（2019）第 119408 号

责任编辑：邱飞婵　满孝涵　　　　　　　　　　装帧设计：刘丽华
责任校对：边　涛

出版发行：化学工业出版社（北京市东城区青年湖南街 13 号　邮政编码 100011）
印　　刷：三河市航远印刷有限公司
装　　订：三河市宇新装订厂
787mm×1092mm　1/16　印张 16½　字数 450 千字　2019 年 10 月北京第 1 版第 1 次印刷

购书咨询：010-64518888　售后服务：010-64518899
网　　址：http://www.cip.com.cn
凡购买本书，如有缺损质量问题，本社销售中心负责调换。

定　　价：**45.00 元**　　　　　　　　　　　　　　　　版权所有　违者必究

编写人员名单

主　　编　张文平　钟有添　谢水祥
副 主 编　黄丹丹　徐惠荣　曹镐禄
编　　者　（以姓氏笔画为序）

王小丽　刘志春　李　娟　宋　云

张文平　张宇宁　陈　鑫　陈玲霞

胡雅琼　钟有添　徐惠荣　黄　真

黄丹丹　曹镐禄　谢水祥　谢冰玉

谢琼珺　蓝海英

前言

　　医学微生物学与人体寄生虫学是研究与人类疾病有关的病原微生物和寄生虫的生物学特性、与宿主及外界因素的相互关系、致病性和致病机制、免疫性以及实验诊断方法、所致疾病的流行特点以及防治措施的一门学科，是医学生必修的两门医学基础课程。其任务是通过教学使学生掌握和运用这门学科的基础理论、基本知识和基本技能，为学习有关基础医学课程和临床医学课程及从事由微生物和寄生虫所致疾病的诊断和防治工作奠定基础。但近年来由于医学教学改革步伐的加快，国内多数院校对医学微生物学和人体寄生虫学的教学学时进行了压缩，使教师在课堂上难以对课程所有章节的内容进行讲解，加上这两门课程教学内容庞杂繁多，理论生涩枯燥，无论是教师还是学生都感到这两门课程变得难教、难学。因此，为了帮助学生更好地学习和掌握医学微生物学和人体寄生虫学的基本理论、基本知识和基本技能，掌握重点，理解难点，提高学习效率，我们组织了多年从事该课程教学工作的一线教师，以本科教学大纲为指导和范围，以国家卫生健康委员会"十三五"规划教材《医学微生物学》（第9版）及《人体寄生虫学》（第9版）为蓝本，并参考了多方面的有关材料，编写了本书。

　　本书紧扣教材的内容，分为医学微生物学和人体寄生虫学两部分。章节编排与规划教材基本一致，每章共分四部分：①学习目标：按教学大纲列出本章需重点掌握、熟悉和了解的内容。②内容精讲：对本章的学习内容和知识点进行了提炼、归纳和总结，使学生在学习教材的基础上对医学微生物学和人体寄生虫学的关键知识有较好的了解和掌握。③同步练习：对重点内容以不同题型编成练习题，练习题包括选择题、填空题、名词解释和问答题等不同题型。习题练习有利于启发、调动学生的学习积极性，达到短时间内复习巩固、掌握所学知识的目的。④参考答案。

　　本书有助于指导学生学习、复习、自测、自评和自我反馈矫正，加深对教材内容的理解和掌握，以达到教学大纲所规定的教学目标，同时也可为实施教学评估提供参考。本书可供全国普通高等医学院校基础、临床、预防、口腔、检验等专业学生使用，也可作为报考研究生的专业课复习及教师教学的参考用书。

　　在编写过程中，各位编者参考了大量国内外资料，充分融进了各自的教学心得，倾注了大量心血，在此向每位编者表示衷心的感谢。

　　衷心希望本书能为广大医学生的学习提供帮助。由于水平有限，时间仓促，虽竭尽全力，但错误和不尽如人意之处在所难免，敬请读者和同道指导赐教。

编者

2019 年 4 月

目录

医学微生物学部分

绪论 ······ 2
第一节 微生物与病原微生物 ······ 2
第二节 医学微生物学 ······ 2
第三节 医学微生物学发展简史 ······ 2
同步练习 ······ 3
参考答案 ······ 4

第一篇 细菌学

第一章 细菌的形态与结构 ······ 5
第一节 细菌的大小与形态 ······ 5
第二节 细菌的结构 ······ 6
第三节 细菌形态与结构检查法 ······ 8
同步练习 ······ 8
参考答案 ······ 9

第二章 细菌的生理 ······ 11
第一节 细菌的理化性状 ······ 11
第二节 细菌的营养与生长繁殖 ······ 11
第三节 细菌的新陈代谢 ······ 13
第四节 细菌的人工培养 ······ 14
第五节 抵制或杀灭微生物的理化因素 ······ 14
第六节 细菌的分类和命名 ······ 17
同步练习 ······ 17
参考答案 ······ 18

第三章 噬菌体 ······ 20
第一节 噬菌体的生物学性状 ······ 20
第二节 毒性噬菌体 ······ 20
第三节 温和噬菌体 ······ 20
第四节 噬菌体的应用 ······ 21
同步练习 ······ 21
参考答案 ······ 21

第四章 细菌的遗传与变异 ······ 22
第一节 细菌基因组 ······ 22
第二节 细菌基因突变 ······ 23

第三节 基因的转移和重组 ······ 23
第四节 细菌遗传变异在医学上的实际意义 ······ 25
同步练习 ······ 25
参考答案 ······ 26

第五章 细菌的耐药性 ······ 27
第一节 抗菌药物的种类及其作用机制 ······ 27
第二节 细菌的耐药机制 ······ 27
第三节 细菌耐药性的防治 ······ 29
同步练习 ······ 29
参考答案 ······ 29

第六章 细菌的感染与免疫 ······ 30
第一节 正常菌群与机会致病菌 ······ 30
第二节 细菌的致病作用 ······ 31
第三节 宿主的抗感染免疫 ······ 33
第四节 感染的发生与发展 ······ 33
第五节 医院感染 ······ 34
同步练习 ······ 35
参考答案 ······ 36

第七章 细菌感染检测方法与防治原则 ······ 38
第一节 细菌感染的实验室诊断 ······ 38
第二节 细菌感染的特异性防治 ······ 39
第三节 细菌感染的抗菌药物治疗原则 ······ 40
同步练习 ······ 40
参考答案 ······ 40

第八章 球菌 ······ 41
第一节 葡萄球菌属 ······ 41
第二节 链球菌属 ······ 42
第三节 肠球菌属 ······ 44
第四节 奈瑟菌属 ······ 45
同步练习 ······ 46
参考答案 ······ 49

第九章　肠道杆菌 …………………… 51
　第一节　埃希菌属 ………………… 51
　第二节　志贺菌属 ………………… 52
　第三节　沙门菌属 ………………… 53
　第四节　克雷伯菌属 ……………… 54
　第五节　其他菌属 ………………… 54
　同步练习 …………………………… 55
　参考答案 …………………………… 57
第十章　弧菌属 …………………… 59
　第一节　霍乱弧菌 ………………… 59
　第二节　副溶血性弧菌 …………… 60
　同步练习 …………………………… 60
　参考答案 …………………………… 61
第十一章　螺杆菌属 ……………… 63
　同步练习 …………………………… 63
　参考答案 …………………………… 64
第十二章　厌氧性细菌 …………… 65
　第一节　厌氧芽胞梭菌 …………… 65
　第二节　无芽胞厌氧菌 …………… 67
　同步练习 …………………………… 67
　参考答案 …………………………… 69
第十三章　分枝杆菌属 …………… 72
　第一节　结核分枝杆菌 …………… 72
　第二节　麻风分枝杆菌 …………… 74
　第三节　非结核分枝杆菌 ………… 74
　同步练习 …………………………… 74
　参考答案 …………………………… 76
第十四章　嗜血杆菌属 …………… 78
　同步练习 …………………………… 78
　参考答案 …………………………… 79
第十五章　动物源性细菌 ………… 80
　第一节　布鲁菌属 ………………… 80
　第二节　耶尔森菌属 ……………… 80
　第三节　芽胞杆菌属 ……………… 81
　第四节　柯克斯体属 ……………… 82
　第五节　巴通体属 ………………… 82
　第六节　弗朗西丝菌属 …………… 82
　第七节　巴斯德菌属 ……………… 82
　同步练习 …………………………… 82
　参考答案 …………………………… 85
第十六章　其他细菌 ……………… 86
　第一节　棒状杆菌属 ……………… 86
　第二节　鲍特菌属 ………………… 86

　第三节　军团菌属 ………………… 87
　第四节　假单胞菌属 ……………… 87
　第五节　弯曲菌属 ………………… 87
　第六节　不动杆菌属 ……………… 88
　第七节　窄食单胞菌属 …………… 88
　第八节　莫拉菌属 ………………… 88
　第九节　气单胞菌属 ……………… 88
　第十节　李斯特菌属 ……………… 88
　同步练习 …………………………… 89
　参考答案 …………………………… 91
第十七章　放线菌 ………………… 92
　第一节　放线菌属 ………………… 92
　第二节　诺卡菌属 ………………… 92
　同步练习 …………………………… 93
　参考答案 …………………………… 93
第十八章　支原体 ………………… 95
　同步练习 …………………………… 95
　参考答案 …………………………… 97
第十九章　立克次体 ……………… 98
　第一节　概述 ……………………… 98
　第二节　主要致病性立克次体 …… 98
　同步练习 …………………………… 99
　参考答案 …………………………… 100
第二十章　衣原体 ………………… 101
　第一节　概述 ……………………… 101
　第二节　主要病原性衣原体 ……… 101
　同步练习 …………………………… 102
　参考答案 …………………………… 103
第二十一章　螺旋体 ……………… 104
　第一节　钩端螺旋体属 …………… 104
　第二节　密螺旋体属 ……………… 105
　第三节　疏螺旋体属 ……………… 105
　同步练习 …………………………… 105
　参考答案 …………………………… 107

第二篇　病毒学
第二十二章　病毒的基本性状 …… 108
　第一节　病毒的形态与结构 ……… 108
　第二节　病毒的结构和化学组成 … 108
　第三节　病毒的增殖 ……………… 108
　第四节　病毒的遗传与变异 ……… 109
　第五节　理化因素对病毒的影响 … 109
　第六节　病毒的分类 ……………… 109
　同步练习 …………………………… 110

参考答案 …………………………… 111

第二十三章　病毒的感染与免疫 …… **113**
第一节　病毒的致病作用 ………… 113
第二节　抗病毒免疫 ……………… 114
同步练习 …………………………… 114
参考答案 …………………………… 115

第二十四章　病毒感染的检查方法与
　　　　　防治原则 ……………… **117**
第一节　病毒感染的检查方法 …… 117
第二节　病毒感染的特异性预防 … 117
第三节　病毒感染的治疗 ………… 117
同步练习 …………………………… 117
参考答案 …………………………… 118

第二十五章　呼吸道病毒 ………… **119**
第一节　正黏病毒 ………………… 119
第二节　副黏病毒 ………………… 120
第三节　冠状病毒 ………………… 121
第四节　其他呼吸道病毒 ………… 121
同步练习 …………………………… 121
参考答案 …………………………… 122

第二十六章　肠道病毒 …………… **124**
第一节　脊髓灰质炎病毒 ………… 124
第二节　柯萨奇病毒和埃可病毒 … 125
第三节　新型肠道病毒 …………… 125
同步练习 …………………………… 125
参考答案 …………………………… 126

第二十七章　急性胃肠炎病毒 …… **127**
第一节　轮状病毒 ………………… 127
第二节　杯状病毒 ………………… 127
第三节　星状病毒 ………………… 127
第四节　肠道腺病毒 ……………… 127
同步练习 …………………………… 128
参考答案 …………………………… 128

第二十八章　肝炎病毒 …………… **129**
第一节　甲型肝炎病毒 …………… 129
第二节　乙型肝炎病毒 …………… 129
第三节　丙型肝炎病毒 …………… 131
第四节　丁型肝炎病毒 …………… 131
第五节　戊型肝炎病毒 …………… 131
同步练习 …………………………… 131
参考答案 …………………………… 132

第二十九章　虫媒病毒 …………… **134**
第一节　流行性乙型脑炎病毒 …… 134

第二节　登革病毒 ………………… 135
第三节　森林脑炎病毒 …………… 135
第四节　发热伴血小板减少综
　　　　合征病毒 ………………… 135
第五节　西尼罗病毒 ……………… 135
同步练习 …………………………… 135
参考答案 …………………………… 136

第三十章　出血热病毒 …………… **137**
第一节　汉坦病毒 ………………… 137
第二节　克里米亚-刚果出血
　　　　热病毒 …………………… 138
第三节　埃博拉病毒 ……………… 138
同步练习 …………………………… 138
参考答案 …………………………… 138

第三十一章　疱疹病毒 …………… **140**
第一节　单纯疱疹病毒 …………… 140
第二节　水痘-带状疱疹病毒 …… 140
第三节　人巨细胞病毒 …………… 141
第四节　EB 病毒 ………………… 141
第五节　新型人类疱疹病毒 ……… 141
同步练习 …………………………… 142
参考答案 …………………………… 142

第三十二章　逆转录病毒 ………… **144**
第一节　人类免疫缺陷病毒 ……… 144
第二节　人类嗜 T 细胞病毒 …… 145
同步练习 …………………………… 145
参考答案 …………………………… 146

第三十三章　其他病毒 …………… **147**
第一节　狂犬病病毒 ……………… 147
第二节　人乳头瘤病毒 …………… 148
第三节　细小 DNA 病毒 ………… 148
第四节　痘病毒 …………………… 148
第五节　博尔纳病病毒 …………… 148
同步练习 …………………………… 148
参考答案 …………………………… 149

第三十四章　朊粒 ………………… **150**
同步练习 …………………………… 150
参考答案 …………………………… 151

第三篇　真菌学

第三十五章　真菌学总论 ………… **152**
第一节　真菌的生物学性状 ……… 152
第二节　真菌的致病性和免疫性 … 153

第三节　真菌的微生物学检查法·········· 153
第四节　真菌感染的防治原则·········· 153
同步练习·········· 153
参考答案·········· 154
第三十六章　主要病原性真菌 155
第一节　浅部感染真菌·········· 155
第二节　皮下组织感染真菌·········· 155
第三节　地方性流行真菌·········· 155
第四节　深部感染真菌·········· 155
同步练习·········· 156
参考答案·········· 157

人体寄生虫学部分

第一篇　总论
第一～七章　人体寄生虫学总论·········· 159
同步练习·········· 161
参考答案·········· 162

第二篇　医学原虫学
第八章　医学原虫概论 164
同步练习·········· 165
参考答案·········· 165
第九章　叶足虫 167
第一节　溶组织内阿米巴·········· 167
第二节　其他消化道阿米巴·········· 168
第三节　致病性自生生活阿米巴·········· 169
同步练习·········· 169
参考答案·········· 171
第十章　鞭毛虫 172
第一节　利什曼原虫·········· 172
第二节　锥虫·········· 173
第三节　蓝氏贾第鞭毛虫·········· 174
第四节　阴道毛滴虫·········· 175
第五节　其他毛滴虫·········· 175
同步练习·········· 176
参考答案·········· 178
第十一章　孢子虫 179
第一节　疟原虫·········· 179
第二节　刚地弓形虫·········· 181
第三节　隐孢子虫·········· 182
第四节　其他孢子虫·········· 183
同步练习·········· 184
参考答案·········· 186
第十二章　纤毛虫 189

同步练习·········· 189
参考答案·········· 189
第三篇　医学蠕虫学
第十三章　吸虫 190
第一节　概论·········· 190
第二节　华支睾吸虫·········· 190
第三节　布氏姜片吸虫·········· 191
第四节　肝片形吸虫·········· 192
第五节　并殖吸虫·········· 193
第六节　裂体吸虫（血吸虫）·········· 194
同步练习·········· 195
参考答案·········· 197
第十四章　绦虫 199
第一节　概论·········· 199
第二节　曼氏迭宫绦虫·········· 200
第三节　阔节裂头绦虫·········· 201
第四节　链状带绦虫·········· 201
第五节　肥胖带绦虫·········· 202
第六节　亚洲带绦虫·········· 203
第七节　微小膜壳绦虫·········· 203
第八节　缩小膜壳绦虫·········· 204
第九节　细粒棘球绦虫·········· 204
第十节　多房棘球绦虫·········· 205
第十一节　犬复孔绦虫·········· 206
同步练习·········· 206
参考答案·········· 208
第十五章　线虫 210
第一节　概论·········· 210
第二节　似蚓蛔线虫·········· 210
第三节　毛首鞭形线虫·········· 211
第四节　蠕形住肠线虫·········· 212
第五节　十二指肠钩口线虫和美洲
　　　　板口线虫·········· 213
第六节　粪类圆线虫·········· 214
第七节　旋毛形线虫·········· 215
第八节　丝虫·········· 216
第九节　广州管圆线虫·········· 217
第十节　其他人体寄生线虫·········· 218
同步练习·········· 219
参考答案·········· 222
第十六章　猪巨吻棘头虫 225
同步练习·········· 226
参考答案·········· 226

第四篇　医学节肢动物

第十七章　医学节肢动物概论…………227

同步练习………………………………228

参考答案………………………………229

第十八章　昆虫纲………………………231

第一节　概论…………………………231

第二节　蚊……………………………232

第三节　白蛉…………………………233

第四节　蠓……………………………233

第五节　蚋……………………………234

第六节　虻……………………………234

第七节　蝇……………………………234

第八节　蚤……………………………236

第九节　虱……………………………236

第十节　臭虫…………………………237

第十一节　蜚蠊………………………237

第十二节　毒隐翅虫…………………237

同步练习………………………………238

参考答案………………………………240

第十九章　蛛形纲………………………242

第一节　概论…………………………242

第二节　蜱……………………………242

第三节　革螨…………………………243

第四节　恙螨…………………………244

第五节　蠕形螨………………………244

第六节　疥螨…………………………245

第七节　粉螨…………………………246

第八节　尘螨…………………………246

同步练习………………………………247

参考答案………………………………248

医学微生物学部分

绪　　论

 学习目标

1. **掌握**　微生物的概念、种类及特点；病原微生物、机会致病性微生物及医学微生物学的概念。
2. **熟悉**　医学微生物学发展简史；现代微生物学时期的主要成就。
3. **了解**　微生物与人类的关系；医学微生物学的主要研究领域。

 内容精讲

第一节　微生物与病原微生物

微生物（microorganism）是存在于自然界的一大群体形微小、结构简单、肉眼直接看不见，必须借助光学显微镜或电子显微镜放大数百倍、数千倍，甚至数万倍才能观察到的微小生物。其特点：体积微小、结构简单、种类繁多、分布广泛、繁殖迅速、容易变异。

一、微生物的种类与分布

微生物的种类繁多，按其大小、结构、组成等可分为三大类。

1. 非细胞型微生物　是最小的一类微生物。无典型的细胞结构，无产生能量的酶系统，只能在活细胞内生长繁殖。核酸类型为 DNA 或 RNA，两者不同时存在。如病毒。

2. 原核细胞型微生物　有细胞结构，但细胞核分化程度低，仅有原始核质，无核膜和核仁；细胞器很不完善，只有核糖体。这类微生物种类众多，包括细菌、支原体、衣原体、立克次体、螺旋体和放线菌。

3. 真核细胞型微生物　细胞核分化程度高，有核膜和核仁；细胞器完整。如真菌。

二、微生物与人类的关系

绝大多数的微生物对人类和动、植物是有益的，而且有些还是必需的。只有少数微生物可引起人类和动、植物的病害，这些微生物称为病原微生物。有些微生物在正常情况下不致病，只是在特定条件下导致疾病，这类微生物称为机会致病性微生物。

第二节　医学微生物学

医学微生物学（medical microbiology）是微生物学的一个分支，主要研究与医学有关的病原微生物的生物学特性、致病机制、机体的抗感染免疫、特异性检测方法以及相关感染性疾病的防治措施等，以控制和消灭感染性疾病，达到保障和提高人类健康水平的目的。

第三节　医学微生物学发展简史

医学微生物学的发展过程大致分为三个时期。

一、 微生物学的经验时期

十七世纪上半叶以前，人类虽未观察到具体的微生物，但早已将微生物学知识用于工农业生产和疾病防治中。如：夏禹时代就有作酒的记载；北魏时有制醋、制酱的记载；北宋末年就知道"肺痨由虫引起"；明隆庆年间应用人痘预防天花。

二、 实验微生物学时期

十七世纪下半叶至二十世纪上叶：显微镜的发明和微生物的发现。

（1） 列文虎克（1632～1723 年）自制显微镜，观察到微生物。

（2） 巴斯德（1822～1895 年）发明巴氏消毒法，研制炭疽菌苗、狂犬病疫苗。

（3） 郭霍（1843～1910 年）创用固体培养基和细菌染色，并发现炭疽杆菌、结核分枝杆菌和霍乱弧菌。提出了著名的郭霍法则。

（4） 伊凡诺夫斯基（1892 年）发现烟草花叶病毒。

（5） 琴纳（1796 年）成功研制牛痘苗，预防天花；弗莱明（1929 年）发现青霉素，带来临床治疗的一次大革命。

（6） 汤非凡（1956 年）发现沙眼衣原体。

三、 现代微生物学时期

二十世纪下叶至今，为微生物研究的全新时代。

（1） 不断发现新的病原微生物，如军团菌、空肠弯曲菌、人类免疫缺陷病毒、朊粒等。

（2） 微生物全基因组研究已取得重要进展。

（3） 微生物学研究和诊断技术不断进步。

（4） 疫苗研制不断取得突破。

四、 展望

医学微生物学的主要研究领域应包括：①新现和再现病原微生物的研究；②病原微生物致病物质及致病机制的研究；③抗感染免疫的基础理论及其应用的研究；④建立规范化的微生物学诊断方法和技术；⑤人体微生物群与健康的研究。

同步练习

一、选择题

【A 型题】

1. 下列属于原核细胞型微生物，但除外（　　）

　　A. 葡萄球菌　　　　　　　B. 白假丝酵母　　　　　　C. 放线菌

　　D. 支原体　　　　　　　　E. 螺旋体

【B 型题】

　　2～3 题备选答案：A. 新生隐球菌　　B. 细菌　　C. 病毒　　D. 支原体　　E. 螺旋体

2. 属于非细胞型微生物的是（　　）

3. 属于真核细胞型微生物的是（　　）

　　4～6 题备选答案：A. 郭霍　　B. 列文虎克　　C. 巴斯德　　D. 李斯特　　E. 琴纳

4. 首先观察到微生物的奠基人是（　　）

5. 首先实验证明有机物的发酵与腐败是由微生物引起的是（　　）

6. 创用了固体培养基、染色方法和实验动物感染的是（　　）

二、填空题

根据微生物大小、结构、组成等可将微生物分为＿＿＿＿＿、＿＿＿＿＿、＿＿＿＿＿三大类。

三、名词解释

1. 微生物　2. 医学微生物学

参考答案

一、选择题

1. B　2. C　3. A　4. B　5. C　6. A

二、填空题

非细胞型微生物　原核细胞型微生物　真核细胞型微生物

三、名词解释

1. 微生物：是存在于自然界的一大群体形微小、结构简单、肉眼直接看不见，必须借助光学显微镜或电子显微镜放大数百倍、数千倍，甚至数万倍才能观察到的微小生物。

2. 医学微生物学：主要研究与医学有关的病原微生物的生物学特性、致病机制、机体的抗感染免疫、特异性检测方法以及相关感染性疾病的防治措施等，以控制和消灭感染性疾病，达到保障和提高人类健康水平的目的。

第一篇

细 菌 学

第一章　细菌的形态与结构

📋 **内容精讲**

　　细菌（bacterium）是原核生物界的一种单细胞微生物，有广义和狭义两种范畴。广义的细菌泛指各类原核细胞型微生物，包括细菌、衣原体、支原体、立克次体、螺旋体和放线菌等。狭义的细菌专指其中数量最大、种类最多、具有典型代表性的细菌。

第一节　细菌的大小与形态

一、细菌的大小

　　细菌体积微小，一般以微米（μm）作为测量其大小的单位。不同种类细菌大小形态不一，同一种细菌也可因菌龄和环境因素的影响而有差异。

二、细菌的形态

　　细菌按其外形分为球菌、杆菌和螺形菌三大类。

　　1. 球菌　呈球形或近似球形，直径 0.8～1.2μm。根据细菌排列方式不同可分为双球菌、链球菌、葡萄球菌、四联球菌和八叠球菌。

　　2. 杆菌　杆菌形态多数呈直杆状，也有的菌体稍弯；菌体两端多呈钝圆形，少数两端平齐，有的末端膨大呈棒状或分枝状。不同杆菌大小、长短与粗细差异较大，长约 0.6～10μm。

　　3. 螺形菌　为一类有动力、螺旋形或弧形的革兰阴性杆菌，分类学上属于不同属。

　　（1）弧菌属　菌体只有一个弯曲，呈弧形或逗点状，如霍乱弧菌和副溶血性弧菌。

　　（2）螺菌属　菌体有两个以上弯曲，如鼠咬热螺菌。

　　（3）螺杆菌属　菌体连续弯曲呈螺旋状，如幽门螺杆菌。

　　（4）弯曲菌属　呈 U 形、S 形等，如空肠弯曲菌。

细菌的形态受各种理化因素的影响，一般是细菌在适宜的生长条件下培养 8~18h 形态比较典型。因此，观察细菌的大小和形态，应选择适宜生长条件下的对数生长期细菌为宜。

第二节　细菌的结构

细菌的结构分为基本结构和特殊结构。所有细菌都具有的结构称为基本结构，包括细胞壁、细胞膜、细胞质及核质。某些细菌所特有的结构称为特殊结构，包括荚膜、鞭毛、菌毛和芽胞。

一、细菌的基本结构

（一）细胞壁

细胞壁位于菌细胞的最外层，是一无色透明的坚韧富有弹性的膜状结构。

1. 细胞壁的化学组成　细胞壁的化学组成较复杂，革兰阳性（G^+）菌和革兰阴性（G^-）菌细胞壁组成存在较大差异，两者共有的成分为肽聚糖，但各自有其特殊组分。

（1）肽聚糖　又称黏肽或胞壁质，是细菌细胞壁的主要化学成分，为原核生物细胞所特有的物质。

聚糖骨架是由 N-乙酰葡萄糖胺和 N-乙酰胞壁酸交替间隔排列，经 β-1,4 糖苷键连接而成。各种细菌细胞壁的聚糖骨架均相同。在 N-乙酰胞壁酸分子上连接四肽侧链，肽链之间再由五肽交联桥或肽链连接起来。四肽侧链的组成及其连接方式随菌种而异，五肽交联桥由五个相同的甘氨酸组成。

G^+ 菌的肽聚糖由聚糖骨架、四肽侧链和五肽交联桥三部分构成机械强度十分坚韧的三维立体结构。

G^- 菌的肽聚糖由聚糖骨架和四肽侧链两部分只形成单层平面网络较疏松的二维结构。它在 G^- 菌细胞壁中含量较少。

（2）磷壁酸（少数磷壁醛酸）　G^+ 菌细胞壁的特殊组分，按其结合部位不同分为壁磷壁酸和膜磷壁酸两种。结合在细胞壁上的磷壁酸称为壁磷壁酸；结合在细胞膜上的磷壁酸称为膜磷壁酸或称脂磷壁酸。

（3）外膜　G^- 菌细胞壁的特殊组分，位于细胞壁肽聚糖层的外侧，包括脂质双层、脂蛋白和脂多糖三部分。脂多糖（LPS）又称 G^- 菌的内毒素，由脂质 A、核心多糖和特异多糖三部分组成，脂质 A 是内毒素的毒性和生物学活性的主要组分，无种属特异性。

G^+ 菌和 G^- 菌的细胞壁结构不同，导致这两类细菌在染色性、抗原性、毒性、对药物的敏感性等方面有很大差异。G^+ 菌和 G^- 菌的细胞壁结构比较见表 1-1。

表 1-1　G^+ 菌和 G^- 菌的细胞壁结构比较

细胞壁	G^+ 菌	G^- 菌
强度	较坚韧	较疏松
厚度	厚，20~80nm	薄，10~15nm
肽聚糖结构	聚糖骨架、四肽侧链和五肽交联桥	聚糖骨架、四肽侧链
肽聚糖层数	多，可达 50 层	少，1~2 层
肽聚糖含量	多，占细胞壁干重的 50%~80%	少，占细胞壁干重的 5%~20%
糖类含量	多，约 45%	少，15%~20%
脂类含量	少，1%~4%	多，11%~22%
磷壁酸	+	—
外膜	—	+
溶菌酶作用	敏感	不太敏感[①]
青霉素作用	敏感	不敏感[①]

① 外膜可阻碍溶菌酶、抗生素、碱性染料等进入；某些 G^- 菌（如淋病奈瑟菌和脑膜炎奈瑟菌）对青霉素亦敏感。

2. 细胞壁的主要功能及相关的医学意义 细胞壁的主要功能：①保护细菌和维持菌体形态；②参与细胞内外物质交换；③与致病性有关；④与耐药性有关；⑤与菌细胞表面静电和染色特性有关；⑥其他。

3. 细菌细胞壁缺陷型 亦称细菌 L 型，是指细菌细胞壁的肽聚糖结构受到理化或生物因素的直接破坏或合成被抑制，这种细胞壁受损的细菌在高渗环境下仍可存活，称为细菌细胞壁缺陷型。细菌 L 型呈高度多形性，需在高渗低琼脂含血清的培养基中生长，生长较原菌缓慢，培养 2～7 天形成"油煎蛋"样细小菌落。某些细菌 L 型仍有一定的致病力，通常引起慢性感染，如尿路感染、骨髓炎、心内膜炎等疾病。

溶菌酶能切断聚糖骨架上的 β-1,4 糖苷键，破坏聚糖骨架，引起细菌裂解。青霉素能与细菌竞争合成肽聚糖过程中所需的转肽酶，抑制四肽侧链与五肽交联桥的联结，使细菌不能合成完整的肽聚糖，在一般渗透压环境中，可导致细菌死亡。

（二）细胞膜

细胞膜又称胞质膜，位于细胞壁的内侧，是一层半透性生物膜，柔软致密有弹性。不含有胆固醇是与真核细胞膜的区别点。细胞膜的主要功能如下。

（1）物质转运 与细胞壁共同完成菌体内外的物质交换。

（2）呼吸和分泌 细胞膜上含呼吸酶，参与细胞呼吸过程。

（3）生物合成 细胞膜上含有多种酶类，参与细胞结构（如肽聚糖、磷脂、鞭毛等）的合成。与肽聚糖合成有关的酶类（转肽酶或转糖基酶），是青霉素作用的靶部位，称为青霉素结合蛋白（PBP），与细菌的耐药性形成有关。

（4）参与细菌分裂 细菌部分细胞膜内陷、折叠、卷曲形成的囊状物称为中介体，多见于 G^+ 菌。中介体与细菌的分裂有关。其功能类似于真核细胞的线粒体，故亦称为拟线粒体。

（三）细胞质

细胞质是细胞膜包裹的溶胶状物质，由水、蛋白质、脂类、核酸及少量糖和无机盐组成，其中含有许多重要结构。

1. 核糖体 是细菌合成蛋白质的场所，游离存在于细胞质中，沉降系数为 70S，由 50S 和 30S 两个亚基组成。链霉素能与细菌核糖体的 30S 亚基结合，红霉素与细菌核糖体的 50S 亚基结合，均可干扰细菌蛋白质的合成而导致细菌死亡。真核细胞的核糖体沉降系数为 80S，因此上述药物对人体细胞无影响。

2. 质粒 是细菌染色体外的遗传物质，为闭合环状的双链 DNA，携带遗传信息，控制细菌某些特定的遗传性状。

3. 胞质颗粒 大多数为营养储藏物，包括多糖、脂类、磷酸盐等。胞质颗粒不是细菌的恒定结构，常随菌种、菌龄及环境而异。胞质颗粒中有一种主要成分是 RNA 和多聚偏磷酸盐的颗粒，其嗜碱性较强，用亚甲蓝染色着色较深呈紫色，称异染颗粒，可作为鉴别细菌的根据。

（四）核质

核质亦称拟核，是细菌的遗传物质。细菌是原核细胞，不具成形的核，无核膜、核仁和有丝分裂器。因其功能与真核细胞的染色体相似，亦称之为细菌染色体。

二、细菌的特殊结构

1. 荚膜 某些细菌在其细胞壁外包绕一层较厚的黏液性物质，并牢固地与细胞壁结合，厚度≥$0.2\mu m$，边界明显者称荚膜。厚度<$0.2\mu m$ 者称微荚膜。荚膜是细菌致病重要毒力因子。多数细菌的荚膜是多糖，少数为多肽。荚膜的功能：①抗吞噬作用；②黏附作用；③抗有害物质的损伤作用。

2. 鞭毛 某些细菌菌体上附有细长并呈波状弯曲的丝状物，称为鞭毛。鞭毛是细菌的运动器官。根据鞭毛的数目及部位，可将鞭毛菌分成 4 类，即单毛菌、双毛菌、丛毛菌和周毛菌。

3. 菌毛 许多 G⁻ 菌和少数 G⁺ 菌的菌体表面存在着一种直的、比鞭毛更细、更短的丝状物，称为菌毛。菌毛必须用电子显微镜观察。根据功能不同，菌毛分为：①普通菌毛，每个细菌可有数百根，是细菌的黏附结构，与细菌的致病性有关；②性菌毛，仅见于少数 G⁻ 菌，一个菌只有 1～4 根，比普通菌毛长而粗，中空呈管状，可传递遗传物质，与细菌的变异有关。

4. 芽胞 某些细菌在一定的环境条件下，胞质脱水浓缩，在菌体内部形成一个圆形或卵圆形的小体，是细菌的休眠形式，称为芽胞。产生芽胞的细菌都是 G⁺ 菌。一个细菌只形成一个芽胞，一个芽胞发芽也只形成一个菌体，细菌数量并未增加，故芽胞不是细菌的繁殖方式。芽胞的大小、形状和位置随菌种而异，有重要的鉴别价值。芽胞对理化因素抵抗力强，故常将杀死芽胞作为消毒灭菌效果的指标。

第三节 细菌形态与结构检查法

一、 显微镜放大法

细菌必须借助显微镜放大后才能看到，包括普通光学显微镜和电子显微镜。

二、 染色法

最常用和最重要的分类鉴别染色法是革兰染色法。主要步骤：初染（结晶紫），媒染（碘液），脱色（95％乙醇），复染（复红）。G⁺ 菌染成紫色，G⁻ 菌染成红色。

➤➤ 同步练习 ➤➤

一、选择题

1. 与细菌运动有关的结构是（　　）
    A. 荚膜　　　　　　　　B. 菌毛　　　　　　　　C. 鞭毛
    D. 芽胞　　　　　　　　E. 肽聚糖
2. 革兰阳性菌细胞壁的特殊组分是（　　）
    A. 肽聚糖　　　　　　　B. 核质　　　　　　　　C. 脂多糖
    D. 鞭毛　　　　　　　　E. 磷壁酸
3. 革兰阴性菌细胞壁的特殊组分是（　　）
    A. 肽聚糖　　　　　　　B. 核质　　　　　　　　C. 外膜
    D. 细胞膜　　　　　　　E. 磷壁酸
4. 具有抗吞噬作用的细菌结构是（　　）
    A. 菌毛　　　　　　　　B. 鞭毛　　　　　　　　C. 荚膜
    D. 芽胞　　　　　　　　E. 核质
5. 保护菌体、维持细菌的固有形态的结构是（　　）
    A. 细胞壁　　　　　　　B. 细胞膜　　　　　　　C. 细胞质
    D. 细胞浆　　　　　　　E. 包膜
6. 细菌哪种结构的功能类似真核细胞的线粒体（　　）
    A. 核质　　　　　　　　B. 核糖体　　　　　　　C. 中介体
    D. 胞质颗粒　　　　　　E. 质粒
7. 内毒素的毒性和生物学活性的主要组分是（　　）

A. 核心多糖　　　　　B. 特异性多糖　　　　　C. LPS

D. 脂质 A　　　　　E. 脂蛋白

8. 溶菌酶的抗菌机制是（　　　）

A. 干扰细菌 DNA 的复制　　　B. 干扰细菌蛋白质的合成　　　C. 损伤细胞膜的通透性

D. 裂解肽聚糖中的 β-1,4 糖苷键

E. 竞争合成细胞壁过程中所需的转肽酶

9. 青霉素的抗菌机制是（　　　）

A. 干扰细菌 DNA 的复制　　　B. 干扰细菌蛋白质的合成　　　C. 损伤细胞膜的通透性

D. 裂解肽聚糖中的 β-1,4 糖苷键

E. 竞争合成细胞壁过程中所需的转肽酶

10. 内毒素是革兰阴性菌细胞壁中的（　　　）

A. 脂多糖　　　　　B. 脂蛋白　　　　　C. 核心多糖

D. 外膜　　　　　E. 特异性多糖

11. 细菌合成蛋白质的场所是（　　　）

A. 质粒　　　　　B. 核糖体　　　　　C. 核质

D. 外膜　　　　　E. 细胞膜

12. 革兰阳性菌与革兰阴性菌细胞壁共有的成分是（　　　）

A. 磷壁酸　　　　　B. LPS　　　　　C. 外膜

D. 肽聚糖　　　　　E. 脂蛋白

二、填空题

1. 测量细菌大小用以表示的单位是_____。

2. 细菌按其外形分为_____、_____、_____三种类型。

3. 细菌的基本结构包括_____、_____、_____、_____。

4. 细菌的特殊结构包括_____、_____、_____、_____。

5. 菌毛分为_____和_____两种。

6. 在消毒灭菌时应以杀死_____作为判断灭菌效果的指标。

三、名词解释

1. 质粒　2. 中介体　3. 异染颗粒

四、问答题

1. 试比较 G⁺ 菌和 G⁻ 菌的细胞壁结构。

2. 简述 G⁻ 菌细胞壁的特殊组分及意义。

参考答案

一、选择题

1. C　2. E　3. C　4. C　5. A　6. C　7. D 8. D

9. E　10. A　11. B　12. D

二、填空题

1. 微米

2. 球菌　杆菌　螺形菌

3. 细胞壁　细胞膜　细胞质　核质

4. 荚膜　鞭毛　菌毛　芽胞

5. 普通菌毛　性菌毛

6. 芽胞

三、名词解释

1. 质粒：是细菌染色体外的遗传物质，为闭合环状的双链 DNA，带有遗传信息，控制细菌某些特定的遗传性状。

2. 中介体：是细菌部分细胞膜内陷、折叠、卷曲形成的囊状物。

3. 异染颗粒：胞质颗粒的一种，主要成分是 RNA 和多偏磷酸盐，具有很强的嗜碱性，当染色时染出比菌体更深的颜色或不同的颜色，故称为异染颗粒。

四、问答题

1. 答：G$^+$菌和 G$^-$菌的细胞壁结构比较：详见本章表 1-1。

2. 答：G$^-$菌除含有 1～2 层肽聚糖结构外，尚有特殊组分外膜。外膜由脂质双层、脂蛋白和脂多糖三部分组成。脂质双层的结构类似细胞膜，可允许水溶性分子通过。脂蛋白使脂质双层联结在肽聚糖层上。脂多糖又称 G$^-$菌的内毒素，由脂质 A、核心多糖和特异多糖三部分组成，其中脂质 A 是内毒素的毒性和生物学活性的主要组分，无种属特异性，故不同细菌产生的内毒素的毒性作用均相似。

第二章　细菌的生理

内容精讲

第一节　细菌的理化性状

一、 细菌的化学组成

细菌含有多种化学成分，包括水、无机盐、蛋白质、糖类、脂质和核酸等。细菌尚含有原核细胞型微生物特有的化学组成，如肽聚糖、磷壁酸等。

二、 细菌的理化性状

1. 光学性质　细菌为半透明体，当光线照射至细菌，部分被吸收，部分被折射，因此细菌悬液呈混浊状态，菌数越多浊度越大，可用比浊法估计细菌的数量。

2. 表面积　细菌体积微小，相对表面积大，有利于同外界进行物质交换。

3. 带电现象　G^+菌等电点 pI 为 $2\sim3$，G^-菌等电点 pI 为 $4\sim5$，故在中性或弱碱性环境中，细菌均带负电荷，G^+菌所带负电荷更多。

4. 半透性　细菌的细胞壁和细胞膜都为半透性。

5. 渗透压　G^+菌的渗透压为 $20\sim25$ 个大气压，G^-菌为 $5\sim6$ 个大气压。

第二节　细菌的营养与生长繁殖

一、 细菌的营养物质

充足的营养物质可以为细菌的新陈代谢及生长繁殖提供必需的原料和能量，一般包括水、碳源、氮源、无机盐和生长因子等。

1. 水　细菌所需营养物质必须先溶于水，营养的吸收与代谢均需有水才能进行。

2. 碳源　各种碳的无机或有机物都能被细菌吸收和利用，合成菌体组分和作为获得能量的主要来源。病原菌主要从糖类获得碳。

3. 氮源　其主要功能是作为菌体成分的原料。病原微生物主要从氨基酸、蛋白胨等有机氮化物中获得氮。

4. 无机盐　细菌需要各种无机盐以提供细菌生长的各种元素。无机盐的功用如下：①构成有机化合物，成为菌体的成分；②作为酶的组成部分，维持酶的活性；③参与能量的储存和转运；④调节菌体内外的渗透压；⑤某些元素与细菌的生长繁殖和致病作用密切相关。

5. 生长因子　所谓生长因子是一些细菌的生长必需的、细菌本身又不能合成的营养物质，如 B 族维生素、某些氨基酸、嘌呤、嘧啶等。个别细菌还需特殊的生长因子，如流感嗜血杆菌需要 X、V 两种因子。

二、　细菌摄取营养物质的机制

水和水溶性物质可以通过具有半透膜性质的细胞壁和细胞膜进入细胞内，蛋白质、多糖等大分子营养物需经细菌分泌的胞外酶的作用分解成小分子物质才能被吸收。营养物质进入菌体内的方式有被动扩散和主动转运。

三、　细菌的营养类型

根据需要的营养物质不同，细菌分为两种营养类型。

1. 自养菌（autotroph）　以简单的无机物为原料，合成菌体成分。

2. 异养菌（heterotroph）　需要利用多种有机物为原料，才能合成菌体成分并获得能量，包括寄生菌（parasite）和腐生菌（saprophyte）。所有的病原菌都是异养菌，大部分病原菌属寄生菌。

四、　影响细菌生长的因素

1. 营养物质　充足的营养物质可以为细菌的新陈代谢及生长繁殖提供必要的原料和能量。

2. 氢离子浓度（pH）　绝大多数细菌和放线菌生长最适宜的 pH 为中性或弱碱性（pH 7.2～7.6）。个别细菌如霍乱弧菌在 pH 8.4～9.2 中生长良好。结核杆菌生长的最适 pH 为 6.5～6.8。

3. 温度　各类细菌对温度的要求不一，可分为嗜冷菌（－5～30℃）、嗜温菌（10～45℃）、嗜热菌（25～95℃）。大多数病原菌生长的最适温度与人体的体温相同，即 37℃。

4. 气体　与细菌生长有关的气体是 O_2 和 CO_2。根据细菌代谢时对氧气的需要与否，可分为四类：①专性需氧菌；②微需氧菌；③兼性厌氧菌；④专性厌氧菌。

专性厌氧菌在有氧环境中不能生长的机制：① 缺乏氧化还原电势高的酶（细胞色素、细胞色素氧化酶）；② 缺乏分解有毒基团的酶（SOD、过氧化氢酶等）。细菌在有氧环境中进行物质代谢产生超氧阴离子（O_2^-）与 H_2O_2，两者都有强烈的杀菌作用。厌氧菌因缺乏上述酶，在有氧时受到有毒氧基团的作用而被杀死。

5. 渗透压　一般培养基的盐浓度和渗透压对大多数细菌是安全的，少数细菌如嗜盐菌在高浓度（3％）的 NaCl 环境中生长良好。

五、　细菌的生长繁殖

（一）细菌个体的生长繁殖

细菌一般以简单的二分裂方式进行无性繁殖。细菌分裂数量倍增所需要的时间称为代时。多数细菌为 20～30min。个别细菌繁殖速度较慢，如结核分枝杆菌的代时达 18～20h。

（二）细菌群体的生长繁殖

根据生长曲线，细菌群体的生长繁殖分四期。

1. 迟缓期　该期细菌体积增大，代谢活跃，但不分裂繁殖。

2. 对数期　又称指数期，细菌在该期生长迅速，细菌形态、染色性及生理活动都比较典型，对外界环境因素的作用敏感。研究细菌的生物学性状应选用该期的细菌。

3. 稳定期　此期细菌的形态和生理性状常有改变。一些细菌的芽胞、外毒素和抗生素等代谢产物大多在稳定期产生。

4. 衰退期　此期细菌形态显著改变。

第三节　细菌的新陈代谢

细菌新陈代谢的显著特点是代谢旺盛和代谢类型的多样化。

一、细菌的能量代谢

细菌代谢所需能量，绝大多数是通过生物氧化作用而获得的。细菌生物氧化的类型分为呼吸和发酵。以有机物为受氢体的称为发酵；以无机物为受氢体的称为呼吸，其中以分子氧为受氢体的是有氧呼吸，以其他无机物为受氢体的是厌氧呼吸。

二、细菌的代谢产物

（一）分解代谢产物和细菌的生化反应

各种细菌所具有的酶不完全相同，对营养物质的分解能力也不一致，因而其代谢产物也有别。根据此特点，利用生物化学方法来鉴别不同细菌称为细菌的生化反应。

1. 糖发酵试验　不同细菌分解糖类的能力和代谢产物不同。大肠埃希菌能发酵葡萄糖和乳糖；而伤寒沙门菌能发酵葡萄糖，但不发酵乳糖。即使两种细菌均可发酵同一糖类，其结果也不尽相同，如大肠埃希菌有甲酸脱氢酶，能将发酵葡萄糖产生的甲酸进一步分解为 CO_2 和 H_2，故产酸并产气；而伤寒沙门菌缺乏该酶，发酵葡萄糖仅产酸不产气。

2. VP（voges-proskauer）试验　大肠埃希菌和产气杆菌均能发酵葡萄糖，产酸产气两者不能区别。但产气杆菌能使二分子丙酮酸脱羧生成中性的乙酰甲基甲醇，后者在碱性溶液中被氧化生成二乙酰，二乙酰与含胍基化合物反应生成红色化合物，是为 VP 试验阳性。大肠埃希菌不能生成乙酰甲基甲醇，故 VP 试验阴性。

3. 甲基红（methyl red，M）试验　产气杆菌分解葡萄糖产生丙酮酸，经脱羧后生成中性乙酰甲基甲醇，故最终的酸含量减少，培养液 pH＞5.4，甲基红指示剂呈橘黄色，是为甲基红试验阴性。大肠埃希菌分解葡萄糖时，产生的丙酮酸不能转变为乙酰甲基甲醇，故最终酸性较强，培养液 pH≤4.5，甲基红指示剂呈红色，则为甲基红试验阳性。

4. 枸橼酸盐利用（citrateutilization，C）试验　某些细菌（如产气杆菌）利用铵盐作为唯一氮源，并利用枸橼酸盐作为唯一碳源时，可在枸橼酸盐培养基上生长，分解枸橼酸盐生成碳酸盐，分解铵盐产氨，使培养基由中性变为碱性，培养基中指示剂溴麝香草酚蓝（BTB）由浅绿色变为深蓝色，为枸橼酸盐利用试验阳性。

5. 吲哚（indol，I）试验　有些细菌如大肠埃希菌、变形杆菌、霍乱弧菌等能分解培养基中的色氨酸生成吲哚（靛基质），与试剂中的对二甲基氨基苯甲醛作用，生成玫瑰吲哚而呈红色，为吲哚试验阳性。

6. 硫化氢试验　有些细菌如乙型副伤寒沙门菌和变形杆菌等能分解培养基中的含硫氨基酸（如胱氨酸、甲硫氨酸）生成硫化氢，硫化氢遇铅或铁离子生成黑色的硫化物，为硫化氢试验阳性。

7. 尿素酶试验　变形杆菌有尿素酶，能分解尿素产氨，使培养基变碱，以酚红为指示剂检测为红色，为尿素酶试验阳性。

吲哚（I）试验、甲基红（M）试验、VP（V）试验和枸橼酸盐利用（C）试验四种试验，常用于鉴定肠道杆菌，合称 IMViC 试验。例如大肠埃希菌的结果是"＋＋－－"，产气杆菌则为"－－＋＋"。

（二）细菌的合成代谢产物及其在医学上的意义

1. 热原质（pyrogen）　或称致热源，是细菌合成的一种注入人体或动物体内能引起发热反应的物质。热原质即革兰阴性菌细胞壁中的脂多糖。热原质耐高温，高压蒸汽灭菌（121℃，20min）亦不被破坏，250℃高温干烤才能破坏热原质。除去热原质蒸馏法效果最好。

2. 毒素和侵袭性酶 细菌可产生内毒素、外毒素和侵袭性酶，与细菌的致病性密切相关。

3. 色素 细菌产生的色素有两类：一类是水溶性色素，能弥散到培养基或周围组织，如铜绿假单胞菌产生的色素；另一类是脂溶性色素，不溶于水，只存在于菌体，使菌落显色而培养基颜色不变，如金黄色葡萄球菌产生的色素。

4. 抗生素 某些微生物代谢过程中产生的一类能抑制或杀死某些其他微生物或肿瘤细胞的物质，称为抗生素。

5. 细菌素 是某些菌株产生的一类具有抗菌作用的蛋白质，只对有近缘关系的细菌有杀伤作用，如大肠菌素。

6. 维生素 某些细菌能合成维生素。

第四节 细菌的人工培养

一、 培养细菌的方法

1. 分离培养 将标本或培养物划线接种在固体培养基的表面，因划线的分散作用，使许多原混杂的细菌在固体培养基表面上散开，称为分离培养，目的是分离出单个菌落。

菌落是指单个细菌分裂繁殖成一堆肉眼可见的细菌集团。

2. 纯培养 挑取一个菌落，移种到另一培养基中，可生长出来的大量的纯种细菌，称为纯培养，多用于菌种扩增。

二、 培养基

培养基是由人工方法配制而成的专供微生物生长繁殖使用的混合营养制品。按其营养组成和用途不同，分为基础培养基、增菌培养基、选择培养基、鉴别培养基和厌氧培养基等。按其物理状态的不同分为液体培养基、半固体培养基（含0.5%琼脂）和固体培养基（含1%~2%琼脂）。

三、 细菌在培养基中的生长情况

1. 液体培养基 细菌生长后大多数呈均匀混浊状态，少数出现沉淀和菌膜，主要用于增菌。

2. 半固体培养基 有鞭毛细菌在其中仍可自由游动，沿穿刺线呈羽毛状或云雾状混浊生长。无鞭毛细菌只沿穿刺线呈明显的线状生长。主要用于检测细菌的运动力和保存菌种。

3. 固体培养基 形成菌落，主要用于分离鉴定细菌，做病原学诊断。细菌菌落一般有光滑型、粗糙型和黏液型3种。

四、 人工培养细菌的用途

临床上培养细菌的目的主要是对患者做出病原学诊断，通过药物敏感试验来选择合适抗生素进行治疗。在基础研究方面主要是对细菌鉴定，研究其生物学性状、致病性和开发生物制品，用于传染性疾病的诊断及预防接种等。在医学其他方面，基因工程和工农业生产中都有广泛用途。

第五节 抵制或杀灭微生物的理化因素

一、 消毒灭菌的常用术语

1. 消毒 是指杀死物体上或环境中的病原微生物，并不一定能杀死细菌芽胞或非病原微生物的方法。

2. 灭菌　是指杀灭物体上所有微生物的方法，包括杀灭细菌芽胞、病毒和真菌等在内的全部病原微生物和非病原微生物。

3. 抑菌　是指抑制人体内部或外部细菌生长繁殖的方法。

4. 防腐　是指防止或抑制微生物生长繁殖的方法。

5. 无菌　不存在任何活菌，多是灭菌的结果。

6. 无菌操作　防止微生物进入人体或其他物品的操作技术。

7. 清洁　是指通过除去尘埃和一切污秽以减少微生物数量的过程。

二、 物理消毒灭菌法

物理消毒灭菌的因素有热力、紫外线、辐射、超声波、滤过、干燥和低温等。

（一）热力灭菌法

高温对细菌具有明显的致死作用，因此最常用于消毒和灭菌。热力灭菌法分为干热灭菌法和湿热灭菌法两大类，在同一温度下，后者的效力比前者大。

1. 干热灭菌法　①焚烧；②烧灼；③干烤；④红外线。

2. 湿热灭菌法　最常用，比干热灭菌法效果好，其理由有：①湿热中细菌菌体蛋白较易凝固变性；②湿热的穿透力比干热大；③湿热的蒸汽有潜热效应存在，水由气态变为液态时放出潜热，可迅速提高被灭菌物体的温度。

（1）巴氏消毒法　常用于消毒牛乳、酒类。方法有两种：一是加热至61.1～62.8℃ 30min；另一是71.7℃ 15～30s。现广泛采用后一种方法。

（2）煮沸法　常用于消毒食具、刀剪、注射器等。

（3）流动蒸汽消毒法　是利用1个大气压下100℃的水蒸汽进行消毒。

（4）间歇蒸汽灭菌法　利用反复多次的流动热蒸汽间歇加热以达到灭菌的目的。此法适用于一些不耐高热的含糖、牛乳等培养基。

（5）高压蒸汽灭菌法　灭菌效果最好。在103.4kPa（1.05kg/cm²）蒸汽压下，温度达到121.3℃，维持15～20min，可杀灭包括细菌芽胞在内的所有微生物。常用于一般培养基、生理盐水、手术敷料等耐高温、耐湿物品的灭菌。

（二）辐射杀菌法

1. 紫外线（UV）　波长240～300nm的紫外线具有杀菌作用，其中以265～266nm最强，这与DNA的吸收光谱范围一致。紫外线主要作用于DNA，使一条DNA链上两个相邻的胸腺嘧啶以共价键结合，形成二聚体，干扰DNA的复制与转录，导致细菌的变异或死亡。紫外线穿透力较弱，可被普通玻璃、纸张、尘埃、水蒸气等阻挡，故一般用于手术室、传染病病房、无菌实验室的空气消毒，或用于不耐热物品的表面消毒。杀菌波长的紫外线对人体皮肤、眼睛有损伤作用，使用时应注意防护。

2. 电离辐射　主要包括β射线和γ射线等。其机制是干扰DNA合成、破坏细胞膜、引起酶系统紊乱及水分子经辐射产生游离基和新分子（如过氧化氢等）。常用于大量一次性医用塑料制品的消毒，亦可用于食品、药品和生物制品的消毒或灭菌。

3. 微波　波长为1～1000mm的电磁波。微波主要靠其热效应灭菌，主要用于食品、非金属器械、检验室用品、无菌室和病室中食品用具、药杯及其他用品的消毒。

（三）滤过除菌法

滤过除菌法是用物理阻留的方法除去液体或空气中的细菌、真菌，达到无菌目的，但不能除去病毒和支原体。

（四）干燥与低温抑菌法

干燥可使细菌菌体脱水、新陈代谢减缓，常用于保存食物。低温可使细菌的新陈代谢减慢，常用于保存菌种。冷冻真空干燥法联合应用低温、真空和脱水三大技术，是目前保存效果最好、保存时间最长的菌种保藏法。

三、化学消毒灭菌法

化学消毒剂的杀菌机制：①促进菌体蛋白质变性或凝固，例如酚类（高浓度）、醇类、重金属盐类（高浓度）、酸碱类、醛类；②干扰细菌的酶系统和代谢，破坏蛋白与核酸的基团，例如某些氧化剂、重金属盐类（低浓度）与细菌蛋白的-SH基结合，使相关酶失去活性；③损伤细菌的细胞膜而影响细菌的化学组成、物理结构和生理活动，例如酚类（低浓度）、表面活性剂、脂溶剂等。

化学消毒剂按其杀菌能力可分为三大类。

1. 高效消毒剂 可杀灭包括细菌芽胞在内的所有微生物。包括含氯消毒剂、过氧化物消毒剂、醛类消毒剂和环氧乙烷。

2. 中效消毒剂 不能杀灭细菌芽胞，但能杀灭细菌繁殖体、真菌和大多数病毒。包括含碘消毒剂和醇类消毒剂。

3. 低效消毒剂 可杀灭多数细菌繁殖体，但不能杀灭细菌芽胞、结核分枝杆菌及某些抵抗力较强的真菌和病毒。包括季铵盐类、氯己定和高锰酸钾。

四、消毒灭菌的运用

（一）医疗器械的消毒灭菌

1. 高危器械物品 指使用时需进入无菌组织的物品，如针头、注射器、手术器械、注射液体、敷料、静脉导管、尿道插管等。采用高压蒸汽灭菌或高效消毒剂灭菌。

2. 中危器械物品 指使用时不进入无菌组织但需接触黏膜的器械，如呼吸机、麻醉机、胃镜、支气管镜、阴道窥器、体温计、口腔器械等。采用流动蒸汽消毒法、煮沸法及过氧乙酸、醇类、戊二醛浸泡。

3. 低危器械物品 指只接触未损伤皮肤但不进入无菌组织和不接触黏膜的物品，如治疗盘、治疗车、食品具皿、便盆等。

4. 快速周转的医疗器械 如纤维内镜、牙钻、牙科手术器械等。采用瞬时灭菌、微波灭菌、高效消毒剂快速处理、中效或低效消毒剂与低热（60℃）协同等方法。

（二）室内空气消毒灭菌

1. 物理消毒法 ①紫外线照射（$1.5W/m^3$ 照射1h）；②滤过除菌。

2. 化学消毒法 包括化学消毒剂喷雾和熏蒸。

（三）手和皮肤的消毒

当被病原微生物污染时，一般常用的消毒剂包括70%乙醇、0.05%氯己定液、0.2%过氧乙酸液等。

（四）黏膜的消毒

口腔黏膜消毒可用3%过氧化氢；冲洗尿道、阴道、膀胱等可用0.05%氯己定或1%高锰酸钾。

（五）患者排泄物及分泌物的消毒灭菌

一般多用含有效氯的消毒液（5%有效氯）作用1h，常用次氯酸钠、漂白粉等。也可用等量的20%漂白粉搅拌均匀，作用2h后再处理。

（六）患者污染物品的消毒

生活小用具可煮沸 15～30min；也可用 0.5％过氧乙酸浸泡 30min。家具可用 0.2％～0.5％过氧乙酸擦洗、喷洒。污染的食品、果品禁止再食用，可用 20％漂白粉乳剂处理 2h 或煮沸 30min 或焚烧。衣服、被褥用流动蒸汽消毒 30min 或用含有效氯的消毒液作用 30min。运输工具用 0.5％过氧乙酸擦洗、喷洒表面。

（七）饮用水的消毒

自来水用氯气消毒，少量的饮用水可用漂白粉消毒。

（八）环境的消毒

患者居住过的房间、地面、墙壁、门窗可用 0.2～0.5％过氧乙酸 200ml/m² 30～60min 或 1g/L 含氯消毒液 30～60min 于房间无人时喷洒。厕所、阴沟可用生石灰消毒。垃圾可焚烧。污水可用有效氯消毒处理。

五、影响消毒灭菌效果的因素

1. 微生物的种类 不同微生物对不同化学消毒剂的敏感性不同，微生物对消毒剂的敏感性高低排序大致如下：真菌、细菌繁殖体、有包膜病毒、无包膜病毒、分枝杆菌、细菌芽胞。

2. 微生物的生理状态 消毒灭菌前微生物的生长情况显著影响它们的抵抗力。

3. 微生物的数量 微生物的数量越大，所需消毒的时间越长。

4. 消毒剂的性质、浓度与作用时间 各种消毒剂的理化性质不同，对微生物的作用大小各异。同一种消毒剂的浓度不同，其消毒效果也不同，绝大多数消毒剂在高浓度时杀菌作用大，当降低至一定浓度时只有抑菌作用，但醇类例外，70％乙醇或 50％～80％异丙醇的消毒效果最好。消毒剂在一定浓度下，对细菌的作用时间愈长，消毒效果也愈好。

5. 温度 温度越高消毒效果越好。

6. 酸碱度 消毒剂的杀菌作用受酸碱度的影响。

7. 有机物 环境中有机物能够影响消毒剂的效果。因此，在消毒皮肤和医疗器械前应先清洁再消毒。

第六节　细菌的分类和命名

细菌的分类原则上分为传统分类和种系分类两种。传统分类以细菌的生物学性状为依据。种系分类以细菌的发育进化关系为基础。具体到细菌鉴定和分类的方法包括表型分类、分析分类和基因型分类。

细菌的命名采用拉丁双名法，每个菌名由两个拉丁字组成，用斜体字表示。前一字为属名，用名词，第一个字母大写，可简写为第一个大写字母；后一字为种名，不用大写，用形容词，不可简写。

同步练习

一、选择题

1. 大多数细菌生长繁殖的最适 pH 值范围（　　　）

A. 4.0～6.0　　　　　　B. 5.5～6.5　　　　　　C. 7.2～7.6

D. 8.0～9.0　　　　　　E. 8.4～9.2

2. 细菌药物敏感性的测定及保存菌种多选用细菌生长繁殖的哪个期（　　　）

A. 适应期　　　　　　　B. 对数期　　　　　　　C. 稳定期

　　　D. 迟缓期　　　　　　　　　　E. 衰亡期
　3. 细菌生长繁殖的方式是以（　　　　）
　　　A. 孢子出芽方式　　　　　B. 二分裂方式　　　　　　C. 增殖方式
　　　D. 自我复制方式　　　　　E. 有丝分裂方式
　4. 病原菌最适生长温度为（　　　　）
　　　A. 10℃　　　　　　　　　B. 20℃　　　　　　　　　　C. 28℃
　　　D. 37℃　　　　　　　　　E. 45℃
　5. 鲜牛奶最佳消毒法是（　　　　）
　　　A. 煮沸法　　　　　　　　B. 巴氏消毒法　　　　　　C. 间歇灭菌法
　　　D. 流动蒸汽消毒法　　　　E. 高压蒸汽灭菌法
　6. 紫外线的杀菌机制主要是（　　　　）
　　　A. 损伤细胞壁　　　　　　B. 破坏酶系统　　　　　　C. 损坏 DNA 构型
　　　D. 干扰蛋白质合成　　　　E. 损伤菌体蛋白
　7. 外科器械最可靠的灭菌方法是（　　　　）
　　　A. 煮沸法　　　　　　　　B. 流动蒸汽消毒法　　　　C. 干烤 160℃ 20min
　　　D. 高压蒸汽灭菌法　　　　E. 巴氏消毒法
　8. 所有的病原菌都是（　　　　）
　　　A. 需氧菌　　　　　　　　B. 厌氧菌　　　　　　　　C. 兼性厌氧菌
　　　D. 自养菌　　　　　　　　E. 异养菌

二、填空题

1. 细菌生长繁殖所需的条件有_____、_____、_____、_____、_____。
2. 根据细菌对营养物质的需求不同，可将细菌分为_____和_____。
3. 细菌的色素分为_____和_____两种。
4. 半固体培养基多用于检测细菌_____，液体培养基多用于细菌_____，SS 培养基多用于_____的分离培养。
5. 细菌的营养物质包括_____、_____、_____、_____、_____。

三、名词解释

1. 培养基　2. 菌落　3. 代时　4. 消毒　5. 灭菌　6. 无菌操作

四、问答题

1. 简述影响细菌生长的因素。
2. 简述紫外线杀菌的机制、作用特点、适应范围及注意事项。

参考答案

一、选择题

　1. C　2. B　3. B　4. D　5. B　6. C　7. D　8. E

二、填空题

　1. 营养物质　pH 值　温度　气体　渗透压
　2. 自养菌　异养菌
　3. 水溶性　脂溶性
　4. 动力　增菌　致病性肠道杆菌
　5. 水　碳源　氮源　无机盐　生长因子

三、名词解释

　1. 培养基：是由人工方法配制而成的专供微生物生长繁殖使用的混合营养制品。

　2. 菌落：是指单个细菌分裂繁殖后形成的肉眼可见的细菌集团。

　3. 代时：是指细菌分裂数量倍增所需要的时间。

　4. 消毒：是指杀死物体上或环境中的病原微生物，并不一定能杀死细菌芽胞或非病原微生物的方法。

　5. 灭菌：是指杀灭物体上所有微生物的方法，包括杀灭细菌芽胞、病毒和真菌等在内的全部病原微生物和非病原微生物。

6. 无菌操作：防止微生物进入人体或其他物品的操作技术。

四、问答题

1. 答：（1）充足的营养；（2）合适的酸碱度；（3）适宜的温度；（4）必要的气体环境；（5）渗透压。

2. 答：（1）机制　波长 240～300nm 的紫外线(包括日光中的紫外线)具有杀菌作用，其中以 265～266nm 最强，这与 DNA 的吸收光谱范围一致。紫外线主要作用于 DNA，使一条 DNA 链上两个相邻的胸腺嘧啶以共价键结合，形成二聚体，干扰 DNA 的复制与转录，导致细菌的变异或死亡。

（2）作用特点　紫外线穿透力较弱，可被普通玻璃、纸张、尘埃、水蒸气等阻挡。

（3）适用范围　一般用于手术室、传染病病房、无菌实验室的空气消毒，或用于不耐热物品的表面消毒。

（4）注意事项　杀菌波长的紫外线对人体皮肤、眼睛有损伤作用，使用时应注意防护。

第三章　噬菌体

📕 学习目标

1. 掌握　噬菌体、毒性噬菌体、温和噬菌体、前噬菌体、溶原性细菌的概念。
2. 熟悉　噬菌体的形态结构。
3. 了解　噬菌体的应用。

 内容精讲

　　噬菌体（bacteriophage 或 phage）是能感染细菌、放线菌、真菌和螺旋体等微生物的病毒。噬菌体具有病毒的基本特性，即个体微小，可以通过细菌滤器；无细胞结构，主要由蛋白质构成的衣壳和核酸组成；只能在活的微生物细胞内复制增殖，是一种专性胞内寄生的微生物。

第一节　噬菌体的生物学性状

　　1. 形态结构　噬菌体在电镜下有三种基本形态，即蝌蚪形、微球形和细杆形。大多数噬菌体呈蝌蚪形，由头部和尾部两部分组成。头部呈六边形立体对称，由蛋白质衣壳包绕核酸组成；尾部为一管状结构，由尾髓和尾鞘组成，尾鞘具有收缩功能；尾部末端尚有尾板、尾刺和尾丝。头部和尾部连接处有尾领和尾须。
　　2. 化学组成　主要由蛋白质和核酸（DNA 或 RNA）组成。
　　3. 抗原性　噬菌体具有抗原性，其相应抗体能抑制相应噬菌体侵袭突宿主菌，但对已吸附或已进入宿主菌的噬菌体不起作用。
　　4. 抵抗力　噬菌体对理化因素的抵抗力比一般细菌繁殖体强。

第二节　毒性噬菌体

　　噬菌体能在宿主菌细胞内复制增殖，产生许多子代噬菌体，并最终裂解细菌，称为毒性噬菌体（virulent phage）。毒性噬菌体增殖过程包括吸附、穿入、生物合成、成熟与释放四个阶段。从噬菌体吸附开始至宿主菌裂解释放出子代噬菌体为止，称为噬菌体的复制周期或溶菌周期。

第三节　温和噬菌体

　　噬菌体感染宿主后，噬菌体基因组整合于宿主菌染色体中，不产生子代噬菌体，也不引起细菌裂解，但噬菌体 DNA 随细菌基因组的复制而复制，并随细菌的分裂而分配至子代细菌的基因组中，称为温和噬菌体（temperate phage）或溶原性噬菌体（lysogenic phage）。整合在细菌染色体上的噬菌体基因称为前噬菌体（prophage）。带有前噬菌体的细菌称为溶原性细菌（lysogeneic bacteria）。前噬菌体偶尔可自发地或在某些理化因素的诱导下脱离宿主染色体而进入溶菌周期，产生成熟的子代噬菌体，导致细菌裂解。温和噬菌体具有的这种成熟子代噬菌体颗粒和裂解宿主菌的潜在能力，称为溶原性。由此可知，温和噬菌体有三种存在状态：① 游离的具有感染性的噬菌体颗粒；② 宿主菌细胞质内类似质粒形式的噬菌体核酸；③ 前噬菌体。

某些前噬菌体可导致细菌基因型和性状发生改变，称为溶原性转换（lysogeneic conversion）。例如白喉棒状杆菌产生白喉毒素的机制。

第四节　噬菌体的应用

噬菌体的应用主要包括：①细菌的鉴定和分型；②检测标本中的未知细菌；③基因工程的工具；④用于细菌性感染的治疗。

同步练习

一、填空题

毒性噬菌体的增殖过程包括＿＿＿＿＿＿、＿＿＿＿＿＿、＿＿＿＿＿＿、＿＿＿＿＿＿。

二、名词解释

1. 噬菌体　　2. 溶原性细菌　　3. 前噬菌体

4. 温和噬菌体　　5. 毒性噬菌体

参考答案

一、填空题

吸附　穿入　生物合成　成熟与释放

二、名词解释

1. 噬菌体：是能感染细菌、放线菌、真菌和螺旋体等微生物的病毒。

2. 溶原性细菌：带有前噬菌体的细菌。

3. 前噬菌体：整合在细菌染色体上的噬菌体基因。

4. 温和噬菌体：噬菌体感染细菌后不增殖，其基因组整合于宿主菌染色体中，随细菌基因组的复制而复制，并随细菌的分裂而分配至子代细菌的基因组中，这种噬菌体称为温和噬菌体。

5. 毒性噬菌体：是指能在宿主菌细胞内复制增殖，产生许多子代噬菌体，并最终裂解细菌的噬菌体。

第四章 细菌的遗传与变异

 内容精讲

第一节 细菌基因组

细菌的遗传物质是 DNA。细菌基因组包括染色体、质粒和整合在染色体中的噬菌体基因组。

一、细菌基因组的主要组成

1. 细菌染色体 细菌基因主要位于染色体。多数细菌（＞90％）的染色体为一条环状双螺旋双链 DNA（dsDNA），附着在横隔中介体或细胞膜上。细菌基因组中的基因结构是连续的，其排列紧密，几乎无内含子。细菌致病岛是指病原菌基因组中存在编码与毒力或致病相关基因的外源性 DNA 片段。

2. 质粒（plasmid） 质粒是细菌染色体以外具有独立复制能力的遗传物质，存在于细胞质中，为环状闭合或线性的双链 DNA，游离或整合在细菌染色体上。质粒携带与细菌生命活动非必需的基因，其遗传信息能赋予宿主菌某些生物学性状，如致育性、耐药性和代谢改变等。质粒可自行丢失或通过人工处理消除，随着质粒的丢失或消除，质粒赋予宿主菌的某些生物学性状亦随之消失。

根据质粒的不同特性可进行以下分类。

（1）根据质粒可否通过细菌的性菌毛传递 分为接合性质粒和非接合性质粒两大类。

（2）根据质粒在宿主菌内的拷贝数 可分为严紧型质粒和松弛型质粒。

（3）根据质粒的相容性 可分为不相容性质粒和相容性质粒。

（4）根据质粒基因编码的生物学性状分类 ①致育质粒或称 F 质粒（fertility plasmid）：编码性菌毛，介导细菌间质粒的接合传递。②耐药质粒：其编码产物与多种抗菌药物和重金属的抗性相关。其中，可以通过接合方式进行基因传递的称接合性耐药质粒，又称 R 质粒（resistance plasmid）。不能通过细菌接合传递的质粒，称非接合性耐药质粒，又称为 r 质粒，可通过噬菌体转导等方式在细菌间传递。③毒力质粒或 Vi 质粒（virulence plasmid）：编码与细菌致病性有关的毒力因子。④细菌素质粒：可编码各类细菌素。⑤代谢质粒：编码与代谢相关的许多酶类。

3. 噬菌体基因组 噬菌体是侵袭细菌的病毒，其基因组所携带的遗传信息可赋于宿主菌某些生物学性状。

二、细菌基因组中主要的特殊结构

转座元件是一类不依赖于同源重组即可在细菌或其他生物的基因组（染色体、质粒或噬菌体基因组）中改变自身位置的独立的 DNA 序列，又称为跳跃基因，可导致基因的不稳定和高突变率。转座元件主要为插入序列和转座子等。

1. 插入序列（insertion sequence，IS）　是细菌中最简单的转座元件，长度不超过 2kbp，不携带任何与转位功能无关的基因。

2. 转座子（Tn）　基本结构为 IS-功能基因-IS，即两侧末端携带 IS，中间区域为其他功能基因（耐药基因、抗重金属基因、毒力基因和糖发酵基因等），分子量大小约为 2000～25000bp。转座子携带的基因可随 Tn 的转移而发生转移重组，导致插入突变、基因重排或插入点附近基因表达的改变。

3. 整合子（In）　是一种可移动的 DNA 分子，具有独特结构，可捕获和整合外源性基因，使之转变成为功能性基因的表达单位。整合子可通过转座子或接合性质粒，使多种耐药基因在细菌间水平传播。整合子定位于细菌的染色体、质粒或转座子上，通过捕获外源性基因使细菌适应性增强。

第二节　细菌基因突变

基因突变是指 DNA 碱基的转换、插入或缺失所致的基因结构的变化，可分为点突变、插入或缺失突变及多点突变。

1. 基因的自发突变　突变可以自然发生，即自发突变。自发突变率约为每一世代 10^{-10}～10^{-6}。彷徨实验证明，突变是随机的、非定向的，突变是在接触噬菌体之前就已发生，噬菌体对突变仅起筛选而不是诱导作用。

2. 基因的诱发突变　通过人工诱导可提高细菌的突变率，称为诱发突变。诱导突变率达到 10^{-6}～10^{-4}，高于自发突变率 10～1000 倍。许多理化因子，如 X 线、紫外线、电离辐射、亚硝酸盐、烷化剂、吖啶橙染料、丝裂霉素和黄曲霉素 B1 等对细菌均有诱变作用。利用细菌诱变试验，可筛查环境因子对人类致癌的潜在作用。

3. 突变与选择　突变的发生是随机和不定向的，在细菌群体中仅少数细菌发生突变。要从大量细菌中鉴定出个别突变株，必须将菌群放在有利于突变菌而不利于其他菌生长的环境中。影印培养实验证明突变是自发的、随机的，耐药突变是在接触抗生素之前已发生，抗生素仅发挥了筛选抗性突变株的作用。

4. 回复突变与抑制突变　从自然界分离的未发生突变的菌株称为野生型；相对于野生型菌株发生某一性状改变的称为突变型；细菌由野生型变为突变型称为正向突变；突变株经过第二次突变可恢复野生型的性状称为回复突变。野生型 DNA 序列的回复突变概率很低，往往是表型回复突变，即第二次突变没有改变正向突变的序列，只是在其他位点（第二个位点）发生突变，从而抑制了第一次突变的效应，称为抑制突变，使突变株重现野生型的表型。

第三节　基因的转移和重组

细菌间基因的转移与重组是发生遗传性变异的重要原因之一。外源性的遗传物质由供体菌转入受体菌细胞内的过程称为基因转移。转移的基因与受体菌 DNA 整合在一起，使受体菌获得供体菌的某些特性，称为基因重组。细菌基因转移和重组的方式有转化、接合、转导、溶原性转换等。

一、转化

转化（transformation）是受体菌直接摄取供体菌（外源）DNA 片段而获得新的遗传性状的过程。

影响转化的因素：①供体菌、受体菌的基因型：两菌的亲缘关系愈近，其基因型愈相似，转化率愈高。在转化过程中，能转化的 DNA 片段分子量要小于 1×10^7，不超过 $10 \sim 20$ 个基因。②受体菌的生理状态：在转化过程中，受体菌只有在感受态的生理状态下才能摄取外源 DNA 片段。③环境因素：Mg^{2+}、Ca^{2+}、cAMP 等可维持 DNA 的稳定性，促进转化作用。

二、接合

细菌通过性菌毛相互连接沟通，将遗传物质从供体菌转给受体菌的方式称为接合（conjugation）。能通过接合方式转移的质粒称为接合性质粒，主要包括 F 质粒、R 质粒等。通过接合可以传递包括耐药基因、毒力相关基因和代谢性基因等的性状。

1. F 质粒的接合　F 质粒编码性菌毛，含 F 质粒的细菌有性菌毛，为雄性菌（F^+）；无 F 质粒的细菌没有性菌毛，为雌性菌（F^-）。在接合过程中，F^+ 为供体菌，F^- 为受体菌，F^+ 菌性菌毛与 F^- 菌表面受体接合形成通道，F 质粒自 orit 位点开始传递。在 orit 切割形成单链缺口，单链 DNA 经性菌接合桥进入 F^- 菌内，两个菌内的单链 DNA 以滚环式进行复制，各自形成完整的双链 F 质粒。受体菌获得 F 质粒后即成为 F^+ 菌，形成性菌毛。

F 质粒进入受体菌后，可游离在细胞质中并能自行复制，亦可整合到受体菌的染色体上从而导致宿主染色体所含基因的高频转移，称为高频重组株（Hfr）。Hfr 亦有性菌毛。当 Hfr 株与 F-菌接合时，F 质粒最后进入受体菌。由于细菌间的接合桥不稳定，接合过程随时会被中断，故 Hfr 菌的 DNA 接合转移，可出现不同长度的供体的染色体片段进入受体菌。受体菌获得 Hfr 菌的完整 F 质粒 DNA 的概率很低。

F 质粒在 Hfr 菌株中的整合是可逆的，有时会从染色体上脱离，终止其 Hfr 状态。从染色体上脱离的 F 质粒还可能携带整合位点相邻的 DNA 片段，称为 F' 质粒。F' 质粒亦能编码性菌毛。

2. R 质粒的接合　R 质粒由耐药传递因子（RTF）和耐药决定子（r-det）两部分组成。RTF 的功能与 F 质粒相似，编码性菌毛，决定质粒的复制、接合及转移；r-det 则决定菌株的耐药性。RTF 和 r-det 可整合在一起，也可以单独存在，但单独存在时无接合传递耐药基因的功能。r-det 可携带多个不同耐药基因的转座子，从而使细菌出现多重耐药性。

三、转导

转导（transduction）是由噬菌体介导，将供体菌的 DNA 片段转入受体菌，重组后使受体菌获得供体菌的部分遗传性状。转导分为普遍性转导和局限性转导。

1. 普遍性转导（general transduction）　毒性噬菌体和温和噬菌体均可介导普遍性转导。在噬菌体成熟装配过程中，由于装配错误，误将供体菌的 DNA 片段或质粒装入噬菌体内，产生一个转导噬菌体。当转导噬菌体感染其他细菌时，则将供体菌 DNA 转入受体菌。大约每 $10^5 \sim 10^7$ 次装配中会发生一次错误，且包装是随机的，任何供体菌的 DNA 片段都有可能被误装入噬菌体内，故称为普遍性转导。

普遍性转导可产生两种结果：一种是供体菌 DNA 片段通过同源重组整合至受体菌染色体，随染色体复制而稳定遗传，称为完全转导。另一种是供体菌的 DNA 片段游离在细胞质中，不能自身复制，也不能传代，称为流产转导（abortive transduction）。

2. 局限性转导（restricted transduction）　由温和噬菌体介导。前噬菌体从宿主菌染色体上脱离时发生偏差，带有宿主菌染色体基因的前噬菌体脱落后经复制、转录和翻译后组装成转导噬菌体。这种转导噬菌体再感染受体菌时，可将供体菌基因带入受体菌。由于被转导的基因只限于前噬菌体两侧的供体菌基因，故称局限性转导。因噬菌体有宿主特异性，故转导现象仅发生在同种细菌之间。

四、溶原性转换

溶原性转换（lysogenic conversion）是局限性转导的一种形式。温和噬菌体感染宿主菌后，以前噬菌体形式与细菌基因组整合，使宿主菌成为溶原性细菌，从而获得由噬菌体基因组编码的某些生物学性状，称为溶原性转换。溶原性转换可使一些细菌发生毒力变异或抗原性变异。

第四节　细菌遗传变异在医学上的实际意义

细菌遗传变异在医学上的实际意义：①细菌形态结构的变异与细菌学诊断；②细菌的耐药变异与控制；③细菌毒力变异与疾病控制；④流行病学分析方面的应用；⑤检测致癌物质方面的应用；⑥基因工程方面的应用。

同步练习

一、选择题

1. 编码性菌毛的质粒是（　　）
   A. F 质粒　　　　　　　B. R 质粒　　　　　　　C. Vi 质粒
   D. Col 质粒　　　　　　E. K 质粒

2. 编码耐药性的质粒是（　　）
   A. F 质粒　　　　　　　B. R 质粒　　　　　　　C. Vi 质粒
   D. Col 质粒　　　　　　E. K 质粒

3. 编码与细菌致病性有关的质粒是（　　）
   A. F 质粒　　　　　　　B. R 质粒　　　　　　　C. Vi 质粒
   D. Col 质粒　　　　　　E. K 质粒

4. 关于质粒的叙述，下列哪项是错误的（　　）
   A. 是细菌染色体外的遗传物质
   B. 能在胞浆中自行复制
   C. 可自行丢失与消除
   D. 是细菌生命活动所必需的结构
   E. 可在细菌间转移

5. 细菌感受态一般出现在下列哪个时期（　　）
   A. 适应期的后期　　　　B. 对数期　　　　　　　C. 稳定期的后期
   D. 衰亡期　　　　　　　E. 对数期的后期

6. Hfr 与 F⁻ 菌进行接合，转移的基因主要是（　　）
   A. F 质粒　　　　　　　B. F′质粒　　　　　　　C. R 质粒
   D. 供菌染色体基因　　　E. 以上都不是

7. 普遍性转导转移的基因主要是（　　）
   A. 供体菌染色体上任何一段基因
   B. 供体菌染色体上特定的基因
   C. 噬菌体的基因
   D. F 质粒上的基因
   E. R 质粒上的基因

8. 局限性转导转移的基因主要是（　　）
   A. 供体菌染色体上任何一段基因

  B. 供体菌染色体上特定的基因

  C. 噬菌体的基因

  D. F 质粒上的基因

  E. R 质粒上的基因

二、填空题

1. 细菌的基因转移和重组的方式主要有_____、_____、_____、_____。

2. R 质粒由_____和_____两部分组成。

三、名词解释

1. 转化 2. 接合 3. 转导 4. 溶原性转换

参考答案

一、选择题

 1. A 2. B 3. C 4. D 5. E 6. D 7. A 8. B

二、填空题

 1. 转化 接合 转导 溶原性转换

 2. 耐药传递因子 耐药决定子

三、名词解释

 1. 转化：是受体菌直接摄取供体菌(外源)DNA 片段而获得新的遗传性状的过程。

 2. 接合：细菌通过性菌毛相互连接沟通，将遗传物质从供体菌转给受体菌的方式。

 3. 转导：是由噬菌体介导，将供体菌的 DNA 片段转入受体菌，重组后使受体菌获得供体菌的部分遗传性状。

 4. 溶原性转换：温和噬菌体感染宿主菌后，以前噬菌体形式与细菌基因组整合，使宿主菌成为溶原性细菌，从而获得由噬菌体基因组编码的某些生物学性状。

第五章 细菌的耐药性

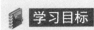
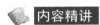 内容精讲

抗菌药物（antimicrobial agents）是指具有抑菌或杀菌活性，用于治疗和预防细菌性感染的药物，包括抗生素和人工合成的药物。

抗生素（antibiotics）是指对特定微生物有抑制或杀灭作用的各种微生物（包括细菌、真菌和放线菌属）产物。

第一节 抗菌药物的种类及其作用机制

一、 抗菌药物的种类

1. 按抗菌药物化学结构和性质分类 ①β-内酰胺类；②大环内酯类；③氨基糖苷类；④四环素类；⑤氯霉素类；⑥人工合成的抗菌药物；⑦其他。

2. 按抗菌药物的生物来源分类 ①细菌产生的抗生素；②真菌产生的抗生素；③放线菌产生的抗生素；④植物来源的抗菌药物。

二、 抗菌药物的作用机制

根据抗菌药物对病原菌作用的靶位，将其分为四类。

1. 干扰细胞壁合成 β-内酰胺类抗生素的作用机制主要是与细胞膜上的青霉素结合蛋白共价结合，抑制转肽酶、内肽酶和羧肽酶的活性后，阻碍肽聚糖的交叉联结，导致细菌细胞壁缺损、丧失屏障作用，使细菌在相对低渗环境中变形、裂解而死亡。

2. 损伤细胞膜功能 有两种机制：①某些抗生素分子（多黏菌素）呈两极性，其亲水端与细胞膜的蛋白质结合，亲脂端与细胞膜内磷脂相结合，导致细菌胞膜裂开，胞内成分外漏，细菌死亡。②两性霉素和制霉菌素能与真菌细胞膜上的固醇类结合，酮康唑抑制真菌细胞膜中固醇类的生物合成，均导致细胞膜通透性增加。细菌细胞膜缺乏固醇类，故作用于真菌的药物对细菌无效。

3. 抑制蛋白质合成 氨基糖苷类及四环素类主要作用于细菌核糖体的30S亚单位，氯霉素、红霉素和林可霉素类主要作用于50S亚单位，导致细菌蛋白质合成受阻。

4. 抑制核酸合成 抗生素可通过影响细菌核酸和叶酸代谢发挥抗菌作用。

第二节 细菌的耐药机制

细菌耐药性亦称抗药性，指细菌对抗菌药物的相对不敏感性和抵抗性。耐药性的程度通常用药物对细菌的最低抑菌浓度（minimum inhibitory concentration，MIC）表示。临床上当某抗菌药物对菌株的 MIC 小于该药物对该菌的治疗浓度时，则该菌株对该药物敏感；反之则为耐药。

一、 细菌耐药的遗传机制

（一）固有耐药性

固有耐药性（intrinsic resistance）又称天然耐药性，是指细菌对某种抗菌药物的天然不敏感。固有耐药性来源于细菌本身染色体上的耐药基因或天然缺乏药物作用的靶位，可代代相传，具有典型的种属特异性，且始终如一，可以预测。

（二）获得耐药性

获得耐药性（acquired resistance）是指细菌 DNA 的改变导致其获得了耐药性表型。细菌的耐药基因来源于基因突变或获得新基因，可发生于染色体 DNA、质粒、转座子和整合子等结构基因，也可发生于某些调节基因。作用方式为接合、转导、转化及转座等。野生型敏感菌群中出现了耐药性，是获得耐药性与固有耐药性的重要区别。决定获得耐药性发生率的主要因素有：药物使用的种类和剂量、染色体耐药基因的自发突变和耐药基因的转移等。

（三）多重耐药性

多重耐药性（multi-drug resistance，MDR）是细菌同时对多种作用机制不同或结构完全各异的抗菌药物具有耐药性。

多重耐药菌是指细菌对三类或三类以上抗菌药物同时耐药。

交叉耐药性是细菌对某一种抗菌药物产生耐药性后，对其他作用机制相似的药物也产生耐药性。

泛耐药菌是对除多黏菌素以外所有临床上的抗菌药物均耐药的细菌，目前发现有假单胞菌属、不动杆菌属、窄食单胞菌属和克雷伯菌属等。

"超级细菌"是临床发现的一类对几乎所有抗菌药物都耐药的细菌。按其对新型抗生素需求的迫切性，分为紧急、高等优先级和中等优先级。

二、 细菌耐药的生化机制

（一）钝化酶的产生

钝化酶是耐药菌株产生的具有破坏或灭活抗菌药物活性的一类酶。它通过水解或修饰作用破坏抗生素的结构使其失去活性，是耐药性产生的最重要机制之一。

1. β-内酰胺酶（β-lactamase） 该酶能特异性裂解 β-内酰胺环，使其完全失去抗菌活性。由细菌染色体或质粒编码。主要有超广谱 β-内酰胺酶（ESBL）和 AmpC β-内酰胺酶。

2. 氨基糖苷类钝化酶 由质粒编码，通过羟基磷酸化、氨基乙酰化等作用，将化学基团结合到药物分子上，使药物的分子结构发生改变，失去抗菌作用。

3. 其他酶类 由质粒编码的氯霉素乙酰转移酶可使氯霉素乙酰化而失去抗菌活性。酯酶灭活大环内酯类抗生素，核苷转移酶灭活林可霉素等。

（二）药物作用靶位的改变

细菌能改变抗生素作用靶位的蛋白结构和数量，导致其与抗生素结合的有效部位发生改变，影响药物的结合，使细菌对抗生素不再敏感。

（三）抗菌药物的渗透障碍

细菌的细胞壁障碍和/或外膜通透性的改变，将影响抗生素进入细菌内发挥抗菌效能。

（四）主动外排机制

数十种细菌外膜上有特殊的药物主动外排系统，即外排泵（efflux pump），可将不同种类药物同时泵出，使菌体内的药物浓度不足，难以发挥抗菌作用而导致耐药。

（五）细菌生物被膜作用及其他

细菌生物被膜（bacterial biofilm，BF）是细菌为适应环境而形成的一种群体性保护生存状态，可阻挡药物的渗入和机体免疫物质的杀伤。BF 形成后细菌耐药性增强的机制是：①抗菌药物难以清除 BF 中众多微菌落膜状物；②BF 存在大量胞外多糖等形成的分子和电荷屏障，阻止或延缓药物的渗透；③BF 内细菌多处于低代谢和缓生长状态，对抗菌药物大多不敏感；④BF 内常存在一些较高浓度的水解酶，灭活进入的抗菌药物。

此外，细菌还可通过改变代谢途径逃避抗菌药物作用；也可通过增加生产代谢拮抗剂来抑制抗生素，从而获得耐药性。

第三节　细菌耐药性的防治

细菌耐药性的防治包括：①合理使用抗菌药物；②严格执行消毒隔离制度；③加强药政管理；④研发抗菌药物；⑤研制质粒消除剂；⑥破坏耐药基因。

同步练习

一、名词解释

1. 细菌耐药性　2. 获得耐药性　3. MDR

二、问答题

1. 简述抗菌药物的作用机制。
2. 简述细菌耐药的生化机制。

参考答案

一、名词解释

1. 细菌耐药性：亦称抗药性，指细菌对抗菌药物的相对不敏感性和抵抗性。

2. 获得耐药性：是指细菌 DNA 的改变导致其获得了耐药性表型。

3. MDR：即多重耐药性，是细菌同时对多种作用机制不同或结构完全各异的抗菌药物具有耐药性。

二、问答题

1. 答：干扰细胞壁合成，损伤细胞膜功能，抑制蛋白质合成，抑制核酸合成。

2. 答：钝化酶的产生，药物作用靶位的改变，抗菌药物的渗透障碍，主动外排机制，细菌生物被膜作用及其他。

第六章　细菌的感染与免疫

📓 学习目标

1. **掌握**　正常菌群的概念及生理学作用；细菌的致病作用。
2. **熟悉**　感染的发生与发展。
3. **了解**　宿主的抗感染免疫；医院感染的分类、微生态特征及危险因素。

📘 内容精讲

细菌感染（bacterial infection）是指细菌侵入宿主体内生长繁殖并与机体相互作用，引起一系列病理变化的过程。致病菌从一个宿主到另一宿主体内并引起感染的过程称为传染。

第一节　正常菌群与机会致病菌

一、正常菌群

寄居在正常人的体表和与外界相通的腔道黏膜中的不同种类和数量的对人体无害的微生物称为正常微生物群。其生理学作用如下。

1. 生物拮抗　宿主体内的正常菌群可以抵御外来致病菌的入侵与定植，对宿主起着保护作用，称为生物拮抗。其机制有：① 生物屏障和占位性保护作用；② 产生对致病菌有害的代谢产物；③ 营养竞争。

2. 营养作用　正常菌群对宿主摄入的营养物质进行初步代谢、物质转化和合成代谢，形成一些有利于宿主吸收、利用的物质，甚至合成一些宿主自己不能合成的物质供宿主使用。

3. 免疫作用　正常菌群作为抗原可促进宿主免疫器官的发育，刺激免疫系统的成熟与免疫应答。产生的免疫物质对具有交叉抗原组分的致病菌有一定程度的抑制或杀灭作用。

4. 抗衰老作用　正常菌群的构成与数量是变化的，与人体的发育、成熟和衰老有一定关联。

5. 抗肿瘤作用　有研究报道，寄居肠道的双歧杆菌和乳酸杆菌有抑制肿瘤的作用。

二、微生态平衡与失调

机体内的正常微生物群与宿主之间是相互依赖与相互制约的，这种状态始终处于动态过程之中，并形成一种平衡，称为微生态平衡（microeubiosis）。当宿主（免疫、营养及代谢等）、正常微生物群（种类、数量、位置等）或外界环境（理化和生物）等因素变化打破了这种微生态平衡，就会导致微生态失调，最常见的是菌群失调。

三、机会致病菌

有些细菌在正常情况下不致病，只在宿主免疫防御能力下降或菌群失调等特定条件下才引起疾病，这类细菌称为条件致病菌或机会致病菌。常见的致病条件如下。

1. 寄居部位改变　正常菌群由原寄居部位向其他部位或本来是无菌的部位转移。

2. 宿主免疫功能下降　应用大剂量皮质激素、抗肿瘤药物或放射治疗以及后天免疫功能缺陷（AIDS 患者晚期）等，可造成患者免疫功能降低，从而使一些正常菌群在原寄居部位能穿透黏膜等屏障，引起局部组织或全身性感染。

3. 菌群失调　是指在应用抗生素治疗感染性疾病的过程中，宿主某部位寄居细菌的种群发生改变或各种群的数量比例发生大幅度变化，从而导致疾病。菌群失调可表现为引起二重感染或重叠感染。

第二节　细菌的致病作用

细菌对宿主致病能力称为致病性。细菌致病性的强弱程度可用毒力来表示。细菌毒力主要包括侵袭力、毒素、体内诱生抗原和超抗原等。测定细菌毒力的指标常采用半数致死量（LD_{50}）或半数感染量（ID_{50}）。LD_{50} 是指在一定条件下能引起 50% 的实验动物死亡的细菌数量或毒素剂量；ID_{50} 是指能引起 50% 实验动物或组织培养细胞发生感染的细菌数量。细菌毒力越强，LD_{50} 或 ID_{50} 数值越小。

一、　细菌的侵袭力

侵袭力（invasiveness）是指致病菌突破宿主皮肤、黏膜等生理屏障，进入机体并在体内定植和繁殖扩散的能力。细菌的侵袭力包括黏附、定植和产生侵袭性相关物质的能力，如菌体的表面结构（黏附素、荚膜）、侵袭性物质（侵袭性酶类、侵袭素）、细菌生物被膜等。

1. 黏附素　是一类存在于细菌表面的与黏附有关的分子。黏附素可分为菌毛黏附素和非菌毛黏附素两大类。黏附素能与宿主细胞表面的黏附素受体发生特异结合，介导细菌进入宿主细胞间生长繁殖，形成细菌群体，称为定植。黏附是致病菌感染的第一步。

2. 荚膜　具有抗吞噬和抵抗宿主体液中杀菌物质的作用，有利于致病菌在宿主体内生存、繁殖和扩散。

3. 侵袭性酶类　有利于致病菌的抗吞噬作用并向周围组织扩散。

4. 侵袭素　是一类由细菌基因编码的蛋白质，与细菌入侵宿主细胞并向周围细胞组织扩散息息相关。

5. 细菌生物被膜　是由细菌及其所分泌的胞外多聚物（胞外多糖、蛋白质、DNA 等）附着在有生命或无生命材料表面而形成的膜状结构，是细菌的群体结构，是为适应环境而形成的保护性生存状态。其形成不仅有利于细菌附着在支持物表面，而且可阻挡抗生素的渗入和机体免疫物质的杀伤作用。

二、　毒素

细菌毒素按其来源、性质和作用特点的不同，分为外毒素和内毒素两种。

（一）外毒素

外毒素是细菌合成并分泌（或释放）的毒性蛋白质。主要由革兰阳性菌产生，少数革兰阴性菌也可产生。

1. 外毒素的主要特性

（1）多数外毒素的化学本质是蛋白质　多数外毒素为 A-B 型结构，即毒素分子由 A 和 B 两种亚单位构成。A 亚单位是外毒素活性单位部分，决定其毒性效应；B 亚单位能与宿主靶细胞表面的特异受体结合，称为结合亚单位。A 或 B 亚单位独立存在时对宿主细胞无致病作用，因此，外毒素分子结构的完整性是致病的必要条件。

（2）毒性作用强且对组织器官有高度选择性　某些外毒素毒性如肉毒毒素毒性作用十分强烈，是目前已知的最剧毒物。许多外毒素对组织器官有选择性，通过与特定靶细胞表面受体结合，引起特征性的病变。

（3）绝大多数外毒素不耐热，但葡萄球菌肠毒素例外，能耐受 100℃ 30min 处理。

（4）抗原性强　采用0.4%甲醛溶液处理，去除外毒素毒性而保留其免疫原性的生物制品称为类毒素。

2. 外毒素的分类及作用

根据外毒素对宿主靶细胞的亲嗜性及作用靶点等，可将外毒素分为三大类。

（1）神经毒素　主要作用于神经组织，引起神经传导功能紊乱。

（2）细胞毒素　能通过抑制蛋白质合成、破坏细胞膜等机制直接损伤宿主细胞，引起相应组织器官炎症和坏死等。

（3）肠毒素　是一类作用于肠上皮细胞、引起肠道功能紊乱的毒素。

（二）内毒素

内毒素是革兰阴性菌细胞壁中的脂多糖组分，只有在细菌死亡裂解后才被释放出来。

1. 内毒素的主要特点　①存在于革兰阴性菌细胞壁；②化学性质是脂多糖；③对理化因素稳定，加热160℃2～4h或用强酸、强碱、强氧化剂煮沸30min才被灭活；④毒性作用相对较弱且对组织无选择性；⑤抗原性弱，不能用甲醛液脱毒而成为类毒素。

2. 内毒素引起的主要病理生理反应

（1）发热反应　其机制是内毒素作用于巨噬细胞、血管内皮细胞等，使之产生IL-1、IL-6和TNF-α等内源性致热原，作用于宿主下丘脑体温调节中枢，引起发热。

（2）白细胞数量变化　初期中性粒细胞数量下降，数小时后数量显著增加。但伤寒沙门菌内毒素是例外，始终使血液循环中的白细胞总数减少，机制尚不清楚。

（3）内毒素血症与内毒素休克　当血液有革兰阴性菌大量繁殖或病灶释放大量内毒素入血或输液中含有内毒素时，都会导致内毒素血症。内毒素作用于巨噬细胞、中性粒细胞、内皮细胞、血小板、补体系统、凝血系统等并诱生TNF-α、IL-1、IL-6、IL-8、组胺、5-羟色胺、前列腺素、激肽等生物活性物质，使小血管功能紊乱而造成微循环障碍，组织器官毛细血管灌注不足、缺氧、酸中毒等。高浓度的内毒素也可激活补体替代途径，引起高热、低血压，以及活化凝血系统导致弥散性血管内凝血（DIC）。严重时，可导致以微循环衰竭和低血压为特征的内毒素休克甚至死亡。

外毒素与内毒素的主要特征区别见表6-1。

表6-1　外毒素与内毒素的主要特性区别

区别要点	外毒素	内毒素
来源	革兰阳性菌与部分革兰阴性菌	革兰阴性菌
编码基因	质粒或前噬菌体或染色体基因	染色体基因
存在部位	从活菌分泌出，少数为细菌裂解后释出	细胞壁组分，菌体裂解后释出
化学成分	蛋白质	脂多糖
稳定性	60～80℃，30min被破坏	160℃，2～4h才被破坏
毒性作用	强，对组织器官有选择性毒害效应，引起特殊临床表现	较弱，各菌的毒性效应大致相同，引起发热、白细胞增多、微循环障碍、休克、DIC等全身反应
抗原性	强，刺激机体产生抗毒素；甲醛液处理脱毒形成类毒素	弱，刺激机体产生的中和抗体作用弱；甲醛液处理不形成类毒素

三、 体内诱生抗原

只有在细菌进入宿主体内后才诱导表达的基因称为体内诱生基因。有些体内诱导基因与致病性密切相关。

四、 超抗原

超抗原（super antigen）是一类具有超强能力刺激淋巴细胞增殖和刺激产生过量T细胞及细胞因子的特殊抗原，其刺激淋巴细胞增殖的能力是植物凝集素的数千倍。特点是：①不经过抗原提呈细胞的处理，便能与 MHC-Ⅱ类分子结合，激活 T 细胞增殖并释放大量细胞因子，如 IL-1、IL-2、TNF-α 和 IFN-γ 等；②一个超抗原分子能以不同的部位同时与 T 细胞受体和 APC 的 MHC-Ⅱ类分子结合，大量活化 T 细胞。

五、 免疫病理损伤

有些本来没有直接毒性的抗原物质，有可能通过激活机体免疫应答，基于超敏反应机制引起组织细胞免疫病理性损伤，最终导致疾病。

第三节　宿主的抗感染免疫

宿主的免疫系统具有识别和清除致病菌感染的免疫防御功能。致病菌或其代谢产物进入机体时，机体免疫系统首先对它们进行识别，然后通过固有免疫机制和适应性免疫机制清除这些外来异物，这个过程称为抗感染免疫。

一、 固有免疫

固有免疫又称天然免疫，是长期种系发育和进化过程中逐渐建立起来的一系列防御病原微生物等的免疫功能。参与人体固有免疫的主要有屏障结构、吞噬细胞以及正常体液和组织的免疫成分等。

二、 适应性免疫

适应性免疫又称获得性免疫，是个体出生后在生活过程中与病原体及其产物等抗原分子接触后产生的一系列免疫防御功能，包括体液免疫、细胞免疫和黏膜免疫。

第四节　感染的发生与发展

一、 感染源与传播

（一） 感染源

根据病原体来源不同，感染可分为外源性感染和内源性感染。

1. 外源性感染　感染源来自宿主体外，主要来自患者、带菌者、病畜及带菌动物。

2. 内源性感染　感染源来自患者自身，如体内正常菌群及潜伏状态的致病菌。

（二） 传播途径

常见的传播途径有：呼吸道、消化道、皮肤黏膜、节肢动物媒介、性传播和多途径传播。

二、 感染的发生

感染是否发生以及发生后的转归取决于三方面的因素：一是机体的免疫状态；二是细菌因素，包括毒力、数量与侵入途径；三是环境和社会因素的影响。

三、 感染的类型

感染的发生、发展与结局，是宿主与病原菌在一定条件下相互作用和较量的过程。根据两者力量的对比，可出现隐性感染、显性感染、带菌状态等不同感染类型和临床表现，并可随着双方力量的增减而出现动态变化。

（一） 隐性感染

当机体的抗感染免疫力较强，或入侵的病原菌的数量不多、毒力较弱，感染后对机体损害较轻，不出现或出现不明显的临床症状，称为隐性感染，或亚临床感染。隐性感染后，机体常可获得足够的特异免疫力，能抵御相同致病菌的再次感染。

（二）显性感染

当机体的抗感染免疫力较弱，或入侵的病原菌的数量较多、毒力较强，以致机体的组织细胞受到不同程度的损害，生理功能也发生改变，并出现一系列的临床症状和体征，称为显性感染。

1. 临床上按病情缓急不同可将显性感染分为急性感染和慢性感染

（1）急性感染　发作突然，病程较短，一般数日至数周。病愈后，致病菌从宿主体内消失。

（2）慢性感染　病程缓慢，病程长，常持续数月至数年。

2. 临床上按感染的部位不同可将显性感染分为局部感染和全身感染

（1）局部感染　致病菌侵入机体后，局限在一定部位生长繁殖并引起病变。例如化脓性球菌所致的疖、痈等。

（2）全身感染　多由胞外菌感染引起，是致病菌或其毒性代谢产物向全身播散引起全身性症状的一种感染类型。常见有下列几种情况。

① 毒血症：致病菌侵入宿主体内后，只在机体局部生长繁殖，不进入血液循环，但其产生的外毒素进入血。外毒素经血到达易感的组织和细胞，引起特殊的毒性症状。

② 内毒素血症：革兰阴性菌侵入血流，并在其中大量繁殖、崩解后释放出大量内毒素；也可由病灶内大量革兰阴性菌死亡、释放的内毒素入血所致。

③ 菌血症：致病菌由局部侵入血流，但未在血流中生长繁殖，只是短暂的一过性通过血液循环到达体内适宜部位后再进行繁殖而致病。

④ 败血症：致病菌侵入血流后，在其中大量生长繁殖并产生毒性代谢产物，引起全身性中毒症状。

⑤ 脓毒血症：指化脓性细菌侵入血流后，在其中大量繁殖，并通过血流扩散至宿主体内的其他组织或器官，产生新的化脓性病灶。

（三）带菌状态

有时致病菌在显性感染或隐性感染后并未立即消失，在体内继续留存一定时间，与机体免疫力处于相对平衡状态，称为带菌状态，该宿主称为带菌者。

第五节　医院感染

医院感染（nosocomial infection）是指患者或医务人员在医院环境内发生的感染。

一、 医院感染的分类

根据引起感染的病原体来源不同，可将医院感染分为内源性医院感染和外源性医院感染两大类。

（一）内源性医院感染

内源性医院感染亦称自身感染，是指患者在医院内由于某种原因，自身体内寄居的微生物（包括正常菌群和潜伏的致病性微生物）大量繁殖而导致的感染。

（二）外源性医院感染

外源性医院感染　是指患者在医院环境中遭受医院内非自身存在的病原体侵入而发生的感染。

1. 交叉感染　是指患者之间或患者与医护人员之间通过咳嗽、交谈，特别是经手等方式密切接触而发生的直接感染，或通过生活用品等物质而发生的间接感染。

2. 环境感染　是指在医院环境内，因吸入污染的空气、或接触到受污染的医院内设施而获得的感染。

3. 医源性感染 指患者在医护人员进行治疗、诊断和预防过程中，由于所用器械消毒不严而造成的感染。

二、 医院感染的微生态特征

医院感染的微生态特征主要有：①要为机会致病性菌；②具有耐药性；③发生种类的变迁。

三、 医院感染的危险因素

（一）医院是医院感染易感对象的集中地

医院环境存在大量医院感染的易感对象。这些易感对象多与他们的年龄或基础疾病有关。

（二）诊疗技术与侵入性检查与治疗易导致医院感染

1. 诊疗技术 ①器官移植；②血液透析和腹膜透析。

2. 侵入性（介入性）检查与治疗 支气管镜、胃镜等侵入性检查及气管插管、留置导尿管、大静脉插管、伤口引流管等侵入性治疗用品都是引起患者医院感染的危险因素。

3. 损害免疫系统的因素 放射治疗、化学治疗、激素应用。

4. 其他危险因素 抗生素使用不当，甚至滥用；外科手术及各种引流，以及住院时间过长，长期使用呼吸机等都是医院感染的危险因素。

四、 医院感染的预防和控制

我国在预防控制医院感染方面制定和颁布了一系列法规，主要包括：消毒灭菌、隔离预防、合理使用抗菌药物。

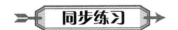 同步练习

一、选择题

【A 型题】

1. 下列结构中，与细菌侵袭力有关的是（ 　　 ）

 A. 芽胞   B. 荚膜   C. 细胞壁

 D. 中介体   E. 核糖体

2. 内毒素的化学性质是（ 　　 ）

 A. 核心多糖   B. 特异性多糖   C. 脂质

 D. LPS   E. 脂蛋白

3. 类毒素的特点是（ 　　 ）

 A. 有抗原性，无毒性   B. 无抗原性，有毒性   C. 无抗原性，无毒性

 D. 有抗原性，有毒性   E. 有半抗原性，无毒性

4. 一般无正常菌群寄居的部位是（ 　　 ）

 A. 口腔   B. 肝脏   C. 皮肤

 D. 肠道   E. 鼻咽腔

5. 下列外毒素中毒性最强的是（ 　　 ）

 A. 霍乱肠毒素   B. 破伤风痉挛毒素   C. 肉毒毒素

 D. 葡萄球菌肠毒素   E. 白喉外毒素

6. 因长期大量使用广谱抗生素引起的腹泻属于（ 　　 ）

 A. 药物中毒   B. 过敏反应   C. 食物中毒

 D. 菌群失调症   E. 以上都不是

【X型题】

1. 构成细菌侵袭力的物质包括（　　　　）

    A. 菌毛　　　　　　　　B. 荚膜　　　　　　　　C. 侵袭性酶

    D. 侵袭素　　　　　　　E. 细菌生物被膜

2. 外毒素的主要特性包括（　　　　）

    A. 化学成分是蛋白质

    B. 毒性作用强且对组织器官有高度选择性

    C. 绝大多数外毒素不耐热

    D. 抗原性强

    E. 只有革兰阳性菌产生外毒素

3. 引起内源性感染的病原体可以是（　　　　）

    A. 患者　　　　　　　　B. 带菌者　　　　　　　C. 病畜及带菌动物

    D. 正常菌群　　　　　　E. 潜伏状态的致病菌

二、填空题

1. 一些正常菌群在特定条件下可成为条件致病菌，此条件是_____、_____和_____。

2. 细菌对宿主致病的能力称为_____，细菌致病性强弱程度可用_____来表示，测定毒力的指标常采用_____或_____。

3. 细菌的毒力由_____和_____构成。

4. 根据外毒素的作用机制不同，可将其分为_____、_____和_____三类。

5. 内毒素是革兰阴性菌细胞壁中的_____组分。

6. 参与人体固有免疫的因素主要有_____、_____和_____。

三、名词解释

1. 侵袭力　2. 毒血症　3. 菌血症　4. 败血症　5. 脓毒血症　6. 外毒素

7. 内毒素　8. 细菌生物被膜　9. 医院感染　10. 正常菌群　11. 菌群失调

四、问答题

1. 简述构成细菌侵袭力的物质及其作用。

2. 简述细菌外毒素与内毒素的主要特性。

3. 构成细菌毒力的相关物质有哪些？

参考答案

一、选择题

【A型题】

1. B　2. D　3. A　4. B　5. C　6. D

【X型题】

1. ABCDE　2. ABCD　3. DE

二、填空题

1. 寄居部位改变　宿主免疫力下降　菌群失调

2. 致病性　毒力　ID_{50}　LD_{50}

3. 侵袭力　毒素

4. 神经毒素　细胞毒素　肠毒素

5. 脂多糖

6. 屏障结构　吞噬细胞　正常体液和组织的免

疫成分

三、名词解释

1. 侵袭力：是指致病菌突破宿主皮肤、黏膜等生理屏障，进入机体并在体内定植和繁殖扩散的能力。

2. 毒血症：致病菌侵入宿主体内后，只在机体局部生长繁殖，不进入血液循环，但其产生的外毒素进入血。外毒素经血到达易感的组织和细胞，引起特殊的毒性症状。

3. 菌血症：致病菌由局部侵入血流，但未在血流中生长繁殖，只是短暂的一过性通过血液循环到达体内适宜部位后再进行繁殖而致病。

4. 败血症：致病菌侵入血液后，在其中大量生长繁殖并产生毒性代谢产物，引起全身性中毒症状。

5. 脓毒血症：指化脓性细菌侵入血流后，在其中大量繁殖，并通过血流扩散至宿主体内的其他组织或器官，产生新的化脓性病灶。

6. 外毒素：是细菌合成并分泌(或释放)的毒性蛋白质。

7. 内毒素：是革兰阴性菌细胞壁中的脂多糖组分，只有在细菌死亡裂解后才被释放出来。

8. 细菌生物被膜：是由细菌及其所分泌的胞外多聚物(胞外多糖、蛋白质、DNA等)附着在有生命或无生命材料表面而形成的膜状结构，是细菌的群体结构，是为适应环境而形成的保护性生存状态。

9. 医院感染：是指患者或医务人员在医院环境内发生的感染。

10. 正常菌群：是指正常寄居在宿主体内，对宿主无害而有利的细菌群，是宿主微生物群的重要构成部分。

11. 菌群失调：是指在应用抗生素治疗感染性疾病的过程中，宿主某部位寄居细菌的种群发生改变或各种群的数量比例发生大幅度变化，从而导致疾病。

四、问答题

1. 答：①黏附素：黏附素能与宿主细胞表面的黏附素受体发生特异结合，介导细菌进入宿主细胞间生长繁殖，形成细菌群体。

②荚膜：具有抗吞噬和抵抗宿主体液中杀菌物质的作用，有利于致病菌在宿主体内生存、繁殖和扩散。

③侵袭性酶类：有利于致病菌的抗吞噬作用并向周围组织扩散。

④侵袭素：是一类由细菌基因编码的蛋白质，与细菌入侵宿主细胞并向周围细胞组织扩散息息相关。

⑤细菌生物被膜：细菌生物被膜的形成不仅有利于细菌附着在支持物表面，而且可阻挡抗生素的渗入和机体免疫物质的杀伤作用。

2. 答：详见本章表 6-1。

3. 答：①侵袭力，包括黏附素、荚膜、侵袭性酶类、侵袭素、细菌生物被膜；②毒素，包括外毒素和内毒素；③体内诱生抗原；④超抗原；⑤免疫病理损伤。

第七章　细菌感染检测方法与防治原则

📖 学习目标

1. **掌握**　临床标本采集与送检原则；人工主动免疫、人工被动免疫、类毒素的概念；细菌分离培养鉴定的主要方法。
2. **熟悉**　人工主动免疫与人工被动免疫制剂的种类。
3. **了解**　细菌感染的血清学诊断及细菌感染的抗菌药物治疗原则。

 内容精讲

第一节　细菌感染的实验室诊断

细菌感染的实验室诊断主要包括以检测病原菌及其抗原、代谢产物或核酸为目的细菌学诊断及以检测患者血清中特异抗体为目的的血清学诊断。

一、临床标本的采集与运送原则

1. **早期采集**　尽可能在疾病早期、急性期或症状典型时以及使用抗菌药物之前采集标本。
2. **无菌采集**　严格无菌操作，将采集的标本置于无菌容器中，避免标本被污染。
3. **采集适当标本**　根据不同疾病以及疾病的不同时期采集不同标本。
4. **采集双份血清**　检查病原体的特异性 IgG 抗体时，应采集急性期和恢复期双份血清。
5. **尽快送检**　采集的标本应尽快送检，大多数细菌标本可以冷藏送检，但对某些细菌（如脑膜炎奈瑟菌）送检中要注意保温。
6. **标本做好标记，详细填写化验单**　以保证各环节准确无误。

二、细菌的形态学检查

形态学检查包括不染色标本和染色标本的检查两种方法。不染色标本主要用于检查细菌的动力和运动情况，常采用压滴法或悬滴法等，可用暗视野显微镜或相差显微镜观察。染色标本主要用于检查菌体形态、大小、排列方式和染色性，并根据其染色性对细菌进行初步分类。细菌染色法有多种，革兰染色法是最常用的分类鉴别染色法。

三、细菌的分离培养与鉴定

1. **细菌的分离培养**　按不同目的选择适宜的培养基，通过分离培养以获得单个菌落进行纯培养。根据菌落的大小、形态、颜色、表面性状、透明度和溶血等对细菌作出初步鉴别。
2. **生化反应**　细菌的生化反应特点可作为鉴别细菌的依据。
3. **血清学鉴定**　利用已知的特异性抗体检查未知的细菌抗原，以鉴定细菌的种、型。
4. **动物试验**　一般不作为常规检查，但对测定细菌的毒力或致病性有重要意义，故可选择敏感动物用于疑难的病原菌分离或微生物学的研究。
5. **药物敏感试验**　常用的方法有纸片扩散法、稀释法、抗生素浓度梯度法（E-test 法）和自动化仪器法。
6. **自动微生物鉴定和药敏分析系统**

四、　细菌成分的检测

1. 免疫学检验技术　其原理是用已知的特异性抗体检测未知的细菌抗原成分，可直接使用临床标本或在细菌分离培养后进行。常用的方法有玻片凝集试验、协同凝集试验、间接血凝试验、乳胶凝集试验、对流免疫电泳、酶联免疫吸附试验和免疫荧光试验等。

2. 分子生物学检验技术　不同种的细菌具有不同的基因组结构，可通过测定细菌的特异基因序列进行比较和鉴定。常用的方法有 PCR、核酸杂交、高通量测序和基因芯片等。

3. 质谱分析法　是将有机化合物的分子电离、碎裂，然后按照离子的质荷比（m/z）大小把生成的各种离子分离，检测其强度并排列成谱，这种研究物质的方法称作质谱法。

4. 生物芯片技术及其他检测技法　生物芯片是根据生物分子间特异相互作用的原理，将生化分析过程集成于芯片表面，从而实现对 DNA、RNA、多肽、蛋白质以及其他生物成分的高通量快速检测。其他检测法包括细菌 L 型的检测、细菌其他代谢产物的检测等。

五、　细菌感染的血清学诊断

用已知的细菌或其特异性抗原检测患者血清或其他体液中的抗体及其效价的变化，可以作为感染性疾病的辅助诊断。由于本实验多采取患者血清检测抗体，故常称为血清学诊断（serological diagnosis）。一般适用于抗原性较强的细菌，以及病程较长的感染性疾病。也可用于调查人群对某病原菌的免疫应答水平以及检测疫苗接种后的预防效果。

血清学诊断通常采取双份血清。如果恢复期或 1 周后血清抗体效价比早期升高 4 倍以上（含 4 倍）时，则可确认为现症感染。

常用方法有：凝集试验、补体结合试验、中和试验、免疫荧光试验和 ELISA。

第二节　细菌感染的特异性防治

特异性防治是应用获得性免疫的原理，给机体注射或服用某种病原微生物抗原或注射特异性抗体，以达到防治感染性疾病的目的，这种方法称为人工免疫，根据其免疫产生的方式分为人工主动免疫和人工被动免疫。

一、　人工主动免疫

人工主动免疫是将抗原性物质（疫苗或类毒素）接种于人体，刺激机体免疫系统产生特异性免疫应答，从而特异性预防相应病原体感染的措施。

疫苗（vaccine）是以病原微生物或其组成成分、代谢产物为起始原料，采用生物技术制备而成，用于预防、治疗人类相应疾病的生物制品。按疫苗的来源可分为细菌性疫苗、类毒素疫苗、病毒性疫苗。按生产技术，疫苗可分成传统疫苗和新型疫苗两类。

1. 死疫苗　亦称灭活疫苗，是用物理和（或）化学方法杀死病原微生物，但仍保持其抗原性的一种生物制剂。常用的有伤寒、霍乱、百日咳、钩端螺旋体等灭活疫苗。

2. 活疫苗　亦称减毒活疫苗，是通过自然筛选或人工方法获得的病原微生物的弱毒或无毒株经培养后制备而成。如 BCG、鼠疫耶尔森菌、炭疽芽胞杆菌等减毒活疫苗。

3. 类毒素　外毒素经 0.3%～0.4% 甲醛处理后，失去了毒性但仍保持免疫原性而制成的生物制品。常用的有破伤风类毒素和白喉类毒素。

4. 多糖疫苗　是提取纯化细菌中能引起特异性保护作用的多糖成分制备而成。

5. 联合疫苗　由不同抗原组分混合制成的疫苗，包括多联疫苗与多价疫苗。多联疫苗是由两种或两种以上疫苗原液按特定比例配合制成的具有多种免疫原性的疫苗，可同时预防多种疾病。多价疫苗是由同一种细菌的不同亚型或不同血清型抗原合并组成的含多价抗原成分的一种疫苗。

6. 基因工程疫苗 用基因工程技术将编码病原体保护性抗原表位的目的基因导入原核或真核表达系统中，利用表达的抗原产物或重组体本身制成的疫苗。包括基因工程亚单位疫苗、基因工程载体疫苗、核酸疫苗、基因缺失活疫苗等。

二、 人工被动免疫

人工被动免疫是输入含有特异性抗体的免疫血清、纯化免疫球蛋白等免疫制剂，使机体立即获得特异性免疫力的过程，可用于某些急性传染病的应急性预防和治疗。

1. 抗毒素 将类毒素或外毒素给马进行多次免疫后，待马产生高效价抗毒素后采血，分离血清，提取其免疫球蛋白精制成抗毒素制剂。抗毒素主要用于外毒素所致疾病的治疗和应急预防。

2. 丙种球蛋白 血清丙种球蛋白是从正常人血浆中提取的丙种球蛋白制剂。胎盘丙种球蛋白是从健康产妇的胎盘血液中提制而成。

3. 抗菌血清 目前仅用于多重耐药菌株所致疾病的治疗，如铜绿假单胞菌等。

第三节 细菌感染的抗菌药物治疗原则

抗菌药物治疗应用的基本原则：①诊断为细菌性感染者，方有指征应用抗菌药物；②尽早查明感染病原，根据病原种类及抗菌药物敏感试验结果选用抗菌药物；③按照药物的抗菌作用特点及其体内代谢过程特点选择用药；④抗菌药物治疗方案应综合患者病情、病原菌种类及抗菌药物特点制订。

◤ **同步练习** ◢

一、名词解释

1. 人工主动免疫 2. 人工被动免疫 3. 类毒素 4. 减毒活疫苗

二、问答题

临床标本的采集与运送原则。

◤ **参考答案** ◢

一、名词解释

1. 人工主动免疫：是将抗原性物质(疫苗或类毒素)接种于人体，刺激机体免疫系统产生特异性免疫应答，从而特异性预防相应病原体感染的措施。

2. 人工被动免疫：是输入含有特异性抗体的免疫血清、纯化免疫球蛋白等免疫制剂，使机体立即获得特异性免疫力的过程。

3. 类毒素：外毒素经 0.3% ～0.4% 甲醛处理后，失去了毒性但仍保持免疫原性而制成的生物制品。

4. 减毒活疫苗：是通过自然筛选或人工方法获得的病原微生物的弱毒或无毒株经培养后制备而成。

二、问答题

答：① 早期采集：尽可能在疾病早期、急性期或症状典型时以及使用抗菌药物之前采集标本

② 无菌采集：严格无菌操作，将采集的标本置于无菌容器中，避免标本被污染。

③ 采集适当标本：根据不同疾病以及疾病的不同时期采集不同标本。

④ 采集双份血清：检查病原体的特异性 IgG 抗体时，应采集急性期和恢复期双份血清。

⑤ 尽快送检：采集的标本应尽快送检，大多数细菌标本可以冷藏送检，但对某些细菌(如脑膜炎奈瑟菌)送检中要注意保温。

⑥ 标本做好标记，详细填写化验单，以保证各环节准确无误。

第八章　球菌

📖 **学习目标**

1. **掌握**　金黄色葡萄球菌、A 群链球菌、脑膜炎奈瑟菌、淋病奈瑟菌的致病物质及所致疾病。
2. **熟悉**　上述球菌的生物学性状及微生物学检查法。肠球菌属的生物学特征及致病性。
3. **了解**　球菌的防治原则。

💻 **内容精讲**

球菌分为 G⁺ 和 G⁻，前者有葡萄球菌、链球菌、肺炎链球菌、肠球菌，后者有脑膜炎奈瑟菌和淋病奈瑟菌。引起机体化脓性炎症的球菌称为化脓性球菌，其共性有无鞭毛、无芽胞、易产生耐药性。

第一节　葡萄球菌属

葡萄球菌属（*Staphylococcus*）的细菌是最常见的化脓性球菌，是医院感染的重要病原菌。根据色素、生化反应及致病性分为金黄色葡萄球菌、表皮葡萄球菌和腐生葡萄球菌。对人致病的主要是金黄色葡萄球菌。

一、金黄色葡萄球菌

（一）生物学性状

G⁺，球形，典型的葡萄球菌排列呈葡萄串状。兼性厌氧或需氧，营养要求不高，在普通培养基上形成带脂溶性色素的菌落，在血平板上致病菌有完全透明溶血环（β溶血）。触酶试验阳性，致病株能分解甘露醇。抗原构造复杂，以葡萄球菌 A 蛋白（SPA）较为重要。SPA 为菌体表面蛋白，可与 IgG 的 Fc 段结合，具有抵抗吞噬，激活补体，促 T 细胞、B 细胞分裂，引起变态反应等作用。抵抗力较强，耐干燥；耐高盐（10%～15%NaCl），易产生耐药性。

（二）致病性

1. 致病物质

金黄色葡萄球菌产生的毒素及酶最多，故其毒力最强。表皮葡萄球菌则较少、较弱，一般不致病，在特殊情况下可成为条件致病菌。

葡萄球菌的毒力因子包括：①酶：凝固酶、纤维蛋白溶酶、耐热核酸酶、透明质酸酶、脂酶等；②毒素：溶素（α、β、γ、δ）、杀白细胞素（PVL）、肠毒素、表皮剥脱毒素、毒素休克综合征毒素-1（TSST-1）；③其他：黏附素、荚膜、胞壁肽聚糖等。

（1）凝固酶　可使人和兔血浆凝固，是鉴别葡萄球菌有无致病性的重要标志。有游离凝固酶（类似凝血酶原）和结合凝固酶（纤维蛋白原受体）2 种。凝固酶能使周围血液或血浆中的纤维蛋白沉积在菌体表面，阻碍体内吞噬细胞的吞噬，保护病菌不受血清中杀菌物质的破坏。同时，使感染易于局限化和形成血栓，脓汁黏稠。

（2）葡萄球菌溶素　为外毒素，对人致病的主要是 α 溶素，能溶解红细胞，损伤白细胞、成纤维细胞和血小板等。

（3）杀白细胞素　破坏中性粒细胞和巨噬细胞。

（4）肠毒素　耐热，能抵抗胃肠液中蛋白酶的水解。

（5）表皮剥脱毒素　可使表皮与真皮脱离，引起烫伤样皮肤综合征，多见于新生儿、幼儿和免疫功能低下的成人。

（6）毒素休克综合征毒素-1　引起发热，增加宿主对内毒素的敏感性，促 T 细胞分裂，诱生 IL-1、TNF 和 IFN 等。

2. 所致疾病　有侵袭性和毒素性两种类型。

（1）侵袭性疾病　主要是化脓性炎症，包括皮肤软组织感染（如毛囊炎、疖、痈、伤口化脓等）、器官化脓性感染（如气管炎、肺炎、脓胸、中耳炎、骨髓炎等），严重时引起败血症和脓毒血症。

（2）毒素性疾病　①肠毒素引起食物中毒，食后 1～6h 出现症状，刺激呕吐中枢，症状以呕吐为主；②毒素休克综合征毒素-1 引起毒素休克综合征，多见于月经期年轻女性；③表皮剥脱毒素引起烫伤样皮肤综合征等。

（三）微生物学检查法

1. 标本直接涂片镜检　依据病情采取脓汁、血液、脑脊液、尿液、骨髓穿刺液、剩余食物、呕吐物等直接染色镜检，根据形态、排列和染色性作出初步诊断。

2. 分离培养和鉴定　符合能产生金黄色脂溶性色素、β 溶血、凝固酶试验阳性、耐热核酸酶阳性、能分解甘露醇产酸等条件为致病性葡萄球菌。

3. 药敏试验　葡萄球菌易产生耐药性变异，对于临床分离菌株需做药敏试验，找到敏感药物。

4. 葡萄球菌肠毒素检查　小猫试验及 ELISA。

（四）防治原则

防止医源性感染；选用敏感抗菌药物治疗。

二、凝固酶阴性葡萄球菌

过去认为凝固酶阴性葡萄球菌（CNS）不致病，现认为已经成为医源性感染的常见病原菌。最常见的 CNS 是表皮葡萄球菌、腐生葡萄球菌。主要引起泌尿系统感染、细菌性心内膜炎、败血症、手术后及植入性器械引起的感染。CNS 不分解甘露醇，凝固酶、SPA 和溶血素阴性，易产生耐药性。

第二节　链球菌属

链球菌属（*Streptococcus*）按溶血现象分为三类：甲型溶血性链球菌、乙型溶血性链球菌、丙型链球菌。甲型溶血性链球菌菌落周围有窄草绿色溶血环，为机会致病菌；乙型溶血性链球菌菌落周围有宽大透明溶血环，致病力强；丙型链球菌不产生溶血素，菌落周围无溶血环，不致病。

依据细胞壁多糖抗原分为 20 群，对人类致病的多属 A 群。

依据是否需氧分为需氧链球菌、兼性厌氧链球菌和厌氧链球菌。

一、A 群链球菌

（一）生物学性状

G⁺，球形或卵圆形，链状排列，培养早期（2～4h）有荚膜。无芽胞，无鞭毛，胞壁外有菌毛样结构和 M 蛋白。兼性厌氧或需氧，营养要求高，在血平板上有 β 溶血。触酶试验阴性。不分解菊糖，不被胆汁溶解。抵抗力较弱，但耐干燥，对青霉素、红霉素、四环素、杆菌肽和磺胺类药物敏感，极少有耐药性。

（二）致病性

1. 致病物质 A 群链球菌有较强的侵袭力，能产生多种外毒素和胞外酶。

（1）胞壁成分

① 黏附素：包括脂磷壁酸（LTA）、F 蛋白。脂磷壁酸与 M 蛋白共同构成菌毛样结构。

② M 蛋白：为 A 群胞壁中的表面蛋白组分，有抵抗吞噬作用，并可作为异嗜性抗原（与心肌、肾小球基底膜有共同抗原），与某些超敏反应性疾病有关。

③ 肽聚糖：有致热、溶解血小板、提高血管通透性、诱发实验性关节炎等作用。

（2）外毒素类

① 致热外毒素：又称红疹毒素或猩红热毒素，是人类猩红热的主要毒性物质，具有超抗原作用。

② 链球菌溶素：能溶解红细胞，破坏白细胞和血小板。根据对 O_2 的稳定性，分为两种：链球菌溶素 O(SLO) 对 O_2 敏感，有抗原性，临床可测定"O"抗体效价，辅助诊断风湿热；链球菌溶素 S(SLS) 对 O_2 稳定，无抗原性。

（3）侵袭性酶类 透明质酸酶分解细胞间质的透明质酸；链激酶使血液中纤维蛋白酶原变为纤维蛋白酶，溶解血块；链道酶降解脓汁中高度黏稠的 DNA，使脓汁稀薄，从而有利于病菌扩散。

2. 所致疾病 分化脓性感染、毒素性疾病和超敏反应性疾病三类。

（1）化脓性感染 如淋巴管炎、淋巴结炎、蜂窝织炎、脓疱疮、扁桃体炎、咽炎、咽峡炎等。因产生透明质酸酶、链激酶、链道酶和溶血素，故感染特点是病灶有明显的扩散倾向，周围界限不清、脓汁稀薄、带血色。

（2）毒素性疾病 如猩红热、链球菌毒素休克综合征。

（3）超敏反应性疾病 如风湿热和急性肾小球肾炎等。

（三）免疫性

链球菌属型别多，各型之间无交叉免疫，易反复感染。猩红热病后能建立牢固的同型抗毒素免疫。

（四）微生物学检查法

（1）根据病情取相应标本进行直接涂片镜检、分离培养和鉴定。

（2）抗 O 试验 大多数链球菌感染的患者，于感染后 2～3 周至病愈后数月到 1 年内可检出链球菌溶素 O（SLO）抗体。风湿热患者血清中 SLO 抗体比正常人显著增高。因此，测定 SLO 抗体含量，可作为链球菌新近感染指标之一或风湿热及其活动性的辅助诊断。

（五）防治原则

注意卫生，控制感染；治疗首选青霉素 G。

二、肺炎链球菌

肺炎链球菌俗称肺炎球菌。常寄居于正常人的鼻咽腔中，多数不致病或致病力弱。

（一）生物学性状

G^+，矛头状，多成双排列。有荚膜，无芽胞，无鞭毛。兼性厌氧或需氧，营养要求高，需加入血液或血清才能生长。在血平板上的菌落细小，形成草绿色 α 溶血环，与甲型溶血性链球菌相似。培养时间 >48h 因自溶酶激活，形成脐凹状菌落。自溶酶在细菌生长的稳定期被激活，也可被胆汁或胆盐等物质激活。菊糖发酵试验（＋）、胆汁溶菌试验（＋）可作为与甲型溶血性链球菌的鉴别。抵抗力较弱，对一般消毒剂敏感，但荚膜菌株抗干燥力强。

（二）致病性

1. 致病物质

（1）荚膜　具有抗吞噬作用，是肺炎链球菌的主要毒力因子。

（2）肺炎链球菌溶素 O　与胞膜胆固醇结合，溶解红细胞。

（3）脂磷壁酸（LTA）　有黏附作用。

（4）神经氨酸酶　新分离的菌株中含有该酶，与定植、繁殖和扩散有关。

2. 所致疾病　主要引起大叶性肺炎，其次为支气管炎。

（三）免疫性

肺炎链球菌感染后，机体可建立较牢固的型特异性免疫。免疫机制主要是产生荚膜多糖型特异抗体。

（四）微生物学检查法

检查程序同 A 群链球菌。注意与甲型溶血性链球菌鉴别：可通过胆汁溶菌试验、Optochin 敏感试验、荚膜肿胀试验、动物毒力试验等鉴定。

（五）防治原则

预防可接种多价肺炎链球菌荚膜多糖疫苗；治疗首选青霉素 G。

三、其他链球菌

1. B 群链球菌　学名无乳链球菌。常寄居在下呼吸道、阴道和直肠，可经分娩和呼吸道感染，引起新生儿败血症和脑膜炎。

2. D 群链球菌　如牛、马肠链球菌。营养要求低，寄居在皮肤、上呼吸道、消化道，偶尔引起心肌炎，与结肠癌患者败血症有关。

3. 甲型溶血性链球菌　又称草绿色链球菌。寄居在皮肤、上呼吸道、消化道和泌尿生殖道，不被胆汁溶菌，引起心内膜炎，脑、肝及腹腔感染，与龋齿密切相关。

第三节　肠球菌属

肠球菌属（*Enterococcus*）为人和动物肠道中的正常菌群，是革兰阳性菌中仅次于葡萄球菌属的重要医院感染病原菌。有 29 个种，其中对人致病的主要为粪肠球菌和屎肠球菌。

一、生物学性状

G^+，圆形或椭圆形，链状排列。兼性厌氧或需氧，营养要求较高，需加入血液或血清才能生长。部分菌株在血平板上可形成 α 或 β 溶血环。肠球菌与链球菌不同在于能在 pH9.6、65g/L NaCl 和 400g/L 胆盐中生长，并对许多抗菌药物表现为固有耐药。

二、致病性

1. 致病物质

（1）碳水化合物黏附素　通过表面的黏附素吸附至肠道、尿路上皮细胞及心脏细胞。

（2）聚合物因子　一种表面蛋白，能聚集供体与受体菌，以利质粒转移。

（3）细胞溶素　质粒编码产生，可加重感染的严重程度。

（4）多形核白细胞趋化因子　可介导与肠球菌感染有关的炎症反应。

2. 耐药机制

（1）耐青霉素机制　能产生特殊的青霉素结合蛋白，一般对青霉素敏感；但产生大量青霉素酶而耐药。

(2) 耐氨基糖苷类抗生素机制　胞壁渗透障碍导致中度耐药,质粒介导钝化酶产生高度耐药。

(3) 耐万古霉素机制　含有抗万古霉素抗药基因。

(4) 耐磺胺药物机制　可利用外源性叶酸,使得磺胺类药物失去抗菌作用。

3. 所致疾病

(1) 尿路感染　为粪肠球菌所致感染中最为常见的,绝大部分为医院感染。

(2) 腹腔、盆腔感染　肠球菌感染居第 2 位。

(3) 败血症　肠球菌感染居第 3 位。

(4) 心内膜炎　约 5%～20%的心内膜炎由肠球菌引起。

第四节　奈瑟菌属

奈瑟菌属 (*Neisseria*) 是一群 G^- 双球菌。无鞭毛,无芽胞,有荚膜和菌毛。专性需氧,能产生氧化酶和触酶。本属菌能发酵多种糖类,产酸不产气。有 23 个种和亚种,对人类致病的只有脑膜炎奈瑟菌 (*N. meningitidis*) 和淋病奈瑟菌 (*N. gonorrhoeae*),其余为鼻、咽喉和口腔黏膜的正常菌群。

一、 脑膜炎奈瑟菌

(一) 生物学性状

脑膜炎奈瑟菌俗称脑膜炎球菌。为肾形双球菌。在患者脑脊液中,常位于中性粒细胞内。营养要求高,常用巧克力 (色) 琼脂平板培养,初次分离需补充 5%～10% CO_2。能产生自溶酶,人工培养物超过 48h 常死亡。抵抗力很弱,对寒冷、干燥、热力、消毒剂等敏感,易产生耐药。

(二) 致病性

1. 致病物质

(1) 荚膜　抗吞噬,能增强细菌的侵袭力。

(2) 菌毛　可黏附至咽部黏膜上皮细胞的表面,利于进一步侵入。

(3) IgA1 蛋白酶　破坏 IgA1,帮助细菌黏附于细胞黏膜。

(4) 脂寡糖 (LOS)　为主要致病物质,其作用与 LPS 相似。

2. 所致疾病　脑膜炎奈瑟菌是流行性脑脊髓膜炎 (流脑) 的病原菌,人是其唯一易感宿主。细菌由鼻咽部侵入血循环,形成菌血症或败血症,最后局限于脑膜及脊髓膜,形成化脓性脑脊髓膜病变。主要临床表现有发热、头痛、呕吐、皮肤瘀点及颈项强直等脑膜刺激征,脑脊液呈化脓性改变。

根据病原菌毒力、数量和机体免疫力高低,流脑病情复杂多变、轻重不一,一般有普通型、暴发型和慢性败血症型 3 种临床类型。

(三) 免疫性

以体液免疫为主;显性、隐性感染和疫苗接种后 2 周,血清中群特异多糖抗体 IgG、IgM 和 IgA 水平升高。

(四) 微生物学检查法

取脑脊液、血液或刺破出血斑的渗出物标本直接涂片镜检,发现中性粒细胞内、外有革兰阴性双球菌,可做出初步诊断。注意标本采集后要保暖、保湿,并立即送检。

（五）防治原则

对儿童注射流脑荚膜多糖疫苗，治疗首选青霉素 G。

二、淋病奈瑟菌

（一）生物学性状

淋病奈瑟菌简称淋球菌。为咖啡豆样双球菌，两菌接触面平坦，脓汁标本中，常位于中性粒细胞内，但慢性患者多分布在细胞外。培养特性和抵抗力与脑膜炎奈瑟菌相似。

（二）致病性

1. 致病物质

（1）菌毛　为主要致病物质，黏附至人类尿道黏膜上，不易被尿液冲掉；抗吞噬作用明显，被吞噬后仍可在吞噬细胞内寄生。

（2）外膜蛋白　三种外膜蛋白作用不同，能增强细菌的侵袭力。

（3）脂寡糖（LOS）　其作用与 LPS 相似。

（4）IgA1 蛋白酶　破坏 IgA1，帮助细菌黏附于细胞黏膜。

2. 所致疾病

（1）淋病　主要通过性接触传播。

（2）淋球菌性结膜炎　母婴传播。

（三）微生物学检查法

取泌尿生殖道脓性分泌物或子宫颈口表面分泌物标本直接涂片镜检，发现中性粒细胞内、外有革兰阴性双球菌，有诊断价值。

（四）防治原则

避免性传播；治疗可选用青霉素、新青霉素及博来霉素等药物，需做药敏实验。

同步练习

一、选择题

【A 型题】

1. 医务人员带菌率高，易引起医源性交叉感染的病原菌主要是（　　）
    A. 肺炎链球菌　　　　　　　B. 葡萄球菌　　　　　　　　C. 痢疾杆菌
    D. 结核杆菌　　　　　　　　E. 大肠埃希菌

2. 下列哪种病原菌感染机体后能引起超敏反应性疾病（　　）
    A. 肺炎链球菌　　　　　　　B. 乙型溶血性链球菌　　　　C. 铜绿甲单胞菌
    D. 变形杆菌　　　　　　　　E. 肺炎杆菌

3. 脑膜炎奈瑟菌的培养特点（　　）
    A. 专性厌氧环境　　　　　　B. 专性需氧环境　　　　　　C. 兼性厌氧环境
    D. 5％～10％CO_2　　　　　E. 5％～10％NO

4. 引起人类食物中毒的化脓性球菌是（　　）
    A. 链球菌　　　　　　　　　B. 肺炎链球菌　　　　　　　C. 金黄色葡萄球菌
    D. 黄色微球菌　　　　　　　E. 八叠球菌

5. 以内毒素致病的病原菌是（　　）
    A. 链球菌　　　　　　　　　B. 葡萄球菌　　　　　　　　C. 脑膜炎奈瑟菌
    D. 破伤风梭菌　　　　　　　E. 白喉杆菌

6. 脑膜炎奈瑟菌感染可引起（　　）
  A. 局部感染，菌不入血流 B. 毒血症   C. 脓毒血症
  D. 菌血症   E. 病毒血症

7. 菊糖发酵试验可用来鉴别（　　）
  A. 变形杆菌与肺炎杆菌
  B. 大肠埃希菌与产气杆菌
  C. 甲型溶血性链球菌与肺炎链球菌
  D. 副伤寒沙门菌与伤寒沙门菌
  E. 霍乱弧菌与枯草杆菌

8. 可与 IgG Fc 段结合的细菌表面蛋白是（　　）
  A. M 蛋白   B. Vi 抗原   C. SPA
  D. 炭疽杆菌荚膜多糖抗原 E. 大肠埃希菌 K 抗原

9. 亚急性心内膜炎是一种（　　）
  A. 条件致病菌引起的感染 B. 衣原体引起的感染 C. 肠道病毒引起的感染
  D. 立克次体引起的感染   E. 乙型溶血性链球菌引起的感染

10. 风湿热的辅助诊断应采用（　　）
  A. 细菌培养   B. OT 试验   C. ASO 试验
  D. 串珠试验   E. Widal 试验

11. 肺炎链球菌能在鼻咽部和支气管黏膜上定居、繁殖和扩散，可能与下列哪种物质有关（　　）
  A. 荚膜   B. 自溶酶   C. 神经氨酸酶
  D. 溶血素   E. 胆汁溶菌酶

12. 脑膜炎奈瑟菌感染治疗应首选（　　）
  A. 氯霉素   B. 青霉素 G   C. 链霉素
  D. 庆大霉素   E. 克林霉素

13. 对低温敏感的细菌是（　　）
  A. 肺炎链球菌   B. 脑膜炎奈瑟菌 C. 脆弱类杆菌
  D. 伤寒沙门菌   E. 布氏杆菌

14. 女孩 6 岁，发热，体检咽部红肿，有颈强直，腹部有皮疹，有脑膜刺激症状，腰穿有脓性脑脊液，WBC 升高，但未培养出脑膜炎奈瑟菌，未接种过流脑疫苗。临床诊断为脑膜炎，请问下列哪种细菌可引起本病（　　）
  A. 脑膜炎奈瑟菌   B. 结核杆菌   C. B 群链球菌
  D. 新生隐球菌   E. 金黄色葡萄球菌

15. 患者，20 岁男青年，因高热、休克、败血症死亡，尸体解剖心脏血液培养发现有革兰阳性矛头状双球菌生长，肺部有炎症改变，该细菌可能是（　　）
  A. 溶血性链球菌   B. 脑膜炎奈瑟菌 C. 痢疾杆菌
  D. 肺炎链球菌   E. 金黄色葡萄球菌

16. 疑似败血症患者血培养，在血平板上长出带 α 溶血环的灰色小菌落，染色镜检为 G⁺ 链球菌，胆汁溶菌试验阳性，该细菌可能是（　　）
  A. 甲型溶血性链球菌   B. 肺炎链球菌 C. 丙型链球菌
  D. 乙型溶血性链球菌   E. 肠球菌

17. 患者，男，25 岁，扁桃体摘除术后，出现发热、心力衰竭症状。血培养结果在血平板上有草绿色溶血环的小菌落，镜检为革兰阳性链球菌。诊断为亚急性心内膜炎，该细菌来自何处（　　）

A. 皮肤　　　　　　　　　B. 结肠　　　　　　　　　C. 鼻咽腔

D. 尿道　　　　　　　　　E. 眼结膜

18. 某校多名学生在食堂进餐后数小时出现恶心、呕吐症状。取剩余食物作细菌培养，培养物可分解甘露醇。你认为此菌的其他特点是（　　　）

A. 胆汁溶菌试验阳性　　　B. 致病物质有 SPA　　　　C. 不耐低温

D. 人是其唯一宿主　　　　E. 可形成双层溶血环

19. 某患者头痛剧烈，喷射性呕吐，皮肤出血性瘀斑。查脑膜刺激征（＋）。培养此病原菌应选用（　　　）

A. 巧克力培养基　　　　　B. 博-金氏培养基　　　　　C. 罗氏培养基

D. 吕氏培养基　　　　　　E. 远藤氏培养基

【X 型题】

1. 鉴定金黄色葡萄球菌可依据的指标有（　　　）

A. 金黄色色素　　　　　　B. 分解甘露醇　　　　　　C. 产生凝固酶

D. 产生耐热核酸酶　　　　E. 产生溶血毒素

2. 引起性病的病原体有（　　　）

A. 四联球菌　　　　　　　B. 淋球菌　　　　　　　　C. 梅毒螺旋体

D. 八叠球菌　　　　　　　E. 变形杆菌

3. 与脑膜炎奈瑟菌致病有关的物质是（　　　）

A. 芽胞　　　　　　　　　B. 荚膜　　　　　　　　　C. 菌毛

D. 内毒素　　　　　　　　E. 鞭毛

4. 金黄色葡萄球菌的致病物质有（　　　）

A. 杀白细胞毒素　　　　　B. 葡萄球菌溶素　　　　　C. 肠毒素

D. 表皮剥脱毒素　　　　　E. 血浆凝固酶

5. 在血琼脂平板培养基上培养，可形成草绿色溶血环的细菌是（　　　）

A. 甲型溶血性链球菌　　　B. 乙型溶血性链球菌　　　C. 肺炎链球菌

D. 表皮葡萄球菌　　　　　E. 腐生葡萄球菌

6. 凝固酶阴性葡萄球菌引起的感染主要有（　　　）

A. 泌尿系统感染　　　　　B. 术后感染　　　　　　　C. 败血症

D. 创伤感染　　　　　　　E. 细菌性心内膜炎

二、填空题

1. 金黄色葡萄球菌的表皮剥脱毒素可引起人类的_____疾病。

2. 胆汁溶菌试验可用来鉴别_____与_____。

3. 人工培养脑膜炎奈瑟菌常用的培养基是_____。

4. 引起人类大叶性肺炎的病原菌是_____。

5. 引起猩红热的主要毒性物质是_____。

6. 在流脑患者脑脊液涂片中，脑膜炎奈瑟菌多位于_____胞浆中。

三、名词解释

1. 化脓性球菌　2. 葡萄球菌 A 蛋白（SPA）　3. 血浆凝固酶　4. 抗链球菌溶血素 O 试验

四、问答题

1. 简述金黄色葡萄球菌的致病物质及所致疾病。

2. 简述 A 群链球菌的致病物质及所致疾病。

3. 金黄色葡萄球菌和 A 群链球菌引起化脓性炎症的特点有何不同，为什么？

4. 试述 A 群链球菌感染后风湿热、急性肾小球肾炎的发病机制。

5. 简述肠球菌的致病物质及所致疾病。

6. 简述脑膜炎奈瑟菌的致病性。

7. 简述淋病的病原学诊断。

参考答案

一、选择题

【A型题】

1. B　2. B　3. D　4. C　5. C　6. D　7. C　8. C

9. E　10. C　11. C　12. B　13. B　14. A　15. D

16. B　17. C　18. B　19. A

【X型题】

1. ABCDE　2. BC　3. BCD　4. ABCDE

5. AC　6. ABCDE

二、填空题

1. 烫伤样皮肤综合征

2. 甲型溶血性链球菌 肺炎链球菌

3. 巧克力平板

4. 肺炎链球菌

5. 致热外毒素(红疹毒素)

6. 中性粒细胞

三、名词解释

1. 化脓性球菌：是指引起人类化脓性感染的致病性球菌，主要包括革兰阳性的葡萄球菌、链球菌、肺炎链球菌和革兰阴性的脑膜炎球菌、淋球菌。

2. 葡萄球菌 A 蛋白(SPA)：是存在于葡萄球菌细胞壁的一种表面蛋白，能与人及某些哺乳类动物的 IgG 分子的 Fc 段发生非特异性结合，与吞噬细胞的 Fc 受体竞争 Fc 段，以致降低了抗体的调理吞噬作用，起到了协助细菌抗吞噬的作用，体外可以用来作协同凝集试验。

3. 血浆凝固酶：是能使含抗凝剂的人或兔血浆凝固的酶类物质，致病株大多数能产生，是鉴别葡萄球菌有无致病性的重要指标，能使细菌抵抗体内吞噬细胞的吞噬；保护细菌不受血清中杀菌物质的破坏；并使感染易于局限化和形成血栓。

4. 抗链球菌溶血素 O 试验：是用已知的链球菌"O"溶血毒素抗原检测患者血清中是否有相应链球菌溶血素 O 抗体的中和试验。它常用于辅助诊断急性风湿热的风湿活动期，其效价大于 1∶400 以上有参考意义。

四、问答题

1. 答：金黄色葡萄球菌的致病物质主要有：血浆凝固酶、葡萄球菌溶素、杀白细胞素、肠毒素、表皮剥脱毒素、毒性休克综合征毒素-1 等。

金黄色葡萄球菌引起的疾病主要有两大类。①侵袭性疾病：局部化脓性感染及全身化脓性感染(败血症、脓毒血症)；②毒素性疾病：食物中毒、烫伤样皮肤综合征、毒性休克综合征及假膜性肠炎。

2. 答：A 群链球菌的致病物质主要有：LTA(脂磷壁酸)、F 蛋白(纤维黏连蛋白结合蛋白)、M 蛋白、肽聚糖、侵袭性酶类(链道酶、透明质酸酶、链激酶)、链球菌溶素及致热外毒素。

A 群链球菌所致疾病主要有三大类：①化脓性感染，如淋巴管炎、蜂窝织炎、脓疱疮、扁桃体炎、咽炎、咽峡炎等；②中毒性疾病，如猩红热；③超敏反应性疾病，如风湿热及急性肾小球肾炎。

3. 答：金黄色葡萄球菌化脓性炎症特点：①通过多种途径侵入机体，导致皮肤或器官多种感染，甚至败血症。②易于局限化和形成血栓。这与其能产生血浆凝固酶有关。血浆凝固酶使血浆中的纤维蛋白等沉积于菌体表面并形成血栓，保护病菌不受血清中杀菌物质的破坏，同时使感染局限化。内脏器官感染如肺炎、脓胸、心包炎等。

A 群链球菌化脓性炎症特点：①由皮肤伤口侵入，引起皮肤及皮下组织化脓性炎症；②炎症易于扩散、脓液稀薄。因其能产生侵袭酶如透明质酸酶、链激酶、链道酶等有关，这些酶可分解细胞间质的透明质酸，或分解脓液中高度黏稠的 DNA，或可溶解血块等，使病菌易于在组织中扩散，使脓液稀薄。

4. 答：A 群链球菌感染后可诱发超敏反应性疾病，主要有风湿热和急性肾小球肾炎。患者病灶中均检不出链球菌，但血清中补体效价明显降低，因此，发生机制不是链球菌直接侵袭所致，可能是：①链球菌 M 蛋白与相应抗体形成免疫复合物，沉积在肾小球基底膜或心瓣膜、关节滑液膜等处，引起Ⅲ超敏反应；②链球菌细胞壁多糖抗原与肾小球基底膜或心瓣膜、关节组织有共同抗原，机体产生的抗链球菌抗体与这些组织结合，引发Ⅱ型超敏反应，造成肾小球或心脏损伤。

5. 答：肠球菌的致病物质主要有：碳水化合物黏附素、聚合物因子、细胞溶素、多形核白细胞趋化因子。所致疾病有尿路感染，腹腔、盆腔感染，败血症、心内膜炎等，还可引起外科伤口、烧伤创面、皮肤软组织及骨关节感染。该菌很少引起呼吸道感染和原发性蜂窝织炎。

6. 答：脑膜炎奈瑟菌是流脑的病原体，主要通过飞沫侵入人体，其致病因素有荚膜、菌毛 IgA1 蛋白酶和脂寡糖。荚膜能抗吞噬；菌毛可黏附于咽部黏膜上皮细胞表面，利于细菌进一步侵入；IgA1 蛋白酶能破坏 IgA1，帮助细菌黏附于细胞黏膜；脂寡糖作用与内毒素相似，是其主要致病物质，其能作用于小血管、毛细血管，引起坏死、出血，故出现皮下瘀斑和微循环障碍，严重败血症时可因释放大量脂寡糖导致 DIC 及中毒性休克而死亡。

7. 答：淋病属性传播性疾病，要求及时进行微生物学检查、正确诊断。用无菌棉拭子蘸取泌尿生殖道脓性分泌物或宫颈口表面分泌物标本，进行如下检查：①直接涂片镜检：将标本涂片，经革兰染色后镜检，如在中性粒细胞内、外均发现革兰阴性双球菌时，可初步诊断；②分离与鉴定：将标本立即接种于预温的巧克力色血琼脂平板上，置 37℃、5% CO_2 下孵育 36～48h，取典型菌落作形态学检查、氧化酶试验、糖发酵试验等以鉴定；③ 有条件者可采用核酸杂交技术或核酸扩增技术进行检测。

第九章 肠道杆菌

1. **掌握** 掌握埃希菌属、志贺菌属、沙门菌属的致病物质和所致疾病。
2. **熟悉** 熟悉肠杆菌科的共同生物学特性。
3. **了解** 了解肠杆菌科细菌的生化反应、微生物学检查法及防治原则。

内容精讲

肠杆菌科（*Enterobacteriaceae*）细菌是一大群居住在人和动物肠道中生物学性状近似的 G⁻ 杆菌。种类多，有 44 个菌属，170 个以上的菌种，多数是肠道的正常菌群，少数为致病菌。与医学有关的肠杆菌科细菌可分为三种情况：①致病菌；②机会致病菌；③由正常菌群转变而来的致病菌。

肠杆菌科的共同生物学特性如下。

1. 形态与结构 中等大小的革兰阴性杆菌，无芽胞，多数有鞭毛和菌毛。

2. 培养特性 营养要求不高。

3. 生化反应 活泼，常用生化反应区别菌属和菌种。乳糖发酵试验在鉴别肠杆菌科的致病菌和非致病菌上有重要意义，致病菌多数不分解乳糖，而非致病菌一般能分解乳糖。

4. 抗原构造 复杂，分为菌体（O）抗原、鞭毛（H）抗原、荚膜（K）抗原或包膜抗原等，为鉴别菌种和型的依据。

5. 抵抗力 因无芽胞，对理化因素抵抗力不强。易产生耐药性变异。

第一节 埃希菌属

埃希菌属（*Escherichia*）是人类和动物肠道的正常菌群，以大肠埃希菌（*E. coli*，简称大肠杆菌）最重要。

一、生物学性状

均为 G⁻ 小杆菌，无芽胞，有鞭毛，有些有微荚膜。营养要求不高，生化反应活泼，能分解多种糖类产酸产气（葡萄糖、乳糖），在肠道选择培养基（SS）上为红色菌落。IMViC 试验"＋＋－－"。主要有 O、H、K 三种抗原。

二、致病性

1. 致病物质

致病物质有黏附素、外毒素（志贺毒素Ⅰ和Ⅱ、耐热肠毒素 a 和 b、不耐热肠毒素Ⅰ和Ⅱ、溶血素 A 等）、内毒素、荚膜、载铁蛋白、Ⅲ型分泌系统等。

2. 所致疾病

（1）肠道外感染 多为内源性感染，以化脓性感染和泌尿道感染最为常见。如败血症、新生儿脑膜炎、腹膜炎、胆囊炎、膀胱炎等。

（2）胃肠炎 某些血清型可通过外源性感染直接引起人类胃肠炎，按作用机制不同，主要有

5 种类型。

① 肠产毒型大肠埃希菌（ETEC）：作用于小肠，引起旅行者和婴幼儿腹泻。致病物质是不耐热肠毒素（LT）、耐热肠毒素（ST）和定居因子。LT 是霍乱样肠毒素，刺激胞内 cAMP 增加，致小肠肠腔黏膜细胞内水、钠、氯等过度分泌至肠腔，引起霍乱样腹泻。ST 使细胞内 cGMP 增高，致体液平衡紊乱而腹泻。定居因子使细菌黏附小肠黏膜上。

② 肠侵袭型大肠埃希菌（EIEC）：生物学特性与志贺菌相似，作用于大肠，引起菌痢样腹泻。细菌侵袭破坏肠黏膜上皮细胞，以及内毒素对细胞的破坏作用，形成炎症和溃疡。多见于发展中国家，主要侵犯较大儿童和成人。

③ 肠致病型大肠埃希菌（EPEC）：作用于小肠，主要引起＜1 岁婴儿严重腹泻。不产肠毒素。病菌依靠紧密黏附素黏附于小肠微绒毛，导致刷状缘被破坏，微绒毛脱落，上皮细胞排列紊乱和功能受损。

④ 肠出血型大肠埃希菌（EHEC）：作用于大肠，引起出血性结肠炎、严重腹痛和血便，可并发溶血性尿毒综合征。毒力因子主要是质粒编码的菌毛和噬菌体基因编码的 Vero 毒素或志贺样毒素（Shiga-like toxin，SLT）。O157：H7 为常见血清型。

⑤ 肠集聚型大肠埃希菌（EAEC）：寄生小肠，引起婴儿持续性水腹、脱水，偶有血便。不侵袭细胞。可产生毒素和黏附素（P 菌毛）。

三、 微生物学检查法

1. 临床细菌检查

（1）标本　肠外感染取中段尿、血液、脓液、脑脊液，胃肠炎取粪便。

（2）分离培养　标本接种于选择或鉴别培养基，挑取可疑菌落涂片染色并用一系列生化反应进行鉴定。致病性大肠埃希菌需血清学试验鉴定型别。

2. 卫生细菌学检查　卫生细菌学以"大肠菌群数"作为饮水、食品等粪便污染的指标之一。我国卫生标准规定，每 100ml 饮用水中不得检出大肠菌群数。

四、 防治原则

无特异性预防。正在研制菌毛疫苗，有一定效果。治疗用抗生素，注意耐药性的产生。

第二节　志贺菌属

志贺菌属（*Shigella*）是人类细菌性痢疾最为常见的病原菌，俗称痢疾杆菌。

一、 生物学性状

G⁻ 短小杆菌，无芽胞，无鞭毛，无荚膜，有菌毛。营养要求不高，菌落呈半透明光滑型，但宋内志贺菌通常出现扁平粗糙型菌落。分解葡萄糖，产酸不产气。除宋内志贺菌个别菌株迟缓发酵乳糖外，均不发酵乳糖。有 O 和 K 两种抗原。按 O 抗原构造将志贺菌属分为 A（痢疾志贺菌）、B（福氏志贺菌）、C（鲍氏志贺菌）、D（宋内志贺菌）4 群和 40 余种血清型。对酸敏感。

二、 致病性和免疫性

1. 致病物质

（1）侵袭力　由质粒编码的 ipaB、ipac 和 ipaD 基因介导。菌毛黏附于回肠末端和结肠黏膜的上皮细胞上，继而穿入上皮细胞生长繁殖，在黏膜固有层内形成感染灶。

（2）内毒素　①破坏结肠黏膜细胞形成溃疡，呈现典型脓血便；②刺激肠壁自主神经导致肠功能紊乱，出现典型的腹痛、里急后重等痢疾症状；③作用于肠黏膜，使其通透性增高，促进大量内毒素吸收，引起发热、神志障碍、甚至中毒性休克等一系列症状。

（3）外毒素　A 群志贺菌Ⅰ型和Ⅱ型能产生志贺毒素。志贺毒素由 1 个 A 亚单位和 5 个 B 亚单位组成，B 亚单位与宿主细胞糖脂（Gb3）结合，导入细胞内 A 亚单位作用于 60S 核糖体亚单位的 28S rRNA，致蛋白质合成中断。

2. 所致疾病　所致疾病为细菌性痢疾（简称菌痢）。传染源是患者和带菌者，无动物宿主。主要通过粪-口途径传播。细菌在肠道局部增殖，一般不入侵血流。细菌性痢疾可分为急性菌痢和慢性菌痢。急性菌痢表现为发热、腹痛、水样腹泻、黏液脓血便，伴有里急后重等症状，如治疗及时，愈后良好，如治疗不彻底，反复发作，病程在 2 个月以上者则转为慢性菌痢。中毒性菌痢以小儿多见，无明显的消化道症状，主要表现为高热和全身中毒症状。

3. 免疫性　志贺菌感染局限于肠黏膜层，一般不入血，故其抗感染免疫主要是消化道黏膜表面的分泌型 IgA（SIgA）。病后免疫期短，也不巩固。

三、　微生物学检查法

挑取黏液血便（中毒性痢疾患者可取肛拭）接种于选择鉴别培养基，挑取不发酵乳糖的半透明菌落，做生化反应和血清学鉴定其菌群（种）和型。

四、　防治原则

特异性预防为口服依链株（Sd）等减毒活疫苗。治疗采用抗生素，但易产生耐药株。

第三节　沙门菌属

沙门菌属（*Salmonella*）是一群寄生于动物和人类肠道中的 G⁻ 杆菌，有几千个血清型，可分三类：①只对人致病，如伤寒沙门菌、甲型副伤寒沙门菌等；②对人与动物致病，如猪霍乱沙门菌、鼠伤寒沙门菌、肠炎沙门菌等；③对动物致病，其他沙门菌。

一、　生物学性状

G⁻ 杆菌，有菌毛，除个别例外，都有周身鞭毛，一般无荚膜，无芽胞。发酵葡萄糖，除伤寒沙门菌产酸不产气外，其余均产酸产气，不发酵乳糖。主要有 O 和 H 两种抗原，少数菌种有 Vi 抗原。O 抗原刺激机体产生 IgM 抗体，H 抗原刺激机体产生 IgG 抗体。Vi 存在细菌表面，可阻断 O 抗原与相应抗体的凝集。

二、　致病性和免疫性

1. 致病物质

（1）侵袭力　伤寒沙门菌侵入小肠黏膜后，菌毛先黏附至 M 细胞表面，引发细胞肌动蛋白重排、内在化，之后被吞噬细胞所吞噬。Vi 抗原有微荚膜功能，具有抗吞噬作用，故沙门菌能在吞噬细胞内生长，为胞内寄生菌。

（2）内毒素　细菌死亡后释放出内毒素，引起宿主体温升高、白细胞数下降。大剂量可导致中毒和休克。

（3）肠毒素　类似大肠埃希菌的肠毒素。

2. 所致疾病

（1）肠热症　包括由伤寒沙门菌引起的伤寒，以及由甲型副伤寒沙门菌（甲副）、肖氏沙门菌（乙副）、希氏沙门菌（丙副）引起的副伤寒。伤寒和副伤寒的致病机制和临床症状基本相似，只是副伤寒的病情较轻，病程较短。

细菌经口进入机体，在肠道经 M 细胞被巨噬细胞吞噬，部分细菌通过淋巴液到达肠系膜淋巴结大量繁殖后，经胸导管进入血流引起第一次菌血症。患者出现发热、不适、全身疼痛等前驱症状。细菌随血流进入肝、脾、肾、胆囊等器官并在其中繁殖后，再次入血造成第二次菌血症。

该时症状明显，持续高热，出现相对缓脉，肝脾大，全身中毒症状显著，皮肤出现玫瑰疹，外周血白细胞明显下降。胆囊中细菌通过胆汁进入肠道，一部分随粪便排出体外，另一部分再次侵入肠壁淋巴组织，使已致敏的组织发生超敏反应，导致局部坏死和溃疡，严重的有出血或肠穿孔并发症。肾脏中的病菌可随尿排出。以后随着机体细胞免疫功能的逐渐增强，若无并发症，病情开始好转。

（2）胃肠炎（食物中毒）　是最常见的沙门菌感染，多由鼠伤寒沙门菌引起。

（3）败血症　多由猪霍乱沙门菌引起。

3. 免疫性　肠热症病后有牢固免疫力，以细胞免疫为主（胞内寄生菌）。

三、 微生物学检查法

1. 标本　肠热症标本第1周取外周血，第2周起取粪便，第3周起可取尿液，第1～3周均可取骨髓液。胃肠炎取粪便和可疑食物。败血症取血液。

2. 分离培养　血液和骨髓液先增菌，粪便和经离心的尿沉淀物等直接接种于肠道鉴别培养基。挑取无色半透明的乳糖不发酵菌落接种至双糖或三糖铁培养基。若疑为沙门菌，再继续做系列生化反应，并用沙门菌多价抗血清做玻片凝集试验予以确定。

3. 血清学诊断　用于肠热症的血清学诊断有肥达试验、间接血凝法、EIA法等。

肥达试验：是用已知伤寒沙门菌O、H抗原和副伤寒沙门菌H抗原与不同稀释度的待检患者血清做定量凝集试验，根据抗体含量和动态变化以辅助诊断的血清学试验。O抗体凝集效价高于1∶80，H抗体凝集效价高于1∶160时，可能患肠热症；若O低于1∶80，H低于1∶160时，患肠热症的可能性小；若O低于1∶80，H高于1∶160时，为预防接种或非特异性回忆反应；O高于1∶80，H低于1∶160时，可能是肠热症感染早期或与伤寒沙门菌O抗原有交叉反应的其他沙门菌感染。

第四节　克雷伯菌属

克雷伯菌属（*Klebsiella*）通常存在于自然界和人体咽、鼻咽腔、肠道中，为条件致病菌。对人类致病的主要是肺炎克雷伯菌。

一、 生物学性状

G⁻杆菌，无芽胞、鞭毛，有较厚荚膜。营养要求不高，在普通琼脂培养基上形成较大的灰白色黏液菌落，以接种环挑之易拉成丝，此特征有鉴别意义。

二、 致病性

（1）致病物质　有荚膜、荚膜合成相关基因（黏液表型调控基因A）、气杆菌素等。

（2）所致疾病　肺炎克雷伯菌肺炎亚种引起重症肺炎、支气管炎、肠炎、婴幼儿脑膜炎、泌尿系统感染、创伤感染和败血症等。鼻臭鼻克雷伯菌臭鼻亚种引起鼻炎。鼻硬结克雷伯菌鼻硬结亚种引起鼻咽部慢性肉芽肿。

第五节　其他菌属

一、 变形杆菌属

变形杆菌属（*Proteus*）为肠道正常菌群，有8个种。其中普通变形杆菌和奇异变形杆菌2个种与医学关系最为密切。

本属菌呈明显多形性，有鞭毛，运动活泼，革兰染色阴性。营养要求不高，在平板上形成

"迁徙现象"。不发酵乳糖，能迅速分解尿素。作为条件致病菌，可引起食物中毒、尿路感染等疾病。

普通变形杆菌 X_{19}、X_2 和 X_K 菌株的菌体 O 抗原与斑疹伤寒立克次体和恙虫病立克次体有共同抗原，故可用 OX_{19}、OX_2 和 OX_K 代替立克次体作为抗原与相应患者血清进行交叉凝集反应，此为外斐反应，可以用来辅助诊断立克次体病。

二、 肠杆菌属

肠杆菌属（*Enterobacter*）有 14 个种，其中产气肠杆菌和阴沟肠杆菌临床标本中常见。

本属菌为 G⁻ 粗短杆菌。周身鞭毛，无芽胞，有的菌株有荚膜。营养要求不高，在普通琼脂平板上形成湿润、灰白或黄色的黏液状大菌落。发酵乳糖，不产生硫化氢。肠杆菌属是肠杆菌科中最常见的环境菌群，但不是肠道的常居菌群。产气肠杆菌和阴沟肠杆菌是作为条件致病菌，与泌尿道、呼吸道和伤口感染有关，一般不引起腹泻。

同步练习

一、选择题

1. 区分肠杆菌科中致病菌与非致病菌最有价值的试验是（　　）
    A. 葡萄糖发酵试验　　　　　　　B. 乳糖发酵试验　　　　　　　C. 动力试验
    D. 革兰染色法　　　　　　　　　E. 血清学试验

2. 典型的大肠埃希菌的生化反应结果是（　　）
    A. 乳糖－，IMViC（＋、－、－、－）
    B. 乳糖＋，IMViC（＋、＋、－、－）
    C. 乳糖－，IMViC（＋、－、－、－）
    D. 乳糖＋，IMViC（＋、＋、＋、－）
    E. 乳糖－，IMViC（＋、＋、＋、－）

3. 大肠埃希菌中某些菌株称为致病性大肠埃希菌是因为（　　）
    A. 它们很容易引起机体致病　　　B. 它们能引起腹膜炎　　　　　C. 它们能产生肠毒素
    D. 它们能直接导致肠道感染　　　E. 以上都不是

4. 引起婴幼儿和旅游者腹泻的主要病原菌是（　　）
    A. ETEC　　　　　　　　　　　B. EIEC　　　　　　　　　　　C. EPEC
    D. EHEC　　　　　　　　　　　E. EAEC

5. 肠产毒型大肠埃希菌不耐热肠毒素的致病机制是（　　）
    A. 抑制蛋白质的合成　　　　　　B. 抑制神经介质的释放　　　　C. 激活腺苷环化酶
    D. 作用于肠壁自主神经　　　　　E. 侵袭和破坏肠黏膜上皮细胞

6. 大肠埃希菌 O157：H7 属于（　　）
    A. 肠产毒型大肠埃希菌　　　　　B. 肠侵袭型大肠埃希菌　　　　C. 肠致病型大肠埃希菌
    D. 肠出血型大肠埃希菌　　　　　E. 肠集聚型大肠埃希菌

7. 在环境卫生，饮水卫生和食品卫生学中，常用做被粪便污染的检测指标的细菌是（　　）
    A. 肺炎杆菌　　　　　　　　　　B. 大肠埃希菌　　　　　　　　C. 痢疾杆菌
    D. 伤寒沙门菌　　　　　　　　　E. 变形杆菌

8. 急性中毒性菌痢主要临床表现为（　　）
    A. 全身性中毒症状　　　　　　　B. 剧烈上吐下泻　　　　　　　C. 黏液脓血便
    D. 相对缓脉　　　　　　　　　　E. 腹痛、腹泻

9. 在致病过程中能引起两次菌血症的病原菌是（　　）

  A. 志贺痢疾杆菌   B. 伤寒沙门菌   C. 霍乱弧菌

  D. 白喉杆菌   E. 百日咳杆菌

10. 属于胞内寄生菌的肠道杆菌是（   ）

  A. 痢疾杆菌   B. 大肠杆菌   C. 伤寒沙门菌

  D. 肺炎杆菌   E. 变形杆菌

11. 具有 Vi 抗原的沙门菌是（   ）

  A. 甲型副伤寒沙门菌   B. 乙型副伤寒沙门菌   C. 丙型副伤寒沙门菌

  D. 伤寒沙门菌   E. 猪霍乱沙门菌

12. 伤寒病后，带菌者最常见的带菌部位是（   ）

  A. 血液   B. 胆囊   C. 肠系膜淋巴结

  D. 小肠上皮细胞   E. 吞噬细胞

13. 肠热症第 2～3 周肠壁淋巴结坏死，形成溃疡的原因是（   ）

  A. 内毒素作用   B. 肠毒素作用   C. Ⅳ型变态反应

  D. Ⅲ型变态反应   E. 细菌直接侵犯

14. 发热 2 天患者肥达试验结果：TH－，TO 1∶40，PA－，PB 1∶80。1 周后再次检查，TH 1∶80，TO 1∶160，PA640，PB 1∶80，最合理的解释是（   ）

  A. 确诊为伤寒   B. 非特异性回忆反应   C. 甲型副伤寒

  D. 乙型副伤寒   E. 伤寒沙门菌、甲型副伤寒沙门菌混合感染

15. 伤寒沙门菌 Vi 抗原变异属于（   ）

  A. 毒力变异   B. 耐药性变异   C. 菌落变异

  D. 形态排列变异   E. 对外界环境抵抗力变异

16. 可鉴别沙门菌属和志贺菌属的试验是（   ）

  A. 葡萄糖发酵试验   B. 乳糖发酵试验   C. 动力试验

  D. VP 试验   E. 荚膜肿胀试验

17. 与立克次体有交叉抗原的肠道杆菌是（   ）

  A. 沙门菌的某些菌株   B. 志贺菌的某些菌株   C. 大肠埃希菌的某些菌株

  D. 变形杆菌的某些菌株   E. 克雷伯菌的某些菌株

18. 从尿路感染患者尿中分离到革兰阴性杆菌，以下哪一项试验可区分该菌为大肠埃希菌或变形杆菌（   ）

  A. 动力试验   B. 吲哚试验   C. 葡萄糖发酵试验

  D. 尿素分解试验   E. 甲基红试验

二、填空题

1. 致人类腹泻的病原性大肠埃希菌有 _____ 、 _____ 、 _____ 、 _____ 、 _____ 五类。

2. 肠产毒型大肠埃希菌产生肠毒素分为 _____ 、 _____ 两种毒素。

3. 大多数志贺菌不分解乳糖，只有 _____ 志贺菌能 _____ 乳糖。

4. 沙门菌引起人类疾病的类型有 _____ 、 _____ 、 _____ 。

5. 伤寒沙门菌分离培养，在病程早期第一周应取 _____ 标本；发病第 2、3 周应取 _____ 标本，其阳性率高。

6. 沙门菌 O 抗原刺激机体产生的抗体主要为 _____ ，H 抗原刺激机体产生的抗体主要为 _____ 。

三、名词解释

1. 肠热症   2. 肥达试验

四、问答题

1. 简述肠杆菌科的共同特性。
2. 大肠埃希菌是医院感染最常见的病原菌，简述其致病特点。
3. 试述痢疾杆菌的致病性。
4. 伤寒沙门菌是如何引起肠热症的？
5. 根据 O 抗体和 H 抗体的哪些不同特点来判断肥达试验结果？

参考答案

一、选择题

1. B　2. B　3. D　4. A　5. C　6. D　7. B　8. A
9. B　10. C　11. D　12. B　13. C　14. C　15. A
16. C　17. D　18. D

二、填空题

1. ETEC　EIEC　EPEC　EHEC　EAEC
2. 不耐热肠毒素(LT)耐热肠毒素(ST)
3. 宋内　迟缓发酵
4. 肠热症型　食物中毒型　败血症型
5. 血　粪或尿
6. IgM　IgG

三、名词解释

1. 肠热症：是指伤寒沙门菌引起的伤寒，以及甲型副伤寒沙门菌、肖氏沙门菌、希氏沙门菌引起的副伤寒的总称。临床以持续高热、相对缓脉、肝脾大、全身中毒症状显著、皮肤出现玫瑰疹以及外周血白细胞明显下降为特征的疾病。

2. 肥达试验：是指用已知伤寒沙门菌 O 抗原和 H 抗原，以及引起副伤寒的甲型副伤寒沙门菌、肖氏沙门菌和希氏沙门菌的 H 抗原的诊断菌液与受试血清做试管或微孔板定量凝集试验，测定受检血清中有无相应抗体及其效价的试验。

四、问答题

1. 答：肠杆菌科的共同生物学特性如下。
（1）都为革兰阴性杆菌，形态学鉴定意义不大。
（2）营养要求不高，培养致病性与非致病性肠道杆菌常用的培养基是 EMB 或 SS。
（3）生化反应活泼，能分解多种糖类，形成不同的代谢产物，常用于鉴别不同的菌属和菌种。乳糖发酵试验对鉴别肠道致病菌和非致病菌有重要意义。致病菌一般不发酵乳糖，非致病菌多能发酵乳糖。
（4）抗原构造较复杂，主要有菌体抗原、鞭毛抗原、荚膜抗原或包膜抗原(大肠埃希菌的 K 抗原，伤寒沙门菌的 Vi 抗原)以及菌毛抗原。

2. 答：大肠埃希菌是人类肠道的正常菌群，一般是不致病的。但当宿主免疫力下降或细菌侵入肠外组织或器官时，可引起肠道外感染。病变以化脓

性炎症最为常见，以泌尿系统感染为主，如尿道炎、膀胱炎、肾盂肾炎。年轻女性尿路感染大多由大肠埃希菌引起。此外，可引起腹膜炎、阑尾炎、胆囊炎、肺炎、脑膜炎、败血症等。大肠埃希菌是医院感染的最常见的条件致病菌。有些大肠埃希菌菌株有致病性，可引起腹泻。

3. 答：痢疾杆菌引起细菌性痢疾(菌痢)。传染源是患者和带菌者，主要通过粪-口传播，致病因素包括菌毛、内毒素和外毒素。临床表现有：①急性菌痢：具有典型症状，如腹痛、黏液脓血便、里急后重和发热等。②急性中毒性菌痢：小儿多见，无明显消化道症状，主要表现为明显的全身中毒症状。这是由于小儿对内毒素敏感，内毒素迅速吸收入血，造成机体微循环障碍，导致休克、DIC、重要器官功能衰竭、脑水肿等，死亡率高。各型志贺菌均能引起。③慢性菌痢：病程超过 2 个月者即属慢性，患者反复发作，迁延不愈。多因急性期治疗不当、患者免疫力低下等造成。

4. 答：病菌随受污染的水、食物等进入消化道后，穿越小肠黏膜上皮细胞到达其壁固有层的淋巴结，在该处迅速被巨噬细胞吞噬并在其胞质中继续生长繁殖。部分菌通过淋巴液到达肠系膜淋巴结大量繁殖后，经胸导管进入血流引起第一次菌血症。患者出现发热、不适、全身疼痛等前驱期症状。细菌随血流进入肝、脾、肾、胆囊、骨髓等器官并在其中繁殖，被所在器官中吞噬细胞吞噬的细菌再次入血造成第二次菌血症。该时症状明显，持续高热，出现相对缓脉，肝脾大，全身中毒症状显著，皮肤出现玫瑰疹，外周血白细胞明显下降。胆囊中细菌通过胆汁进入肠道，一部分随粪便排出体外，另一部分再次侵入肠壁淋巴组织，使已致敏的组织发生超敏反应。导致局部坏死和溃疡，严重的有出血或肠穿孔并发症。肾中的细菌可随尿排出。以上病变在疾病的第 2～3 周出现。若无并发症，自第 3 周以后病情开始好转。

5. 答：人体患伤寒或副伤寒或预防接种后体内都有 O 抗体、H 抗体的产生，但两种抗体在体内消长

的情况不同。O 抗体为 IgM，出现较早，维持时间短，仅几个月，消失后不易受非特异性抗原刺激而重新出现；H 抗体为 IgG 型，出现稍晚，维持时间长，达数年，消失后易受非特异性抗原刺激而出现凝集效价短暂回升。因此，如果 O、H 抗原凝集效价均超过正常值，则伤寒或副伤寒感染的可能性大；如两者均低，则患伤寒的可能性甚小；若 O 不高 H 高，有可能是预防接种或是非特异性回忆的反应；如 O 高 H 不高，则可能是感染早期或与伤寒沙门菌 O 抗原有交叉反应的其他沙门菌(如肠炎沙门菌)感染。

第十章 弧菌属

学习目标

1. **掌握** 霍乱弧菌的形态特征、培养特性、分类(群、型)、致病性;副溶血性弧菌的培养特性和致病性。
2. **熟悉** 霍乱弧菌的免疫性、微生物学检查法和防治原则。
3. **了解** 霍乱弧菌的抵抗力;副溶血性弧菌的抵抗力、微生物学检查和防治原则。

内容精讲

弧菌属细菌是一大群菌体短小,弯曲成弧状的革兰阴性菌。本菌属种类繁多,其中至少 12 种与人类感染有关,以霍乱弧菌最为重要。

第一节 霍乱弧菌

霍乱弧菌(*V. cholerae*)引起的霍乱是烈性肠道传染病,为我国的甲类法定传染病,已引起数次世界性大流行。

一、 生物学性状

1. 形态与结构 G^- ,弯曲呈弧状、逗点状,有单鞭毛,运动活泼。涂片呈"鱼群样排列"。有菌毛,无芽胞,O139 群有荚膜。

2. 培养特性 营养要求不高,耐碱不耐酸,最适 pH 8.8~9.0,常用碱性蛋白胨水作分离培养。

3. 抗原构造与分型 根据 O 抗原不同进行分群,已发现超过 200 个血清群,其中 O1 群包括古典生物型和 El Tor 生物型。迄今已有 7 次世界性霍乱大流行,前 6 次由古典生物型引起,第 7 次由 El Tor 生物型引起。1992 年后发现有 O139 血清型引起的流行。

4. 抵抗力 在河水、井水及海水中可存活 1~3 周。对热、酸和含氯消毒剂敏感。

二、 致病性和免疫性

1. 致病物质 有鞭毛、菌毛和霍乱肠毒素等。霍乱肠毒素是目前已知的致泻最强的毒素,为典型的 AB 型毒素。A 亚单位是毒性单位,B 亚单位与黏膜上皮细胞的 GM1 神经节苷脂受体结合,介导 A 亚单位进入细胞内活化腺苷酸环化酶,使细胞内 cAMP 水平增加,肠黏膜细胞的分泌功能增强,导致剧烈呕吐和腹泻。鞭毛和菌毛有利于细菌穿透黏液层定居。

2. 所致疾病 O1 群和 O139 群引发霍乱,可从无症状或轻型腹泻到严重的致死性腹泻。典型症状为剧烈腹泻和呕吐,排出米泔水样粪便,最终因水、电解质大量丧失而导致脱水、代谢性酸中毒、休克等,死亡率高。非 O1 群和 O139 群霍乱弧菌引发轻症腹泻。

3. 免疫性 免疫力牢固,再感染少见,主要为肠道局部黏膜免疫 sIgA 的分泌。

三、 微生物学检查法

1. 标本 患者米泔水样粪便、呕吐物。

2. 直接镜检 G^- ,弧菌,悬滴法可见细菌穿梭样运动。

3. 分离培养　碱性蛋白胨水增菌，挑取可疑菌落做系列生化反应鉴定。

4. 快速诊断　荧光球法、SPA 协同凝集试验、PCR 等。

四、 防治原则

预防：口服 O1 群死疫苗，O139 尚无预防性疫苗。

治疗：及时补充水和电解质，防止低血容量性休克和酸中毒；抗生素可减少外毒素产生。

第二节　副溶血性弧菌

一、 生物学性状

G⁻弧菌，呈弧形、棒状和卵圆形等多形性；嗜盐性，以含 35g/L NaCl 的培养基适宜，无盐则不能生长。不耐热，不耐酸。

二、 致病性

1. 致病物质　侵袭力和毒素。侵袭力包括Ⅲ型分泌系统（T3SS）、毒力岛、鞭毛、荚膜、生物膜和外膜蛋白等。毒素包括耐热直接溶血素（TDH，具有直接溶血活性和肠毒素活性）和耐热相关溶血素（生物学功能与 TDH 相似）。

2. 所致疾病　食物中毒，可经烹饪不当的海产品和盐腌制品传播。

三、 微生物学检查法

检查程序同霍乱弧菌。

四、 防治原则

目前尚无有效疫苗可以预防；治疗可用抗菌药物，严重病例需输液和补充电解质。

同步练习

一、选择题

1. 霍乱弧菌生长繁殖的最适宜 pH 值范围是（　　　）
　　A. 4.0~6.0　　　　　　　　　B. 8.8~9.0　　　　　　　C. 7.2~7.6
　　D. 6.0~7.0　　　　　　　　　E. 2.0~5.0

2. 机体感染下列哪种病原菌后能获得牢固持久免疫力（　　　）
　　A. 流感嗜血杆菌　　　　　　B. 大肠埃希菌　　　　　C. 痢疾杆菌
　　D. 肺炎链球菌　　　　　　　E. 霍乱弧菌

3. 霍乱弧菌的主要致病物质是（　　　）
　　A. 肠毒素　　　　　　　　　B. 内毒素　　　　　　　C. 鞭毛
　　D. 菌毛　　　　　　　　　　E. 荚膜

4. 关于 El Tor 生物型霍乱弧菌与古典生物型霍乱弧菌所致疾病的叙述，下列错误的是（　　　）
　　A. 两者感染后，机体免疫力有强弱之别
　　B. 两者所致疾病的临床表现轻重不一
　　C. 人类是唯一易感者
　　D. 传染源均为患者或带菌者
　　E. 传播途径均为污染水源或食物经口摄入

5. O139 群霍乱弧菌与 O1 群霍乱弧菌的不同之处是（　　　）
　　A. 形态染色性　　　　　　　B. 产生肠毒素　　　　　C. 成人病例比例高

D. 在 TCBS 琼脂培养基上呈黄色菌落　　　E. 所致临床表现

6. 非 O1 血清群霍乱弧菌的特性中，错误的是（　　　）

A. 可引起霍乱样腹泻　　　　B. 可产生肠毒素　　　C. 与 O1 群有共同的 H 抗原

D. 与 O1 群有不同的 O 抗原　　　E. 以上都不对

7. 食用未煮熟的海产品后发生暴发性食物中毒，最可能由哪种菌引起（　　　）

A. 鼠伤寒沙门菌　　　　B. 副溶血性弧菌　　　C. 霍乱弧菌

D. 金黄色葡萄球菌　　　E. 肉毒梭菌

8. 从标本中分离培养副溶血性弧菌，应选用（　　　）

A. 血琼脂培养基　　　　B. 低渗含血清培养基　　　C. 嗜盐菌选择性培养基

D. 碱性蛋白胨水培养基　　　E. 普通营养培养基

二、填空题

1. 霍乱弧菌的两个生物型是指_____和_____。

2. 致人类食物中毒的弧菌是_____。

3. 霍乱弧菌耐_____不耐酸，常用的人工培养基是_____或_____。

4. 霍乱弧菌根据 O 抗原不同已发现超过 200 个血清群，其中_____和_____引起霍乱。

三、名词解释

神奈川现象

四、问答题

1. 简述霍乱弧菌的致病过程。

2. 简述霍乱肠毒素的组成以及其毒性作用。

3. 如何运用微生物学检查法对霍乱患者作出病原学诊断？

4. 霍乱的传染源为何难以控制？

参考答案

一、选择题

1. B　2. E　3. A　4. A　5. C　6. E　7. B　8. C

二、填空题

1. 古典生物型　El Tor 生物型

2. 副溶血性弧菌

3. 碱　碱性蛋白胨水　碱性琼脂平板

4. O1 群　O139 群

三、名词解释

神奈川现象：副溶血性弧菌在血平板上不溶血或只产生 α 溶血。但在特定的条件下，某些菌株在含有高盐的人 O 型血或兔血及以 D-甘露醇为碳源的我妻(Wagatsuma)琼脂平板上可产生 β 溶血，称为神奈川现象。

四、问答题

1. 答：霍乱弧菌的致病过程是霍乱弧菌通过污染的水源和食物经口感染。此菌到达小肠后，靠鞭毛的活泼运动，穿过黏液层，并靠其菌毛等黏附于肠黏膜表面且迅速繁殖，产肠毒素。霍乱弧菌本身不侵入肠黏膜上皮细胞，不入血流，而是霍乱肠毒素作用于肠黏膜细胞，使其分泌功能增强，排出大量液体和电解质，导致患者严重腹泻和呕吐。其结果是患者严重失水、电解质紊乱、代谢性酸中毒。严重者可因肾衰竭、休克而死亡。

2. 答：霍乱肠毒素为不耐热的外毒素，是霍乱弧菌重要的致病物质。一个毒素分子由一个 A 亚单位和 4~6 个 B 亚单位组成。A 亚单位是毒性亚单位，分为 A1 和 A2 两个组分；其中 A1 具有酶活性，为毒性部分。B 亚单位是结合亚单位，当 B 亚单位与肠黏膜上皮细胞的 GM1 神经节苷脂受体结合时，毒素分子变构，A 亚单位进入细胞，其 A1 链作用于腺苷酸环化酶，使 ATP 转化为 cAMP。大量的 cAMP 作用于肠黏膜细胞，使其过渡分泌钠、钾、碳酸离子及水，导致剧烈的腹泻，从而使水分和电解质大量丢失，引起血容量明显减少，导致微循环衰竭、电解质紊乱和代谢性酸中毒。患者可因肾衰竭和休克而死亡。

3. 答：霍乱属烈性传染病。遇有可疑霍乱患者，应采集米泔水样粪便或呕吐物快速送检，以便尽早确诊，及时隔离治疗。

① 直接涂片镜检:悬滴法检查有无"鱼群"样排列、运动活泼的细菌。样本中加入抗血清后，运动消失。革兰染色为阴性，呈弧形或逗点状。

② 分离培养与鉴定：常用的分离培养基为碱性琼脂平板、庆大霉素碱性平板等。对可疑菌落可进行生化反应、玻片凝集试验、噬菌体裂解试验等鉴定。

③ 快速诊断：免疫荧光球试验和 PCR 检测 *ctx* 基因等。

4. 答：①霍乱弧菌在水中可较长期存在，有时还可过冬；②其对外界抵抗力较强；③患病后有 1%～2% 的患者携带该菌；④带有多重耐药质粒的菌株在增加。

第十一章　螺杆菌属

📓 **学习目标**

1. **掌握**　幽门螺杆菌的致病性。
2. **熟悉**　幽门螺杆菌的生物学性状。
3. **了解**　幽门螺杆菌的微生物学检查法和防治原则。

📖 **内容精讲**

　　螺杆菌属（*Helicobacter*）是从弯曲菌中划分出来的新菌属，代表菌种是幽门螺杆菌（*H. pylori*，*Hp*）。Warren 和 Marshall 因发现并分离培养出 Hp 于 2005 年获诺贝尔生理学或医学奖。

　　幽门螺杆菌为 G^-，螺旋形、S 形或者海鸥形，有端鞭毛，运动活泼，常呈鱼群样排列。微需氧菌，营养要求高，培养需加入动物血清或血液。过氧化氢酶和氧化酶阳性，尿素酶丰富，可迅速分解尿素产氨，是鉴定该菌的主要依据之一。

　　幽门螺杆菌是慢性胃炎、十二指肠溃疡和胃溃疡的主要病因，与胃癌和胃黏膜相关淋巴组织淋巴瘤（MALT）密切相关。这可能是多种因子的协同作用，如黏附素、鞭毛、尿素酶、蛋白酶、细胞毒素等的毒害作用。

　　组织活检标本磨碎后用于分离培养。快速诊断有直接涂片镜检、快速尿素酶分解试验、PCR检测等。

　　治疗以胶体铋剂或质子泵抑制剂为基础，加阿莫西林、克拉霉素或甲硝唑等两种抗生素来联合治疗。

➤➤ **同步练习**

一、选择题

1. 与慢性胃炎和消化性溃疡密切相关的病原菌为（　　　）

　　A. 空肠弯曲菌　　　　　　　　B. 变形杆菌　　　　　　　C. 胎儿弯曲菌

　　D. 鼠伤寒沙门菌　　　　　　　E. 幽门螺杆菌

2. 有关幽门螺杆菌生物学特性错误的是（　　　）

　　A. 菌体海鸥形，鱼群样排列

　　B. 营养要求高

　　C. 生长缓慢

　　D. 专性需氧，在高压氧环境中生长良好

　　E. 尿素酶试验呈强阳性

3. 下列试验中可作为快速鉴定幽门螺杆菌的试验（　　　）

　　A. 尿素酶试验　　　　　　　　B. 吲哚试验　　　　　　　C. 乳糖发酵试验

　　D. 外斐反应　　　　　　　　　E. 菊糖发酵试验

4. 幽门螺杆菌具有的特殊结构是 （　　　）

    A. 芽胞　　　　　　　　B. 鞭毛　　　　　　　　C. 荚膜

    D. 孢子　　　　　　　　E. 菌丝

5. 幽门螺杆菌感染治疗方案是 （　　　）

    A. 质子泵抑制剂＋蛋白质　　B. 质子泵抑制剂＋维生素　　C. 铋剂＋两种抗生素

    D. 铋剂＋蛋白质　　　　　　E. 铋剂＋维生素

6. 幽门螺杆菌传播途径是 （　　　）

    A. 飞沫传播　　　　　　B. 粪-口传播　　　　　　C. 性传播

    D. 虫媒传播　　　　　　E. 皮肤接触传播

7. 幽门螺杆菌与空肠弯曲菌比较，最突出的特点是 （　　　）

    A. 微需氧菌　　　　　　B. 运动活泼　　　　　　C. 革兰染色阴性

    D. 产生大量尿素酶　　　E. 营养要求高

二、问答题

简述幽门螺杆菌可以在胃酸环境中生长并产生病变的原因。

参考答案

一、选择题

    1. E　2. D　3. A　4. B　5. C　6. B　7. D

二、问答题

    答：幽门螺杆菌定居于有一定厚度的胃黏液层中；具有大量尿素酶，分解尿素产氨，从而在菌体周围形成"氨云"，中和胃酸；运动活泼，甚至在黏液层中也可以运动至最适 pH 部位即胃黏膜上皮细胞表面，继而依靠菌毛定植于细胞表面；该菌感染与宿主胃酸过低有关；幽门螺杆菌通过招募免疫细胞至胃黏膜组织，启动免疫应答，促进胃部炎症发生。幽门螺杆菌可产生空泡毒素 A(VacA) 和细胞毒素相关蛋白A(CagA)。VacA 可导致胃黏膜上皮细胞产生空泡样病变，CagA 通过细菌 Ⅳ 型分泌系统转移到胃黏膜上皮细胞内，激活细胞癌基因的表达，抑制抑癌基因的表达，诱发恶性转化。

第十二章 厌氧性细菌

内容精讲

厌氧性细菌（anaerobic bacteira）是指一群只能在无氧或低氧条件下生长和繁殖，利用厌氧呼吸和发酵获取能量的细菌的总称，简称厌氧菌。根据能否形成芽胞，可将厌氧菌分为两大类：有芽胞的厌氧芽胞梭菌和无芽胞厌氧菌，前者仅一个梭菌属，后者包括多个菌的球菌或杆菌。

第一节 厌氧芽胞梭菌

厌氧芽胞梭菌属（*Clostridum*）是指一群厌氧、革兰染色阳性、能形成芽胞的大杆菌，芽胞直径比菌体宽，使菌体膨大呈梭形，故此得名。种类多，绝大多数细菌均有周鞭毛，无荚膜。对人致病的主要有破伤风梭菌（*C. tetani*）、产气荚膜梭菌（*C. perfringens*）、肉毒梭菌（*C. botulinum*）、艰难梭菌（*C. difficile*）。

一、破伤风梭菌

1. 生物学性状 G^+，芽胞圆形，位于菌体一端，比菌体粗，使细菌呈"鼓槌状"。为专性厌氧菌，可在疱肉培养基中生长。芽胞抵抗力强，在自然界可存活数十年。

2. 致病性和免疫性 破伤风梭菌是破伤风的病原菌，为外源性感染。

（1）致病条件 伤口需形成厌氧微环境，有利于破伤风梭菌繁殖。易造成伤口局部厌氧微环境的因素：①伤口窄而深（如刺伤），伴有泥土或异物污染；②大面积创伤、烧伤，坏死组织多，局部组织缺血；③同时伴有需氧菌或兼性厌氧菌混合感染。

（2）致病物质 破伤风痉挛毒素是引起破伤风的主要致病物质。该毒素属神经毒，毒性强烈，仅次于肉毒毒素。

（3）致病机制 破伤风梭菌（或芽胞）从伤口侵入，在厌氧条件下繁殖产生破伤风痉挛毒素，沿神经纤维到达中枢，与脊髓前角运动神经细胞结合，阻止抑制性神经介质释放，使屈、伸肌运动平衡破坏，屈、伸肌同时强烈收缩，肌肉强直性痉挛，产生牙关紧闭、苦笑面容和角弓反张等破伤风症状。

（4）免疫性 破伤风免疫属外毒素免疫，病后一般不会获得牢固免疫力。获得有效抗毒素的途径是人工免疫。

3. 防治原则 正确处理创口及清创、扩创，防止厌氧微环境的形成，是重要的非特异性防治措施。

（1）特异性预防　一般以注射类毒素做主动免疫。对 3～6 个月的儿童注射百白破三联疫苗进行免疫，可同时获得对百日咳、白喉和破伤风的免疫。

（2）紧急预防　对伤口污染严重而又未经过基础免疫者，可立即注射破伤风抗毒素（TAT），同时给予类毒素主动免疫，效果更好。

（3）治疗　对已发病者应早期、足量注射抗毒素，注射前须先做皮肤试验，测试有无超敏反应，同时服用抗生素。

二、产气荚膜梭菌

1. 生物学性状　G⁺粗大杆菌，无鞭毛，有荚膜，芽胞位于次极端。厌氧，代谢活跃，能分解多种糖类产酸产气，生长繁殖速度快。在血平板培养时可见双层溶血环；在卵黄琼脂平板上，菌落周围出现乳白色混浊圈，若在培养基中加特异性抗血清，则不出现混浊，此现象称为 Nagler 反应；在牛乳培养基培养产生"汹涌发酵"现象。

2. 致病性　产气荚膜梭菌至少能产生 12 种与致病有关的外毒素和酶，以 α 毒素（磷酯酶 C）最重要，少数能产生肠毒素。主要引起气性坏疽、食物中毒和坏死性肠炎。

（1）气性坏疽　多见于战伤，也见于工伤和车祸。潜伏期短，8～48h，表现为以局部疼痛、水肿、气肿、组织迅速坏死、分泌物恶臭并伴全身毒血症为特征的急性感染，死亡率高。

（2）食物中毒　主要因为食入大量产肠毒素的 A 型细菌污染的食物（主要为肉类食品）引起，较多见。临床表现为腹痛、腹胀和水样腹泻，无发热、恶心和呕吐。1～2 天后自愈。

（3）坏死性肠炎　是由 C 型菌污染食物引起，累及空肠。临床表现为急性腹痛、呕吐、血样腹泻，肠壁溃疡、甚至穿孔导致腹膜炎和休克。

3. 微生物学检查法　气性坏疽发展急剧，如不及时治疗，常导致死亡，应尽早作出细菌学报告。直接涂片镜检很重要，从深部创口取材涂片，革兰染色，镜检见有革兰阳性大杆菌、白细胞数量甚少且形态不典型、伴有其他杂菌等三个特点即可报告初步结果。

4. 防治原则　气性坏疽治疗不能等待细菌培养结果，应立即清创、扩创，破坏和消除厌氧微环境。早期足量注射多价抗毒素血清，同时服用抗生素。必要时截肢以防止病变扩散，有条件做高压氧舱法治疗。

三、肉毒梭菌

1. 生物学性状　G⁺粗短杆菌，有鞭毛，无荚膜。芽胞呈椭圆形，粗于菌体，位于次极端，使细菌呈网球拍状。严格厌氧，能产生脂酶。

2. 致病性　（1）致病物质　主要是肉毒毒素，为神经毒素，是已知毒性最强的毒物。毒素作用于颅脑神经核、外周神经肌接头、自主神经末梢，阻碍乙酰胆碱释放，影响神经冲动传递，导致肌肉弛缓型麻痹。

（2）所致疾病

① 食源性肉毒中毒：成人因进食含肉毒毒素或肉毒梭菌芽胞的食物所引起。胃肠道症状很少见，以弛缓性瘫痪为主。

② 婴儿肉毒中毒：1 岁以下婴儿食入肉毒梭菌芽胞污染的食品后，芽胞在盲肠中繁殖产生毒素，引起感染性中毒。

③ 创伤肉毒中毒：伤口被肉毒梭菌芽胞污染。

④ 医源性肉毒中毒：因美容或治疗而应用肉毒毒素超过剂量。

⑤ 吸入性肉毒中毒：肉毒毒素可被浓缩成气溶胶形式作为生物武器。

四、艰难梭菌

G⁺粗长杆菌，胞呈椭圆形，粗于菌体，位于次极端，有周鞭毛。严格厌氧，对常用的消毒剂、抗生素、高浓度的氧或胃酸均有很强的抵抗力。

致病物质有黏液层蛋白 A（SlpA）、细胞表面蛋白 84 等。主要经粪-口途径传播引起艰难梭菌感染（CDI），包括无症状感染者、医源性腹泻和假膜性肠炎等不同类型。

第二节　无芽胞厌氧菌

无芽胞厌氧菌是一类寄生于人和动物体内的正常菌群。在正常菌群中，无芽胞厌氧菌占绝对优势。

无芽胞厌氧菌大多为条件致病菌。

其致病条件有：①寄居部位改变；②宿主免疫力下降；③菌群失调；④伴有局部厌氧微环境的形成。

感染特征为：①内源性感染，感染部位遍及全身，多呈慢性过程；②无特定病型，大多为化脓性感染，形成局部脓肿或组织坏死，也可引起败血症；③分泌物或穿刺液呈血性黑色，有恶臭；④用氨基苷类抗生素治疗无效；⑤分泌物直接涂片镜检有菌，但常规细菌培养阴性。

所致疾病有败血症、中枢神经系统感染、口腔与牙齿感染、呼吸道感染、女性生殖道感染、腹腔和颅内感染等。

临床分离的厌氧菌主要包括 G⁻ 厌氧杆菌（主要是脆弱类杆菌）、G⁻ 厌氧球菌（仅韦荣菌属致病）、G⁺ 厌氧杆菌（如双歧杆菌、丙酸杆菌、乳杆菌等正常菌群）和 G⁺ 厌氧球菌（如消化链球菌属）。

进行微生物学检查取标本时应避免正常菌群的污染，最好取组织标本。标本采取后宜立刻放入厌氧标本瓶中，并迅速送检。

合理使用抗生素，避免二重感染。

同步练习

一、选择题

【A 型题】

1. 厌氧芽胞梭菌能耐受恶劣环境条件的原因是（　　　）

　　A. 释放毒素于动物体内　　　　B. 产生多种侵袭性酶　　　　C. 以芽胞形式存在

　　D. 以具有感染性的繁殖体形式存在　　E. 致病性强

2. 破伤风梭菌的致病机制是（　　　）

　　A. 破伤风梭菌通过血流侵入中枢神经系统大量增殖致病

　　B. 破伤风梭菌产生内毒素引起休克

　　C. 破伤风溶血毒素侵入中枢神经系统致病

　　D. 破伤风痉挛毒素侵入中枢神经系统致病

　　E. 破伤风梭菌引起败血症

3. 关于产气荚膜梭菌与其他梭菌的特性，除下列哪项外都相同（　　　）

　　A. 厌氧　　　　　　　　　　　B. 有荚膜　　　　　　　　　　C. 在自然界分布广

　　D. 常存在于人和动物的肠道中　　E. 可形成芽胞

4. 肉毒梭菌污染的食物，在我国多见于（　　　）

　　A. 腊肉　　　　　　　　　　　B. 发酵豆制品　　　　　　　　C. 发酵面制品

　　D. 香肠　　　　　　　　　　　E. 罐头

5. 肉毒毒素的致病机制是（　　　）

    A. 阻断上下神经元间正常抑制性神经冲动传递，导致肌肉痉挛

    B. 抑制胆碱神经能神经末梢释放乙酰胆碱，导致肌肉麻痹

    C. 抑制易感细胞的蛋白质合成

    D. 破坏细胞膜使细胞变性坏死

    E. 使血管内皮细胞受损，导致血栓的形成

6. 引起毒素源性食物中毒的病原菌是（　　　）

    A. 大肠埃希菌　　　　　　　　　B. 肉毒梭菌　　　　　　　　C. 嗜盐菌

    D. 肠炎杆菌　　　　　　　　　　E. 肺炎杆菌

7. 在人体的肠道正常菌群中，占绝对优势的是（　　　）

    A. 大肠埃希菌　　　　　　　　　B. 无芽胞厌氧菌　　　　　　C. 产气荚膜梭菌

    D. 白色念珠菌　　　　　　　　　E. 肺炎杆菌

8. 一名6岁男童不慎跌倒，左足跟部被铁钉扎伤4h入院。患儿2年前曾注射过DPT，为预防破伤风，此次应（　　　）

    A. 注射破伤风类毒素　　　　B. 注射DPT　　　　C. 注射破伤风免疫球蛋白

    D. 注射破伤风抗毒素　　　　E. 注射青霉素

9. 长期使用抗生素易引起（　　　）

    A. 厌氧芽胞梭菌感染　　　　　B. 无芽胞厌氧菌感染　　　　C. 病毒感染

    D. 缺陷病毒感染　　　　　　　E. 梅毒螺旋体感染

10. 无芽胞厌氧菌引起的感染不包括（　　　）

    A. 脓肿　　　　　　　　　　　　B. 败血症　　　　　　　　　C. 组织坏死

    D. 局部炎症　　　　　　　　　　E. 食物中毒

11. 一名28岁女性牙痛就医，经诊断为牙周脓肿。应考虑给予何种抗生素治疗（　　　）

    A. 利巴韦林　　　　　　　　　　B. 青霉素　　　　　　　　　C. 口服头孢霉素

    D. 甲硝唑　　　　　　　　　　　E. 红霉素

【X型题】

1. 属于专性厌氧菌的是（　　　）

    A. 破伤风梭菌　　　　　　　　　B. 肉毒梭菌　　　　　　　　C. 脆弱类杆菌

    D. 消化链球菌　　　　　　　　　E. 炭疽杆菌

2. 主要以外毒素致病的细菌是（　　　）

    A. 产气荚膜梭菌　　　　　　　　B. 破伤风梭菌　　　　　　　C. 肉毒梭菌

    D. 脑膜炎奈瑟菌　　　　　　　　E. 痢疾杆菌

3. 产气荚膜梭菌引起人类疾病的类型有（　　　）

    A. 慢性脑膜炎　　　　　　　　　B. 气性坏疽　　　　　　　　C. 食物中毒

    D. 坏死性肠炎　　　　　　　　　E. 蜂窝织炎

4. 可引起食物中毒的细菌是（　　　）

    A. 鼠伤寒沙门菌　　　　　　　　B. 产气荚膜梭菌　　　　　　C. 肉毒梭菌

    D. 金黄色葡萄球菌　　　　　　　E. 副溶血性弧菌

5. 厌氧芽胞梭菌属致病菌（　　　）

    A. 革兰染色阳性　　　　B. 无荚膜　　　　　　　C. 产生外毒素，致病性强

    D. 引起外源性感染　　　E. 治疗需应用抗毒素和抗生素

6. 无芽胞厌氧菌的共同特点中，不包括（　　　）

    A. 是人体的正常菌群　　　　B. 抵抗力强　　　　　　C. 需作细菌分离培养才能确诊

D. 治疗需采用抗生素　　　　　E. 革兰染色阳性

7. 有关艰难梭菌的叙述，哪几项是错误的（　　　）

 A. 对氧不敏感　　　　B. 通常对甲硝唑和万古霉素敏感　　　　C. 是条件致病菌

 D. 抵抗力不强　　　　E. 是引起假膜性肠炎的重要病原菌

二、填空题

1. 破伤风梭菌主要存在于_____、_____，以_____形式长期存活。

2. 厌氧梭状芽胞杆菌引起人类的感染多属于_____感染；无芽胞厌氧菌引起的感染多属于_____感染。

3. DPT 三联疫苗是由_____、_____、_____三种成分组成。

4. 肉毒梭菌的致病物质是_____，可引起肌肉_____麻痹。

5. 破伤风的特异性治疗是应用_____，注射前必须做_____试验。

6. 无芽胞厌氧菌大多数是人体的_____。

7. 产气荚膜梭菌在血平板上形成_____溶血环，在牛乳培养基中出现_____现象。

三、名词解释

1. 厌氧性细菌　2. Nagler 反应　3. 汹涌发酵现象

四、问答题

1. 厌氧芽胞梭菌在平时和战时感染中有何重要性？有哪些迹象可疑为无芽胞厌氧菌感染？

2. 简述破伤风梭菌的致病条件和致病机制。如何防治破伤风？

3. 为什么患破伤风后不易获牢固免疫力？

4. 试述气性坏疽的诊治原则。

5. 解释气性坏疽的临床表现，如何进行早期诊断？

6. 简述破伤风梭菌与肉毒梭菌致病机制的主要区别。

7. 肉毒梭菌与其他细菌引起的食物中毒有何不同？

8. 为什么几乎所有的脆弱类杆菌对青霉素都具有耐药性？治疗应选用哪些抗生素？

9. 无芽胞厌氧菌与厌氧芽胞梭菌在致病特点上有何不同？

参考答案

一、选择题

【A 型题】

1. C　2. D　3. B　4. B　5. B　6. B　7. B　8. A

9. B　10. E　11. D

【X 型题】

1. ABCD　2. ABC　3. BCD　4. ABCDE　5. ACDE

6. BE　7. AD

二、填空题

1. 土壤　人和动物的肠道　芽胞

2. 外源性　内源性

3. 白喉类毒素　百日咳死菌苗　破伤风类毒素

4. 肉毒毒素　弛缓型

5. TAT　皮试

6. 正常菌群

7. 双层　汹涌发酵

三、名词解释

1. 厌氧性细菌：是一类专性厌氧，必须在无氧或氧化还原电势低的环境中才能生长的细菌。根据有无芽胞分为厌氧芽胞梭菌和无芽胞厌氧。

2. Nagler 反应：产气荚膜梭菌在卵黄琼脂平板上，菌落周围出现乳白色混浊圈，是由于此菌产生的卵磷脂酶（α毒素）分解卵黄中的卵磷脂，这一现象称为 Nagler 反应。可被特异的抗血清所中和。

3. 汹涌发酵现象：产气荚膜梭菌在牛乳培养基中生长时发酵乳糖产酸，使酪蛋白凝固，同时产生大量气体将凝固的酪蛋白冲碎，甚至将封闭的凡士林冲至试管口的现象，称为汹涌发酵现象，为产气荚膜梭菌的特点之一。

四、问答题

1. 答：在厌氧芽胞梭菌中，破伤风梭菌和产气荚膜梭菌可引起创伤感染，无论平时还是战时，都可发生。肉毒素菌产生的肉毒毒素是已知最剧烈的神经毒素，对人致死量为 0.1μg，是最常用、危害性最大的 4 种生物战剂之一。

在治疗感染性疾病时如使用氨基糖苷类抗生素常常无效；或者取标本分泌物直接涂片镜检有菌，但常规细菌分离培养阴性，应考虑有无芽胞厌氧菌感染。

2. 答：破伤风梭菌为创伤性感染。

① 致病条件：伤口需形成厌氧微环境，有利于破伤风梭菌出芽繁殖，如深而窄的伤口；坏死组织较多；有泥土混入，伴有需氧菌和兼性厌氧菌混合感染。

② 致病机制：破伤风梭菌(或芽胞)从伤口侵入，在厌氧条件下大量生长繁殖，产生破伤风痉挛毒素，沿神经纤维或通过血液到达中枢神经系统，与脑干神经和脊髓前角运动神经细胞结合，阻止抑制性神经介质的释放，致使屈肌与伸肌同时强烈收缩，骨骼肌强直性痉挛，产生角弓反张、牙关紧闭、苦笑面容等破伤风特有的临床症状。

③ 防治原则：及时、正确地清创、扩创，避免形成局部厌氧的微环境，是预防破伤风的重要措施。a. 特异性预防：注射破伤风类毒素主动免疫，免疫力可维持 12 年。对 3～6 个月的儿童注射百白破三联疫苗进行免疫。b. 紧急预防：对伤口污染严重而又未经过基础免疫者，可立即肌注破伤风抗毒素被动免疫，同时给予类毒素主动免疫，效果更好。如有过基础免疫者，则只需注射破伤风类毒素。c. 治疗：对已发病者应早期注射足量的抗毒素。同时服用抗生素。

3. 答：破伤风免疫属体液免疫，主要是抗毒素发挥中和作用。破伤风痉挛毒素毒性很强，极少量毒素即可致病，而如此少量的毒素尚不足以引起免疫；再者毒素与组织结合后，也不能接触免疫系统，不会有效刺激免疫系统产生抗毒素，故破伤风病后不能获牢固免疫力。

4. 答：气性坏疽病情严重，发展急剧，如不及时治疗，常导致死亡，应尽早做出细菌学报告。直接涂片镜检对临床早期诊断价值极大。从疑似患者创口深部取材涂片染色镜检，检出 G$^+$ 粗大杆菌，有荚膜，伴有杂菌混合感染，即可初步诊断。治疗不能等待细菌培养结果，应立即清创、扩创，破坏和消除厌氧微环境。患者需严格隔离。早期注射足量的多价抗毒素血清，同时服用大剂量的青霉素，如过敏，则换用链霉素。必要时截肢以防止病变扩散。高压氧舱法治疗有效，可终止毒素产生，控制病情发展。

5. 答：气性坏疽的临床表现与产气荚膜梭菌产

生多种毒素和酶有关。其中卵磷脂酶、胶原酶、DNA 酶、透明质酸酶起重要作用。卵磷脂酶可分解细胞膜磷脂成分，引起溶血、组织坏死、血管内皮损伤；胶原酶分解肌肉胶原组织；DNA 酶分解脓液中 DNA 使脓液稀薄，利于扩散；透明质酸酶分解结缔组织中透明质酸酶，利于细菌扩散而侵入四周正常组织，发酵肌糖，产生大量气体，造成气肿，同时，在毒素与酶的协同作用下，使组织坏死、溶血、水肿，病变蔓延并出现全身中毒症状。

因气性坏疽发展急剧，后果严重，应尽早根据以下情况作出诊断。(1) 外伤史，尤其造成大面积软组织损伤的创伤；(2) 典型临床表现；(3) 细菌学检查：①直接涂片镜检，是极有价值的快速诊断法，从深部坏死组织取材涂片染色，镜下见 G$^+$ 大杆菌，白细胞甚少且变形，伴有其他杂菌等特点，可初步诊断；②分离培养与动物试验，鉴定细菌及其毒性。

6. 答：①破伤风梭菌致病机制：破伤风梭菌经创口感染，当感染部位 Eh 由 150MV 降至 50MV 以下，有利于破伤风梭菌繁殖，产生破伤风痉挛毒素。此毒素对中枢神经系统脑神经和前角运动神经细胞具有高度的亲和性。毒素与脊髓及脑干组织细胞膜表面的神经节苷脂结合，封闭抑制性突触，阻止抑制性介质的释放，导致机体的伸肌、屈肌同时强烈收缩，肌肉强直性痉挛，引起牙关紧闭、苦笑面容、角弓反张，死亡率高。

② 肉毒梭菌致病机制：主要依靠其剧烈的外毒素，毒素由肠道吸收后，经淋巴和血行扩散，作用于颅脑神经核和外周神经肌肉接头处，以及自主神经末梢，阻止乙酰胆碱释放，影响神经冲动的传递，导致肌肉弛缓型麻痹。

7. 答：①症状不同：肉毒毒素是神经性毒素，是已知最剧烈的毒物，作用于中枢神经核及外周神经-肌肉接头处，阻碍乙酰胆碱释放，影响神经冲动的传导，导致肌肉弛缓型麻痹，是以神经中毒为主要症状的单纯毒素性食物中毒。而其他细菌引起的食物中毒是细菌性食物中毒，致病物质是肠毒素，以胃肠道症状为主。②毒性不同：肉毒毒素是最剧烈的毒素，LD$_{50}$ 比其他肠毒素小。③作用部位不同：肉毒毒素作用部位是神经系统，其他肠毒素大多作用于胃、肠黏膜上皮细胞。

8. 答：脆弱类杆菌可产生 β-内酰氨酶。这种酶可以水解青霉素并使其失去作用。但此类菌对克林霉素的耐药性尚不普遍，对甲硝唑等药物均敏感，故可适当使用上述药物治疗。

9. 答：两类厌氧菌致病特点的主要区别如下表。

项目	无芽胞厌氧菌	厌氧芽胞梭菌
感染类型	内源性感染为主	外源性感染为主
感染特点	常与需氧菌或兼性厌氧菌混合感染,引起败血症、感染性脓肿等	多见于外伤、食物中毒等
预防	增强机体抵抗力	类毒素、抗毒素(紧急预防)
治疗	抗菌药(甲硝唑等)	抗毒素为主

第十三章　分枝杆菌属

📚 学习目标

1. **掌握**　分枝杆菌属的共同特点；结核分枝杆菌的生物学性状。
2. **熟悉**　结核分枝杆菌的致病性和免疫性；结核菌素试验；麻风分枝杆菌的致病性。
3. **了解**　结核分枝杆菌的微生物学检查法和防治原则；麻风分枝杆菌的生物学特性。

📖 内容精讲

　　分枝杆菌属（*Mycobacterium*）是一类细长略弯曲、因呈分枝状排列而得名。该属菌种类较多，可分为结核分枝杆菌复合群（*Mycobacterium tuberculosis* complex）、非结核分枝杆菌（*NTM*）和麻风分枝杆菌（*M. laprae*）。

　　共同特点：①基因组中 G+C 的百分比高，介于 62%～70%；②细胞壁中含有大量脂质，也称为抗酸杆菌；③生长缓慢，代时为 2～20h；④无特殊结构，不产生内、外毒素和侵袭性酶类；⑤所致感染多为慢性感染过程，可形成特征性肉芽肿。

第一节　结核分枝杆菌

　　结核分枝杆菌复合群包括结核分枝杆菌（俗称结核杆菌）、牛分枝杆菌、非洲分枝杆菌和田鼠分枝杆菌。结核分枝杆菌（*M. tuberculosis*）是人类结核病的主要病原菌，它可侵犯人体全身各个组织器官，但以肺部感染多见。结核病是全球尤其是发展中国家危害最为严重的慢性传染病之一。

一、生物学性状

1. 形态和染色　菌体细长略弯曲，有分枝生长趋势；常用齐-尼抗酸染色，染色后菌体呈红色，为抗酸染色阳性菌。细菌细胞壁结构复杂，含大量脂质，可占细胞壁干重的 60% 以上，与抗酸性、抗药性及毒力密切相关。

2. 培养特性　专性需氧，营养要求高，常用罗氏培养基（含马铃薯、甘油、蛋黄等），最适pH 6.5～6.8，生长缓慢，3～4 周形成菜花样菌落；有毒株液体培养基中呈索状生长。

3. 生化反应　生化反应是鉴别分枝杆菌属菌种的关键。结核分枝杆菌不发酵糖类。与牛分枝杆菌的区别在于结核分枝杆菌可合成烟酸和还原硝酸盐，而牛分枝杆菌不能。热触酶试验对区别结核分枝杆菌与非结核分枝杆菌有重要意义，结核分枝杆菌大多数触酶试验阳性，而非结核分枝杆菌为阴性。

4. 抵抗力　抵抗力较强，与菌体所含脂质有关。具有"四抗"和"四怕"。"四抗"：抗干燥、抗酸碱、抗碱性染料、抗青霉素等。"四怕"：怕湿热、怕乙醇、怕紫外线、怕抗结核药物。

5. 变异性　结核分枝杆菌可发生形态（变为细菌 L 型）、毒力、免疫原性和耐药性等变异。卡介苗（BCG）就是 Calmette 和 Guerin（1908）将牛结核分枝杆菌在含甘油、胆汁、马铃薯的培养基中经 13 年 230 次传代而获得的减毒活疫苗株，现广泛用于预防接种。近年来世界各地结核分枝杆菌的多重耐药菌株逐渐增多，并与艾滋病病毒共同感染，结核病发病率不断上升。

二、 致病性和免疫性

结核分枝杆菌不产生内、外毒素。其致病性可能与细菌在组织细胞内大量繁殖引起的炎症、菌体成分和代谢物质的毒性以及机体对菌体成分产生的免疫损伤有关。

1. 致病物质

（1）脂质 是结核分枝杆菌主要毒力因子。多为糖脂形式，种类多。①海藻糖 $6,6'$-二分枝菌酸（TDM）：又称索状因子，为主要致病物质，与肉芽肿形成有关；②甘露糖脂：包括脂阿拉伯甘露糖、脂甘露聚糖、磷脂酰肌醇甘露糖苷等，与细菌胞内存活有关；③硫酸脑苷脂：与细菌胞内存活有关；④磷脂：与结核结节和干酪样坏死有关；⑤分枝酰-阿拉伯半乳糖苷-肽聚糖复合物（mAG）：有佐剂作用，与超敏反应产生有关。

（2）蛋白质 ①ESX-1 型分泌系统：分泌 ESAT-6 和 CFP10，细胞坏死；引起超敏反应；②DosR-DosS基因：细菌在肉芽肿内生存适应；③复苏促进因子（RPF）A～E：潜伏感染后再激活；④结核菌素：是菌体蛋白的主要成分，与 mAGP 结合引起迟发型超敏反应。

（3）荚膜 主要成分是多糖，部分脂质和蛋白质。与细菌黏附、入侵细胞和抵抗免疫因子杀伤等有关。

2. 所致疾病 结核分枝杆菌可通过呼吸道、消化道或皮肤损伤侵入易感机体，引起多种组织器官的结核病，其中以肺结核为最多。

结核病可分为原发感染和原发后感染（又称继发感染）两种类型。原发感染为初次感染结核杆菌，多见于儿童，无免疫力，最常见于肺部感染，也可见于皮肤局部淋巴结，结核结节为其特征性病理改变。原发后感染为再次感染结核杆菌，多见于成年人，有免疫力，病灶易局限，主要表现为慢性肉芽肿性炎症，形成结核结节，发生纤维化或干酪样坏死。

3. 免疫性 结核杆菌是胞内寄生菌，结核病的免疫主要是细胞免疫，属于感染免疫，也称有菌免疫，即只有体内有结核杆菌或其组分存在时才有免疫力。机体在产生对结核杆菌特异性免疫的同时，也有迟发型超敏反应的发生，均由 T 细胞介导。

三、 微生物学检查法

根据感染部位采集不同标本，如痰、尿、脑脊液、腹水。直接涂片或集菌后涂片，抗酸染色后镜检，若检出抗酸菌，有重要诊断意义。还可做分离培养，根据菌落、形态染色及动物实验等作出最后诊断。快速诊断主要有 PCR 法。

结核菌素试验：由于细胞免疫与迟发型超敏反应在体内并存，故用结核菌素皮内试验可判断对结核杆菌的免疫力。其原理是 Ⅳ 型变态反应。结核菌素试剂有两种，一种为旧结核菌素（OT），为含结核分枝杆菌的甘油肉汤培养物加热过滤液，其主要成分是结核菌蛋白。另一种为纯蛋白衍生物（PPD），是 OT 经三氯醋酸沉淀后的纯化物。目前常采用的方法是取 PPD 注射前臂掌侧皮内，48～72h 后观察结果。如红肿硬结＜5mm 者为阴性反应，红肿硬结＞5mm 者为阳性反应，≥15mm 为强阳性反应。阳性反应说明体内已感染过结核杆菌，或接种过卡介苗，具有免疫力。强阳性者可能有活动性感染。阴性反应表明未感染过结核杆菌，但应考虑细胞免疫低下等其他情况。结核菌素试验的主要用途有：①选择卡介苗接种对象，阴性者应接种卡介苗；②测定卡介苗接种后的免疫效果；对儿童阳性反应可作为辅助诊断指标；③用于测定肿瘤患者的细胞免疫功能；④在未接种过卡介苗人群中调查结核病的流行情况。

四、 防治原则

控制结核病发生的主要措施包括：①新生儿接种卡介苗，目前采用皮内接种，新生儿可直接接种，1岁以上儿童结核菌素试验阴性者可接种；②发现和治疗痰菌阳性者。

治疗原则是联合用药，全程用药，以减少耐药性的产生。一线药包括乙胺丁醇、异烟肼、吡嗪酰胺、利福平和链霉素。

第二节　麻风分枝杆菌

　　麻风分枝杆菌（*M. leprae*）形态和染色与结核分枝杆菌相似。为胞内寄生菌，寄居的细胞胞质呈泡沫状，称为泡沫细胞或麻风细胞。至今体外人工培养尚未成功。

　　主要通过呼吸道或密切接触感染，引起麻风病，可分为瘤型、结核样型、界线类和未定类。瘤型麻风形成麻风结节，传染性强，麻风菌素试验阴性；结核样型麻风为自限性疾病，传染性小，麻风菌素试验阳性。界线类兼有两型的特点，能向两型分化。未定类属麻风的前期病变，病灶中很难找到麻风杆菌。目前对该病尚无特异性预防方法。

第三节　非结核分枝杆菌

　　非结核分枝杆菌是结核分枝杆菌复合群和麻风分枝杆菌以外的分枝杆菌群的统称，又称非典型分枝杆菌。多存在于自然界、水及土壤等环境中，亦称环境分枝杆菌。形态和染色特性酷似结核分枝杆菌；生化反应各不相同；非结核分枝杆菌有无致病性，可用热触酶试验加以鉴别；根据产生色素情况、生长速度和生化反应等特点，分为4组：光产色菌、暗产色菌、不产色菌、快速生长菌。毒力较弱，大多不致病。有些是机会致病菌，可引起人类结核样病变、小儿淋巴结炎和皮肤病等。

❯❯❯ 同步练习

一、选择题

【A 型题】

1. 培养结核分枝杆菌常用的培养基是（　　）
　　A. EMB 培养基　　　　　　　　B. SS 培养基　　　　　　　　C. Korthof 培养基
　　D. Lowenstien-Jensen 培养基　　E. 血平板培养基

2. 与结核分枝杆菌的染色性、致病性、抵抗力密切相关的菌体成分是（　　）
　　A. 荚膜　　　　　　　　　　　B. 脂质　　　　　　　　　　C. 蛋白质
　　D. 肽聚糖　　　　　　　　　　E. 脂多糖

3. 既不以内毒素致病，又不以外毒素致病的细菌是（　　）
　　A. 炭疽杆菌　　　　　　　　　B. 脑膜炎奈瑟菌　　　　　　C. 布氏菌
　　D. 结核分枝杆菌　　　　　　　E. 变形杆菌

4. 从痰液中检出具有诊断意义的细菌是（　　）
　　A. 金黄色葡萄球菌　　　　　　B. 腐生葡萄球菌　　　　　　C. 链球菌
　　D. 结核分枝杆菌　　　　　　　E. 脑膜炎奈瑟菌

5. 细胞壁中含脂类最多的病原菌是（　　）
　　A. 白喉棒状杆菌　　　　　　　B. 结核分枝杆菌　　　　　　C. 空肠弯曲菌
　　D. 副溶血性弧菌　　　　　　　E. 放线菌

6. 与结核分枝杆菌抗酸性有关的成分是（　　）
　　A. 磷脂　　　　　　　　　　　B. 蜡质 D　　　　　　　　　C. 硫酸脑苷脂
　　D. 分枝菌酸　　　　　　　　　E. 索状因子

【X 型题】

1. 下列细菌中属于胞内寄生菌的有（　　）

A. 结核分枝杆菌　　　　　B. 麻风分枝杆菌　　　　　C. 伤寒沙门菌

D. 肺炎链球菌　　　　　　E. 大肠埃希菌

2. 结核分枝杆菌（　　　）

A. 经抗酸染色后，菌体呈红色　　　B. 易发生耐药性变异　　　C. 生长迅速

D. 致病物质主要是内毒素　　　　　E. 感染机体后可激发细胞免疫和速发型变态反应

3. 结核分枝杆菌细胞壁中脂质含量高，与脂质有关的细菌特性有（　　　）

A. 染色性　　　　　　　　B. 致病性　　　　　　　　C. 免疫性

D. 抵抗力　　　　　　　　E. 生长速度

4. 能诱导结核分枝杆菌产生 L 型的是（　　　）

A. 链霉素　　　　　　　　B. 青霉素　　　　　　　　C. 环丝氨酸

D. 异烟肼　　　　　　　　E. 溶菌酶

5. 有关结核分枝杆菌原发后感染的特点的叙述，哪几项是正确的（　　　）

A. 外源性感染　　　　　　B. 内源性感染　　　　　　C. 病灶以肺部为多见

D. 一般不累及附近的淋巴结　　　E. 宿主缺乏特异性免疫

6. 结核分枝杆菌感染后免疫的特点（　　　）

A. 抗感染免疫主要是细胞免疫

B. 属感染免疫

C. 细胞免疫和迟发型变态反应并存

D. 变态反应越强，则免疫力越强

E. 产生抗体，并有保护作用

7. 结核菌素试验的用途有（　　　）

A. 用于选择卡介苗接种对象

B. 测定宿主的非特异性细胞免疫功能

C. 调查结核病的流行情况

D. 成人结核病的诊断

E. 测定卡介苗接种后的免疫效果

8. 麻风分枝杆菌（　　　）

A. 引起的疾病呈慢性过程

B. 传播途径多

C. 革兰染色阴性，抗酸染色阳性

D. 体外人工培养仍未成功

E. 不能在巨噬细胞内生存

二、填空题

1. 最常见的结核病为＿＿＿＿＿＿＿＿＿＿＿＿＿。预防结核病可接种＿＿＿＿＿＿＿＿＿＿＿＿。

2. 结核分枝杆菌常用＿＿＿＿＿＿＿＿＿＿＿染色，呈现＿＿＿＿＿＿＿＿＿色。

3. 对人有致病性的结核分枝杆菌主要有＿＿＿＿＿＿和＿＿＿＿＿。

4. 结核分枝杆菌对湿热敏感，经＿＿＿＿＿℃，＿＿＿＿＿min 即可被杀死。

5. 麻风的临床病理表现分为＿＿＿＿＿＿＿＿＿＿型麻风和＿＿＿＿＿＿＿＿＿型麻风。

6. 结核菌素试验所用的试剂有＿＿＿＿＿和＿＿＿＿＿两种。

7. 结核分枝杆菌侵入机体的途径有＿＿＿＿＿＿＿＿＿、＿＿＿＿＿＿＿＿＿、＿＿＿＿＿＿＿＿＿。

8. 麻风分枝杆菌主要是通过＿＿＿＿＿＿＿＿＿与＿＿＿＿＿＿＿＿＿传播。

9. 抗结核菌免疫属＿＿＿＿＿＿＿＿＿免疫，亦称＿＿＿＿＿＿＿＿＿免疫。

三、名词解释

1. 抗酸杆菌 2. 卡介苗（BCG）3. 旧结核菌素 4. 结核菌素试验 5. 麻风细胞

四、问答题

1. 简述抗酸染色法。

2. 结核分枝杆菌有哪些主要生物学特性？

3. 结核分枝杆菌胞壁中脂质含量高，这一特点有何意义？

4. 简述抗结核免疫的特点。

5. 痰中查到抗酸杆菌有何意义？

参考答案

一、选择题

【A 型题】

1. D 2. B 3. D 4. D 5. B 6. D

【X 型题】

1. ABC 2. AB 3. ABDE 4. BCDE 5. ABCD

6. ABC 7. ABCE 8. ABD

二、填空题

1. 肺结核 卡介苗(BCG)

2. 抗酸 红

3. 人型结核分枝杆菌 牛型结核分枝杆菌

4. 63 15

5. 瘤 结核样

6. OT PPD

7. 呼吸道 消化道 破损的皮肤黏膜

8. 呼吸道 密切接触

9. 细胞 感染(有菌)

三、名词解释

1. 抗酸杆菌：抗酸杆菌的主要特点是细胞壁含有大量脂质，一般不易着色，但经加温或延长染色时间着色后，能抵抗盐酸乙醇的脱色，故得名。 此类细菌的形态细长，有分枝生长的趋势，故又称分枝杆菌，如结核分枝杆菌、麻风分枝杆菌。

2. 卡介苗(BCG)：1908 年 Calmette 和 Guerin 将有毒牛结核分枝杆菌在含有胆汁的甘油马铃薯培养基上，经 13 年连续传 230 代获得一株毒力减弱、但仍保持免疫原性变异株,用之作为减毒活疫苗以预防结核病。 这种活菌生物制剂称为卡介苗。

3. 旧结核菌素：是结核分枝杆菌在甘油肉汤中的培养物经加热浓缩的滤液，其主要成分是结核菌蛋白。 作为结核菌素试验的试剂。

4. 结核菌素试验：属于迟发型超敏反应，用结核菌素试剂做皮肤试验测定机体是否感染过结核分枝杆菌的一种迟发型超敏反应性试验。 感染过结核分枝杆菌或接种过卡介苗者，一般都出现阳性反应。

5. 麻风细胞：麻风分枝杆菌是典型胞内菌，在患者渗出物标本涂片中可见大量麻风分枝杆菌存在于细胞中，胞质呈泡沫状，称麻风细胞或泡沫细胞。

四、问答题

1. 答：抗酸染色的方法是在取材、涂片、干燥、固定后，按以下步骤染色。

① 初染：滴加石炭酸复红液于涂片上，染色 10min 或蒸染 5min 后，水洗。

② 脱色：滴加 3% 盐酸乙醇，脱色时频频抖动玻片，直至无明显颜色脱出为止，水洗。

③ 复染：滴加碱性美蓝液复染 1min 后，水洗。

结果：抗酸杆菌染成红色，细胞及其他细菌染成蓝色。

2. 答：结核分枝杆菌的主要生物学特征如下。

① 形态结构：细长微弯杆菌，因有分枝，故称分枝杆菌，无芽胞和菌毛。

② 染色性：G^+，但不易着色，一旦着色又不易脱色，故用抗酸染色，为抗酸染色阳性菌。

③ 培养特性：专性需氧，最适生长温度是 37℃，低于 30℃不生长；营养要求高，需营养丰富、成分特殊的培养基，生长缓慢。

④ 生化反应：不发酵糖类，触酶试验阳性，热触酶试验阴性，后者为区别非结核分枝杆菌的要点。

⑤ 抵抗力：对湿热、乙醇和紫外线敏感，耐干燥能力极强，对酸碱亦有一定抵抗力。

⑥ 变异性：可发生形态、菌落、毒力、抗原性及耐药性等方面的变异。

3. 答：结核分枝杆菌胞壁含脂质多，与其染色性、抵抗力、生长速度及致病性等特性有密切关系。脂质中的分枝菌酸使其具有抗酸性；细胞壁含大量脂质，可防止菌体内水分的丢失，故对干燥的抵抗力特别强；同时影响营养物质的吸收，故生长缓慢；且脂质中的磷脂、索状因子、蜡质 D、硫酸脑苷脂等毒性成分以不同机制致病。

4. 答：抗结核免疫的特点如下。

① 结核分枝杆菌为胞内寄生菌，机体抗结核免

疫以细胞免疫为主，产生的抗体仅对游离于细胞外的细菌有辅助作用。

②属感染免疫，又称有菌免疫，即只有当机体有该菌或其组分存在时才有免疫力，一旦全部消失，免疫也随之消失。

③细胞免疫和超敏反应同时存在，从郭霍现象可以说明。即机体对结核分枝杆菌产生免疫保护的同时，也有Ⅳ型超敏反应的发生；两者均为 T 细胞所介导。研究表明是该菌不同物质(免疫原性或抗原)诱导激活机体不同 T 细胞亚群释放出不同的细胞因子所致。

5. 答：痰中查到抗酸杆菌　95% 是结核分枝杆菌，因肺部分枝杆菌的感染主要是由结核分枝杆菌引起，极少是由条件致病菌非结核分枝杆菌引起的肺结核样炎症。因此痰中查到抗酸杆菌主要是由结核分枝杆菌引起的开放性肺结核。

第十四章　嗜血杆菌属

学习目标

1. **掌握** 流感嗜血杆菌的致病性。
2. **熟悉** 流感嗜血杆菌的生物学性状和防治原则。
3. **了解** 流感嗜血杆菌的微生物学检查法。

内容精讲

嗜血杆菌属（*Haemophilus*）是一类 G⁻ 小杆菌，常呈多形态性，无鞭毛，无芽胞。人工培养时必须提供新鲜血液或血液成分才能生长，故名嗜血杆菌。有 21 个种，对人具有致病性的主要是流感嗜血杆菌、埃及嗜血杆菌、杜克嗜血杆菌等。

流感嗜血杆菌（*H. influenzae*）俗称流感杆菌，初次分离时误认为是流感的病原体，因而这种错名至今沿用。

1. 生物学性状 多数流感嗜血杆菌有菌毛，有毒株有明显荚膜。需氧，生长需 X 因子（高铁血红素）和 V 因子（辅酶 I 或 II），在巧克力平板上生长较佳。流感嗜血杆菌与金黄色葡萄球菌在血琼脂平板上共同孵育时，因后者能合成 V 因子，故在金黄色葡萄球菌菌落周围生长的流感嗜血杆菌的菌落较大，形成"卫星现象"，这有助于对流感嗜血杆菌的鉴定。抵抗力较弱，对热和干燥均敏感。

2. 致病性和免疫性

（1）致病物质 荚膜、菌毛、内毒素和 IgA 蛋白酶。

（2）所致疾病 原发性（外源性）感染多为有荚膜的 b 型菌株引起的急性化脓性感染，如化脓性脑膜炎、鼻咽炎、心包炎等，以小儿多见。继发性（内源性）感染常继发于流感、麻疹、百日咳、结核病等，临床类型有慢性支气管炎、鼻窦炎、中耳炎等，多见于成年人。

（3）免疫性 以体液免疫为主。

3. 微生物学检查法与防治 根据不同的疾病采取不同的标本。根据菌落形态、生化反应、卫星现象、荚膜肿胀试验予以鉴定。治疗可采用广谱抗生素。

同步练习

一、选择题

1. 流感嗜血杆菌是一种营养要求较高的细菌，常用的培养基是（　　　）

    A. 改良高氏培养基 　　　　　　　B. 牛肉汤培养基 　　　　　　　C. 巧克力色培养基

    D. 奶油乳糖培养基 　　　　　　　E. 清鸡蛋培养基

2. 与金黄色葡萄球菌同在血琼脂平板上培养可生成卫星现象的细菌是（　　　）

    A. 白喉棒状杆菌 　　　　　　　　B. 流感嗜血杆菌 　　　　　　　C. 霍乱弧菌

    D. 炭疽芽胞杆菌 　　　　　　　　E. 脑膜炎奈瑟菌

3. 可引起性传播疾病的嗜血杆菌是（　　　）

A. 流感嗜血杆菌　　　　　B. 杜克嗜血杆菌　　　　　C. 副流感嗜血杆菌

D. 埃及嗜血杆菌　　　　　E. 溶血性嗜血杆菌

二、填空题

1. 嗜血杆菌属细菌因在人工培养时必须提供_____或_____才能生长，故名嗜血杆菌。

2. 机体对流感嗜血杆菌的免疫应答类型以_____免疫为主。

3. 流感嗜血杆菌与金黄色葡萄球菌共同培养可出现"卫星现象"，这是由于金黄色葡萄球菌能合成较多的_____因子。

三、名词解释

卫星现象

四、问答题

流感嗜血杆菌所致感染有何特点？

参考答案

一、选择题

1. C　2. B　3. B

二、填空题

1. 新鲜血液　血液成分

2. 体液

3. V 因子

三、名词解释

卫星现象：流感嗜血杆菌生长需要 V 因子和 X 因子，与金黄色葡萄球菌共同培养时，因后者能合成较多 V 因子，可促进流感嗜血杆菌生长，离金黄色葡萄球菌近的流感嗜血杆菌菌落较大，反之，菌落较小，故称之卫星现象。

四、问答题

答：流感嗜血杆菌感染的特点是：①该菌在人群的携带率高，达到 50%；②所致疾病分为原发性感染与继发性感染两类：原发性感染多为有荚膜的 b 型菌株引起的急性化脓性感染，如化脓性脑膜炎、鼻咽炎、心包炎等，属于外源性感染。继发性感染常继发于流感、麻疹、百日咳等疾病，大多由无荚膜的菌株引起，属于内源性感染。③机体对该菌的免疫力以体液免疫为主，但是免疫力不持久。

第十五章　动物源性细菌

 学习目标

1. **掌握**　动物源性细菌的概念；布鲁菌、炭疽芽胞杆菌、鼠疫耶尔森菌的致病性和防治原则。
2. **熟悉**　动物源性细菌的生物学性状和微生物学检查法。
3. **了解**　其他动物源性细菌的致病性和防治原则。

内容精讲

以动物作为传染源，能引起人类和动物发生人兽共患病的病原菌称为动物源性细菌。家畜或野生动物作为储存宿主，人类因通过接触病畜及其污染物等途径感染而致病。动物源性细菌主要有布鲁菌、鼠疫耶尔森菌和炭疽芽胞杆菌等。

第一节　布鲁菌属

布鲁菌属（*Brucella*）细菌对人致病的有牛布鲁菌、羊布鲁菌、猪布鲁菌等，其中在我国流行的主要是羊布鲁菌病。

1. 生物学性状　布鲁菌为 G^- 小球杆菌，对营养要求较高，常用肝浸液培养基培养。为需氧菌，但初次培养需 $5\%\sim10\%$ 的 CO_2，生长缓慢。该菌含有两种抗原，牛布鲁菌含 A 抗原多，羊布鲁菌含 M 抗原多，因此可根据两种抗原的比例不同对细菌进行鉴别。牛布鲁菌 A：M＝20：1，羊布鲁菌 A：M＝1：20，猪布鲁菌 A：M＝2：1。

2. 致病性和免疫性　人类主要通过接触病畜及其分泌物或接触被污染的畜产品，经皮肤、黏膜、眼结膜、消化道、呼吸道等不同途径感染。其主要致病物质是内毒素，此外，荚膜与侵袭性酶类（透明质酸酶、过氧化氢酶等）增强了该菌的侵袭力。人被感染后，经 $1\sim6$ 周潜伏期，细菌可被中性粒细胞和巨噬细胞吞噬，在细胞内繁殖后入血释放内毒素，致患者发热；随后细菌随血流进入肝、脾、骨髓、淋巴器官等，此时则热退。在这些地方细菌大量繁殖后再入血又导致发热。如此周而复始，因此该病又称"波浪热"。布鲁菌为细胞内寄生菌，其免疫特点是以细胞免疫为主。

3. 微生物学检查法　诊断方法有分离培养与鉴定、血清学试验及皮肤试验。

4. 防治原则　控制和消灭家畜布鲁菌病、切断传播途径和免疫接种是三项主要的预防措施。免疫预防应接种减毒活疫苗，治疗可采用抗生素及综合疗法。

第二节　耶尔森菌属

耶尔森菌属（*Yersinia*）属肠杆菌科，是一类 G^- 小杆菌。其中鼠疫耶尔森菌、小肠结肠炎耶尔森菌与假结核耶尔森菌等三种肯定是人类致病菌。本属细菌通常先引起啮齿动物、家畜和鸟类等动物感染，人类通过接触动物、被节肢动物叮咬或食入污染食物等途径感染。

一、鼠疫耶尔森菌

鼠疫耶尔森菌（*Y. pestis*）俗称鼠疫杆菌，是鼠疫的病原菌。鼠疫是法定甲类传染病。

1. 生物学性状　G^- 短杆菌，两端浓染，有荚膜，可呈多形性。在含血液培养基上可形成细小黏稠的粗糙型菌落；在肉汤培养基培养可形成菌膜，摇动后呈"钟乳石"样下沉，该特征有一定鉴别意义。该菌对理化因素抵抗力弱。

2. 致病性和免疫性　鼠疫耶尔森菌的致病性主要与有 F1 抗原、V/W 抗原、外膜蛋白、鼠毒素、内毒素等有关。其中鼠毒素对鼠类有剧烈毒性。

鼠疫是自然疫源性烈性传染病，通过鼠蚤的叮咬而传染人类。人患鼠疫后，又可通过人蚤或呼吸道等途径在人群间流行。临床常见有腺鼠疫、肺鼠疫和败血症型鼠疫。腺鼠疫以局部淋巴结炎为特点；肺鼠疫患者多因呼吸困难与心力衰竭而死亡，死亡患者皮肤常呈黑紫色，故称"黑死病"；败血症型鼠疫表现为休克和 DIC，皮肤黏膜见出血点和瘀斑，全身中毒症状和中枢神经系统症状明显，死亡率高。病后可获牢固体液免疫。

3. 微生物学检查法　诊断方法有直接涂片镜检、分离培养与鉴定、血清学试验以及检查核酸等方法。

4. 防治原则　灭鼠灭蚤是切断传播环节、消灭鼠疫的根本措施。特异性预防是接种减毒活疫苗。治疗可采用抗生素。

二、小肠结肠炎耶尔森菌小肠结肠炎亚种

小肠结肠炎耶尔森菌小肠结肠炎亚种（*Y. enterocolitica subsp. enterocolitica*）为 G^- 球杆菌，无芽胞，无荚膜。营养要求不高，兼性厌氧。本菌为肠道致病菌，天然定植在多种动物（如鼠、兔、猪等）体内，具有侵袭性和产毒性。人类主要通过食用患病动物污染的食物和水引起小肠结肠炎，有些患者可发展为自身免疫并发症的肠外感染如结节性红斑、关节炎、败血症等。本菌引起的肠外感染常呈自限性，不需要做特殊治疗。对肠外感染可采用广谱的头孢菌素与氨基苷类联用。

三、假结核耶尔森菌假结核亚种

假结核耶尔森菌假结核亚种（*Y. pseudotuberculosis subsp. pseudotuberculosis*）存在多种动物的肠道中。G^-，无荚膜，无芽胞。该菌对豚鼠、家兔、鼠类有很强的致病性，患病动物的肝、脾、肺和淋巴结易形成多发性粟粒状结核结节。人类主要通过食用患病动物污染的食物引起胃肠炎、肠系膜淋巴结肉芽肿、回肠末端炎，也可发生结节性红斑等自身免疫病。治疗可采用广谱抗生素。

第三节　芽胞杆菌属

芽胞杆菌属（*Bacillus*）是一群需氧、能形成芽胞的 G^+ 大杆菌。多数为非致病菌，如枯草杆菌等；少数为致病菌，其中炭疽芽胞杆菌是引起动物和人类炭疽的病原菌，蜡状芽胞杆菌可产生肠毒素引起人类食物中毒。

一、炭疽芽胞杆菌

炭疽芽胞杆菌（*B. anthracis*）镜下呈链状排列，似竹节，有芽胞和荚膜。在普通琼脂培养基上 24h 后可形成"卷发状"菌落。抵抗力特强，但对碘及氧化剂敏感。"青霉素串珠试验"对

本菌有鉴别意义。

炭疽芽胞杆菌主要为食草动物（牛、羊、马等）炭疽病的病原体，其致病物质是荚膜和炭疽毒素。炭疽芽胞杆菌通过皮肤接触、食入和吸入侵入机体后，可出现皮肤炭疽、肠炭疽、肺炭疽。上述三型炭疽均可并发败血症，偶可引起炭疽脑膜炎，死亡率极高。病后免疫力牢固，主要是体液免疫。

预防包括对病畜应严格隔离或处死深埋。特异性预防用炭疽减毒活疫苗进行接种。治疗首选青霉素，也可选用其他广谱抗生素。

二、 蜡样芽胞杆菌

蜡样芽胞杆菌（*B. cereus*）为 G^+ 大杆菌，芽胞多位于菌体中央或次末端。在普通琼脂平板上生长良好，菌落较大，灰白色，表面粗糙似融蜡状。本菌广泛分布于土壤、水、尘埃及淀粉制品、乳和乳制品等食品中，可引起食物中毒。食物中毒有呕吐型和腹泻型；偶可作为外伤后眼部感染的病原菌；免疫功能低下时还可引起心内膜炎、菌血症和脑膜炎等。本菌对红霉素、氯霉素和庆大霉素敏感，对青霉素、磺胺类耐药。

第四节　柯克斯体属

柯克斯体属如贝纳柯克斯体，引起 Q 热。传播媒介是蜱，蜱叮咬野生啮齿动物或家畜后使其感染后成为主要传染源。接种疫苗预防。急性 Q 热口服四环素或者多西环素，慢性 Q 热用多西环素和利福平。

第五节　巴通体属

汉塞巴通体为猫抓病的主要病原体。五日热巴通体为五日热（战壕热）的主要病原体。

第六节　弗朗西丝菌属

弗朗西丝菌属是一类呈多形性的 G^- 小杆菌，有 2 个种。土拉弗朗西丝菌土拉亚种为土拉热的病原体，常引起野生动物的感染，特别常见于野兔中，故俗称野兔热杆菌，人类常因接触野生动物或病畜引起土拉热。

第七节　巴斯德菌属

巴斯德菌属为 G^-、卵圆形或杆状细菌，对人类致病的主要有多杀巴斯德菌（*P. multocida*）。本菌属可引起低等动物的败血症和鸡霍乱。人可通过接触染病的动物而感染，所致疾病有伤口感染、脓肿、肺部感染、脑膜炎、腹膜炎、关节炎等。

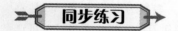

一、选择题
【A 型题】
1. 感染动物后引起母畜流产的病原体是（　　　）

　　A. 布鲁菌　　　　　　　　B. 炭疽芽胞杆菌　　　　　　　　C. 鼠疫耶尔森菌

  D. 钩端螺旋体   E. 空肠弯曲菌

2. 食入未经消毒的羊奶，最有可能引起的病是（　　　）

  A. 结核   B. 波浪热   C. 破伤风

  D. 肉毒中毒   E. 伤寒

3. 引起波浪热的主要原因是（　　　）

  A. 反复形成败血症   B. 细菌容易变异   C. 细菌有较特殊的内毒素

  D. 细菌在胞内繁殖，抗体和药物难起直接作用

  E. 反复形成菌血症，细菌内毒素刺激体温调节中枢

4. 培养布鲁菌应接种于（　　　）

  A. 血平板   B. 巧克力平板   C. 罗氏培养基

  D. 肝浸液培养基   E. 吕氏血清斜面

5. 菌体呈卵圆形，两端浓染的细菌是（　　　）

  A. 炭疽芽胞杆菌   B. 白喉棒状杆菌   C. 结核分枝杆菌

  D. 鼠疫耶尔森菌   E. 伤寒沙门菌

6. 鼠疫耶尔森菌在形态染色上不同于布鲁菌的是（　　　）

  A. 革兰染色阴性短杆菌 B. 可形成荚膜   C. 无鞭毛

  D. 不形成芽胞   E. 菌体大小形态因环境不同而异

7. 人类历史上第一个被发现的病原菌是（　　　）

  A. 破伤风梭菌   B. 肉毒梭菌   C. 炭疽芽胞杆菌

  D. 葡萄球菌   E. 白喉棒状杆菌

8. 致病菌中最大的细菌是（　　　）

  A. 破伤风梭菌   B. 产气荚膜梭菌   C. 炭疽芽胞杆菌

  D. 肉毒梭菌   E. 枯草杆菌

9. 人类最常见的炭疽病是（　　　）

  A. 肺炭疽   B. 肠炭疽   C. 炭疽败血症

  D. 脑炭疽   E. 皮肤炭疽

10. 炭疽毒素毒性作用主要是直接损伤（　　　）

  A. 白细胞   B. 红细胞   C. 微血管内皮细胞

  D. 肝细胞   E. 脾细胞

11. 均能在体内形成荚膜，在体外形成芽胞的细菌是（　　　）

  A. 肺炎链球菌、产气荚膜梭菌

  B. 破伤风梭菌、炭疽芽胞杆菌

  C. 产气荚膜梭菌、炭疽芽胞杆菌

  D. 肺炎链球菌、炭疽芽胞杆菌

  E. 破伤风梭菌、产气荚膜梭菌

12. 结合临床症状可作炭疽病初步诊断的直接镜检结果是（　　　）

  A. 找到革兰阳性芽胞大杆菌

  B. 找到有荚膜的竹节状革兰阳性大杆菌

  C. 找到有芽胞链状革兰阳性大杆菌

  D. 找到有荚膜的革兰阳性大杆菌

  E. 找到革兰阳性大杆菌

13. 鼠疫耶尔森菌、炭疽芽胞杆菌、布鲁菌三者共同特性是（　　　）

  A. 革兰染色阴性   B. 有芽胞   C. 可感染动物

D. 大多为经皮肤感染　　　E. 经昆虫媒介感染

【X 型题】

1. 人兽共患病有（　　　）

    A. 波浪热　　　　　　　　B. 钩端螺旋体病　　　　　　　C. 伤寒

    D. 鼠疫　　　　　　　　　E. 流感

2. 有关布鲁菌的致病性的叙述，哪几项是错误的（　　　）

    A. 可反复入血形成菌血症　　　B. 致病物质主要是内毒素　　　C. 感染人类可引起流产

    D. 引起长期慢性反复发热　　　E. 为胞外菌感染

3. 布鲁菌侵入人体的途径包括（　　　）

    A. 节肢动物叮咬　　　　　B. 眼结膜　　　　　　　　　C. 消化道

    D. 呼吸道　　　　　　　　E. 皮肤接触

4. 有关鼠疫的叙述，哪一项是正确的（　　　）

    A. 是自然疫源性烈性传染病

    B. 人类鼠疫发生流行时一般先在鼠类间发病和流行

    C. 通过鼠蚤、人蚤叮咬和呼吸道等途径传播

    D. 临床常见有腺鼠疫、肺鼠疫和败血症型鼠疫

    E. 感染后不能获得牢固的免疫力

5. 有关炭疽芽胞杆菌的致病性的叙述，哪几项是错误的（　　　）

    A. 菌毛、荚膜与炭疽毒素是主要致病物质

    B. 人接触病畜或动物皮毛可患皮肤炭疽

    C. 食入未煮熟的病畜肉类、奶等可患肠炭疽

    D. 吸入含大量病菌芽胞的尘埃可发生肺炭疽

    E. 炭疽毒素主要损伤皮肤和黏膜上皮细胞

6. 小肠结肠炎耶尔森菌的致病物质主要是（　　　）

    A. 荚膜　　　　　　　　　B. 耐热肠毒素　　　　　　　C. 不热肠毒素

    D. V-W 抗原　　　　　　　E. 溶血毒素

二、填空题

1. 鼠疫的主要传播媒介是＿＿＿＿＿＿。

2. 炭疽毒素由＿＿＿＿＿、＿＿＿＿＿和＿＿＿＿＿成分组成。

3. Ascoli 热沉淀反应检测的抗原是＿＿＿＿＿杆菌的＿＿＿＿＿抗原。

4. 布鲁菌所含抗原物质中，能鉴别牛、羊、猪等三种布鲁菌的是＿＿＿＿＿和＿＿＿＿＿两种抗原物质。

5. 炭疽芽胞杆菌的致病物质主要是＿＿＿＿＿和＿＿＿＿＿。

6. 引起 Q 热的病原体是＿＿＿＿＿，其传播媒介是＿＿＿＿＿。

三、名词解释

1. 动物源性疾病　　2. 波浪热　　3. 青霉素串珠试验

四、问答题

1. 动物源性细菌主要有哪些？各引起哪些人畜共患病？

2. 布鲁菌的致病物质是什么？人体对该菌的免疫力有何特点？

3. 简述鼠疫耶尔森菌毒力的构成因素及其致病作用。

4. 鼠疫的流行方式如何？其常见临床类型有哪些？

5. 李某，家中饲养山羊多年，近日家中连续出现不明原因山羊死亡，羊尸体血液不凝固，昨日李某食用病死山羊肉后于今日出现连续性呕吐，右手部出现疖肿，继而出现坏死并形成特殊的黑

色焦痂，查体发现患者全身中毒症状重，伴肠麻痹及血便。试解析：①患者感染什么病，诊断依据是什么？②家中病死山羊应如何处置，为什么？③这类病例的处置原则是什么？

参考答案

一、选择题

【A 型题】

1. A　2. B　3. E　4. D　5. D　6. E　7. C　8. C　9. E　10. C　11. C　12. B　13. C

【X 型题】

1. ABDE　2. CE　3. BCDE　4. ABCD　5. AE　6. BD

二、填空题

1. 鼠蚤

2. 保护性抗原　致死因子　水肿因子膜

3. 炭疽　菌体多糖

4. A 抗原　M 抗原

5. 炭疽毒素　荚膜

6. 贝纳柯克斯体　蜱

三、名词解释

1. 动物源性疾病：以动物作为传染源的人畜共患疾病称为动物源性疾病，主要是由于人类直接接触病畜或其污染物及媒介动物叮咬等途径感染而致病。如布鲁菌病，炭疽等。

2. 波浪热：布鲁菌感染人体引起的间歇性、反复发热。主要由于布鲁菌反复形成菌血症时，内毒素导致机体反复发热，使患者热型呈波浪式，临床称波浪热。

3. 青霉素串珠试验：炭疽芽胞杆菌在含低浓度青霉素的培养基中生长，由于细胞壁肽聚糖合成受抑制而发生形态结构的变异，菌体肿大成圆球状，链状排列而成串珠状。该试验可区别炭疽芽胞杆菌和其他需氧芽胞杆菌。

四、问答题

1. 答：主要的动物源性细菌及其所致人畜共患病包括：①布鲁菌引起人类布鲁菌病，即波浪热，在动物中则主要引起母畜流产；②鼠疫耶尔森菌引起人和啮齿动物(鼠类)的鼠疫；③炭疽芽胞杆菌：主要引起人和草食动物的炭疽；④小肠结肠炎耶尔森菌，引起小肠结肠炎等肠道感染。

2. 答：布鲁菌的致病物质是内毒素、荚膜与侵袭性酶(透明质酸酶等)。人体对布鲁菌的免疫特点是：①由于布鲁菌为胞内寄生菌，故其免疫以细胞免疫为主；②抗体可发挥调理促吞噬作用；③细胞免疫和IV型超敏反应所导致的免疫保护及病理损伤，在慢性与反复发作的病程中往往交织存在。

3. 答：鼠疫耶尔森菌毒力的构成因素包括 F1 抗原(荚膜抗原)、V-W 抗原、外膜蛋白、鼠毒素和内毒素。F1 抗原、V-W 抗原、外膜蛋白均具有抗吞噬作用，与细菌侵袭力有关；鼠毒素为外毒素，能损伤血管内皮细胞，导致致死性休克；内毒素可致机体发热，产生休克和 DIC 等。

4. 答：鼠疫的流行方式：鼠疫为自然疫源性烈性传染病，在人群中流行前，一般先在鼠类间发病和流行，通过鼠蚤的叮咬而传染人类。人患鼠疫后，又可通过人蚤或呼吸道途径在人群间流行。鼠疫的常见临床类型有腺鼠疫、肺鼠疫和败血症型鼠疫三类。

5. 答：①根据患者有接触和食用病畜史，以及手部疔肿，继而出现坏死并形成特殊的黑色焦痂的表现，可初步诊断为炭疽芽胞杆菌感染。②由省市县三级卫生部门立即对余下的病死山羊进行深埋 2 米以下处理，隔离传染源，严禁擅自处理病畜、剥皮和煮食以切断传播途径。③处置原则是逐级上报疾控中心，尽快在当地医院明确诊断，立即接受隔离治疗，控制病情，预防重点应放在控制家畜的感染和牧场的污染上。对疫区家畜应进行预防接种。特异性预防用炭疽减毒活疫苗进行皮上划痕接种，免疫力可维持 1 年。治疗以青霉素为首选，也可选用其他广谱抗生素。

第十六章　其他细菌

 学习目标

1. 掌握　白喉棒状杆菌的致病性和免疫性及防治原则。

2. 熟悉　白喉棒状杆菌的生物学性状；百日咳鲍特菌、嗜肺军团菌、铜绿假单胞菌和空肠弯曲菌的致病性和免疫性。

3. 了解　白喉棒状杆菌的微生物学检查法；百日咳鲍特菌、嗜肺军团菌、铜绿假单胞菌和空肠弯曲菌的生物学性状、微生物学检查法及防治原则。

 内容精讲

第一节　棒状杆菌属

棒状杆菌属（*Corynebacterium*）细菌大多为条件致病菌，能引起人类传染的主要是白喉棒状杆菌。白喉棒状杆菌（*C. diphtheriae*）俗称白喉杆菌，是白喉的病原体。白喉是一种常见的急性呼吸道病，患者咽喉部出现灰白色的假膜为其病理学特征。

1. 生物学性状　菌体一端或两端膨大成棒状，排列不规则。革兰染色阳性。用 Neisser 或 Albert 染色可见有特征性的异染颗粒，具有鉴别意义。需氧或兼性厌氧，在含有凝固血清的吕氏血清斜面上生长迅速，在含有 0.03%～0.04% 亚碲酸钾的血平板上菌落呈黑色。白喉杆菌对磺胺药不敏感，但对青霉素和广谱抗生素敏感。

2. 致病性和免疫性

（1）致病物质　主要为白喉外毒素，只有溶原性 β-棒状噬菌体的白喉杆菌才能产生该毒素。毒素由 A、B 两个亚单位组成，A 亚单位是毒性基团，B 亚单位与受体结合，其作用机制是使细胞内延伸因子 2（EF-2）灭活，影响蛋白质的合成，致细胞坏死。

（2）所致疾病　白喉杆菌经呼吸道飞沫或污染的物品进入机体，首先在鼻咽部黏膜上繁殖并分泌毒素，细菌和毒素使黏膜上皮产生炎症，在黏膜表面形成假膜。假膜由渗出的纤维蛋白将炎性细胞、黏膜坏死组织和白喉杆菌凝聚在一起形成，易脱落而引起呼吸道阻塞，成为白喉早期致死的主要原因。细菌不侵入血流，但毒素可侵入血流，与易感组织结合，累及心肌和周围神经、肾和肾上腺等，故心肌炎是白喉晚期致死的主要原因。

（3）免疫性　白喉的免疫主要靠抗毒素中和外毒素的作用，白喉病后可获牢固持久免疫力。

3. 微生物学检查法　直接染色镜检对白喉可做出初步诊断；分离培养采用吕氏血清斜面、亚碲酸钾平板；毒力试验有体内法（豚鼠体内中和试验）和体外法（Elek 平板毒力试验）。

4. 防治原则　特异性预防注射采用百日咳死菌苗、白喉类毒素和破伤风类毒素制成三联疫苗（DPT）进行预防。紧急预防注射白喉抗毒素。治疗注射白喉抗毒素加抗生素。

第二节　鲍特菌属

鲍特菌属（*Bordetella*）是一类 G⁻ 小球杆菌，包括百日咳鲍特菌、副百日咳鲍特菌等。百日咳鲍特菌俗称百日咳杆菌，引起人类百日咳。

百日咳杆菌为短小杆菌，无鞭毛或芽胞，有荚膜。营养要求高，初次分离培养用含甘油、马铃薯和血液的鲍-金（Bordet-Gengou）培养基。

百日咳杆菌的致病物质主要有荚膜、菌毛及产生的多种毒素等，引起百日咳。细菌经飞沫侵入，一般不侵入血流，仅在气管和支气管黏膜上繁殖，产生毒素，引起局部炎症和坏死。病程长，分为卡他期、痉咳期和恢复期，在痉咳期出现阵发性剧咳。

患者可获得持久免疫力，主要是局部黏膜免疫。

微生物学检查法以分离百日咳杆菌为主。

应用DPT疫苗进行主动免疫。治疗首选红霉素和罗红霉素。

第三节　军团菌属

军团菌属（*Legionella*）为G⁻，包括46个菌种，其中主要致病菌为嗜肺军团菌。该菌呈杆状，有端生或侧生鞭毛，微需氧，多数菌株在$2.5\%\sim5\%$ CO_2环境中生长良好，培养常采用BCYE培养基。嗜肺军团菌广泛存于自然界，对常用消毒剂敏感。

致病物质有微荚膜、菌毛、毒素和多种酶类。主要通过吸入带菌飞沫、气溶胶而感染，引起军团病。有流感样型、肺炎型和肺外感染三种临床类型。肺炎型军团病出现以肺部感染为主的继发性感染，常见的感染来源为污染的空调和供水系统，是近年来医院感染的病原菌之一。

嗜肺军团菌是胞内寄生菌，细胞免疫在机体抗感染过程中起重要作用。

军团菌病的诊断主要靠微生物原检查。标本为下呼吸道分泌物、胸水、活检肺组织或血液；痰中能检出该菌的可能性非常小。治疗首选红霉素、利福平。

第四节　假单胞菌属

假单胞菌属（*Pseudomonas*）是一类有荚膜和鞭毛分布广泛种类众多的G⁻。与人类关系较大的是铜绿假单胞菌。铜绿假单胞菌俗称绿脓杆菌，广布于自然界，为条件致病菌。

菌体有荚膜，单端1～3根鞭毛。需氧，普通培养基生长良好，4℃不生长，42℃生长，产生带荧光的绿色水溶性色素，使培养基呈亮绿色。感染后使敷料出现绿色。

致病物质主要是内毒素，还包括菌毛、荚膜、胞外酶和外毒素等多种致病因子。该菌易感染皮肤黏膜受损部位，引起烧伤、创伤和手术切口感染等，也见于长期化疗或使用免疫抑制剂的患者，表现为局部化脓性感染或全身感染，以及菌血症、中耳炎、角膜炎。该菌呈多重耐药性，是医院感染的常见致病菌，主要通过污染的医疗器械及带菌医务人员传播。

中性粒细胞的吞噬作用在抗铜绿假单胞菌感染中起着重要的作用。此外，分泌型IgA的黏膜表面免疫作用也有一定的抗感染作用。

根据不同的疾病可采取不同的标本。疫苗已开始应用。治疗可选用庆大霉素、多黏菌素。

第五节　弯曲菌属

弯曲菌属（*Campylobacter*）是一类呈逗点状或S形的G⁻杆菌，广泛分布于动物界，可以引起人及动物的腹泻、胃肠炎和肠道外的感染。对人致病的有大肠弯曲菌、空肠弯曲菌、胎儿弯曲菌，其中以空肠弯曲菌最重要。

菌体形态细长，呈弧形、螺旋形、S形或海鸥状，运动活泼，一端或两端有单鞭毛。微需氧，最适生长温度为42℃。

空肠弯曲菌是散发性细菌性胃肠炎最常见的菌种之一。该菌常通过污染饮食、牛奶、水源等被食入而传播。在发展中国家，50％以上的感染由污染的鸡肉引起。空肠弯曲菌的致病作用与其侵袭力和毒素有关。人类感染与感染剂量和宿主免疫状态亦有关。

机体感染空肠弯曲菌后可产生特异性抗体，能通过调理作用和活化补体等作用增强吞噬细胞的吞噬、杀灭细菌及补体的溶菌作用。

可用粪便标本涂片、镜检、查出 G^- 弧形或海鸥状弯曲菌。分离培养或 PCR 可直接检测粪便中的弯曲菌。无特异性预防方法。可用红霉素、氨基糖苷类抗生素治疗。

第六节　不动杆菌属

不动杆菌属为专性需氧的革兰阴性菌，呈球形或球杆状；广泛分布于土壤和水中，易在潮湿环境中生存；是机会致病菌。其中鲍曼不动杆菌较多见，也是导致医院感染的常见菌之一；该菌携带多种耐药基因，可传递和接受其他细菌的耐药基因，故可对多种抗生素耐药。

第七节　窄食单胞菌属

窄食单胞菌属为专性需氧的非发酵型 G^- 杆菌；菌落呈针尖状，直径 0.5～1mm，中央凸起；在血平板上有刺鼻的氨味，呈 β 溶血；在营养琼脂培养基上显示灰黄色素或无色素；该菌生化反应不活跃，能快速分解麦芽糖而迅速产酸，故得名。

其临床分离率仅次于铜绿假单胞菌和鲍曼不动杆菌，是人类重要的机会致病菌和医院感染菌。该菌还是人、畜、水产动物和水稻等植物共同的病原菌。临床上以下呼吸道感染最为常见；该菌所致的血流感染病死率高，如此高的死亡率的主要原因是在于该菌具有多重耐药性。

第八节　莫拉菌属

莫拉菌属为 G^- 小杆菌、球杆菌或球菌；属机会致病菌，感染多发生于肿瘤及化疗、放疗等免疫功能低下的患者；卡他莫拉菌是引起医院内患者上呼吸道感染的常见病原菌。其致病物质主要是内毒素。

第九节　气单胞菌属

气单胞菌属是一类具有单端鞭毛、有荚膜的 G^- 短杆菌；能利用 D-葡萄糖作为唯一或主要碳源和能量来源。嗜水气单胞菌为水中常居菌，进食由细菌污染的水和食物等而发生肠内感染，也可引起肠外感染；能致肠内感染导致腹泻的气单胞菌可产生肠毒素。肠毒素分为细胞溶解性、细胞毒性和细胞兴奋性三种。

第十节　李斯特菌属

仅产单核细胞李斯特菌对人类致病，引起李斯特菌病。产单核细胞李斯特菌的形态为球杆状，常成双排列。革兰阳性。属胞内寄生菌。产单核细胞李斯特菌在室温中动力活泼，但在37℃时动力缓慢，此特征可作为初步判定。

产单核细胞李斯特菌在人群中致病多见于新生儿、高龄孕妇和免疫功能低下者。其致病物质为李斯特菌溶素 O，与链球菌溶素 O 和肺炎链球菌溶素的基因具有同源性。该菌所致新生儿疾病有早发和晚发两型。早发型为宫内感染，常致胎儿败血症，病死率极高。晚发型在出生后 2～3 天引起脑膜炎、脑膜脑炎和败血症等。该菌致成人感染主要是引起脑膜炎和败血症等。

本菌容易被认为是污染的杂菌而丢弃，幼龄培养呈革兰阳性，48h 后多转为革兰阴性。因此当遇到 25℃培养有动力的杆菌，而按照 G⁻ 杆菌鉴定不符时，应考虑到产单核细胞李斯特菌的可能。

同步练习

一、选择题

1. 白喉棒状杆菌的特点是（　　）

    A. 革兰染色阴性   B. 在普通培养基中生长迅速   C. 有异染颗粒

    D. 内毒素致病   E. 对磺胺敏感

2. 使用白喉抗毒素，错误的是（　　）

    A. 使用前一定要做皮肤过敏试验

    B. 发现过敏者，无法使用

    C. 可用于紧急预防

    D. 可用于治疗

    E. 可用于治疗，必须早期足量

3. 使白喉杆菌体与胞质颗粒着染颜色不同的染色法是（　　）

    A. 美蓝染色法   B. 抗酸染色法   C. 革兰染色法

    D. Albert 染色法   E. 墨汁染色法

4. 异染颗粒（　　）

    A. 见于多数细菌   B. 是细菌恒定结构   C. 是细菌特殊结构

    D. 存在于胞质中   E. 是细菌染色体编码

5. 白喉局部病变的特征是（　　）

    A. 假膜   B. 脓肿   C. 红肿

    D. 溃疡   E. 水肿

6. Elek 平板毒力试验的原理为（　　）

    A. 直接凝集反应   B. 琼脂免疫双向扩散   C. 琼脂免疫单向扩散

    D. 对流免疫电泳   E. 毒素与抗毒素中和反应

7. 关于白喉杆菌的叙述，下列哪项是错误的（　　）

    A. 为人类白喉的病原菌   B. 人类对其普遍易感   C. 偶可侵害眼结膜、阴道等处

    D. 从人体分离的菌株均为有毒株   E. 菌体本身无产毒基因

8. 关于白喉免疫的叙述，错误的是（　　）

    A. 主要为抗毒素中和外毒素的作用

    B. 人出生时，可从母体获得免疫

    C. 患病后可获得免疫

    D. 隐性感染后无免疫力

    E. 接种 DPT 后可获得免疫

9. 百日咳杆菌的分离与培养应采用（　　）

A. EMB 培养基   B. 巧克力培养基   C. 鲍金（B-G）培养基

D. SS 培养基   E. 吕氏血清培养基

10. 对军团菌的描述，错误的是（   ）

    A. 广泛存在于各种水环境中

    B. 可寄生在单核吞噬细胞中

    C. 是引起医院性肺炎的常见病原菌

    D. 治疗首选红霉素

    E. 对外界环境抵抗力低

11. 女，5岁，发热5日，咽痛。免疫接种史不详。查体，在咽喉壁、腭弓和悬雍垂等处发现灰白色膜状物。初步诊断为（   ）

    A. 白喉   B. 急性喉炎   C. 扁桃体炎

    D. 支气管炎   E. 病毒性咽炎

12. 男孩，5岁，咳嗽1个月。初起发热、喷嚏、咳嗽等症。现已不发热，但咳嗽日渐加重，尤夜间为重，为阵发性痉咳伴呕吐。体检：患儿精神萎靡，面部水肿，眼结膜出血，舌系带溃疡，肺部未闻及啰音。实验室检查：白细胞总数升高达 $30 \times 10^9/L$。经红霉素治疗3天后症状减轻。其感染的病原菌最可能是（   ）

    A. 肺炎链球菌   B. 呼吸道合胞病毒   C. 腺病毒

    D. 肺炎支原体   E. 百日咳鲍特菌

13. 一烧伤患者入院后2天出现寒战、高热，体温40～41℃，呈弛张热，创面渗出绿色脓液伴有生姜味。实验室检查：白细胞总数及中性粒细胞升高，核左移并出现细胞内中毒性颗粒，嗜酸性粒细胞减少。临床诊断败血症，其病因可能是（   ）

    A. 大肠埃希菌   B. 金黄色葡萄球菌   C. 变形杆菌

    D. 铜绿假单胞菌   E. 白假丝酵母

二、填空题

1. 有选择鉴别白喉棒状杆菌的培养基是_____，在此培养基上形成的菌落呈_____色。

2. 白喉早期死亡的主要原因是_____，晚期死亡的主要原因是_____。

3. 空肠弯曲菌广泛存在于禽类的_____，人类接触后主要引起_____。

4. 铜绿假单胞菌生长温度的上限是_____，氧化酶试验_____？

5. 铜绿假单胞菌在生长繁殖过程中能产_____色素。

6. 嗜肺军团菌广泛分布于自然界，其中以_____中常见。侵入人体后可寄生在_____细胞内，故人体对该菌的免疫机制以_____为主。

三、名词解释

1. 异染颗粒   2. 百白破三联疫苗（DPT）

四、问答题

1. 简述白喉棒状杆菌的致病物质及所致疾病的特点。

2. 对密切接触过白喉患者的易感儿童，应怎样处理？

3. 简述百日咳杆菌的致病物质有哪些？各有何毒性作用？

4. 铜绿假单胞菌的感染有何特点？

5. 哪些人易患军团菌病？怎样防治军团菌病？

6. 试比较流感嗜血杆菌与百日咳杆菌生物学性状及致病性的异同？

参考答案

一、选择题

1. C　2. B　3. D　4. D　5. A　6. B　7. D　8. D
9. C　10. C　11. A　12. E　13. D

二、填空题

1. 亚碲酸钾血琼脂培养基　黑
2. 假膜脱落阻塞气管　心肌炎
3. 肠道　急性胃肠炎
4. 42℃　阳性
5. 绿色水溶性
6. 人工管道的水源　吞噬　细胞免疫

三、名词解释

1. 异染颗粒：染色时与菌体着色不同的颗粒，主要成分为核糖核酸和多磷酸盐，嗜碱性强。异染颗粒是白喉杆菌形态上的主要特征，有重要的鉴别意义。

2. 百白破三联疫苗：由百日咳死菌苗、白喉类毒素和破伤风类毒素组成，可预防百日咳、白喉和破伤风。

四、问答题

1. 答：白喉棒状杆菌的致病性与其产生的白喉外毒素有关。白喉外毒素属于细胞毒素，含有 A 和 B 两个亚单位，B 亚单位起着与细胞表面受体结合的作用，使具有酶活性的 A 亚单位进入细胞，发挥毒性作用；通过对细胞内延伸因子 2(EF-2)的灭活，影响蛋白质的合成。

　　白喉棒状杆菌存在于患者及带菌者的鼻咽腔中，随飞沫或污染的物品传播。感染后的白喉棒状杆菌在局部鼻咽黏膜上繁殖并分泌外毒素，使局部黏膜上皮细胞产生炎症及渗出性和坏死性反应，形成灰白色假膜。

2. 答：对密切接触过白喉患者的易感儿童，应肌内注射白喉抗毒素 1000～3000U 作紧急预防。为避免白喉抗毒素引起速发型超敏反应，一般主张立即给密切接触且鼻咽部培养阳性者进行药物预防，如注射青霉素或口服红霉素，而不轻易用抗毒素。

3. 答：百日咳杆菌的致病物质除荚膜、菌毛、内毒素外，还包括：①百日咳毒素(外毒素)：与细胞附着纤毛上皮细胞及引起阵发性咳嗽有关；②腺苷酸环化酶毒素：可抑制巨噬细胞的氧化活性，抑制中性粒细胞的趋化、吞噬及杀伤作用，抑制 NK 细胞的杀细

胞作用；③丝状红细胞凝集毒素：促进细菌对纤毛上皮细胞的黏附；④气管细胞毒素：对气管纤毛上皮细胞有特殊的亲合力，低浓度时抑制纤毛的摆动，高浓度时使细胞坏死脱落；⑤皮肤坏死毒素：不耐热，能引起外周血管收缩、白细胞渗出或出血，致局部组织缺血、坏死等。

4. 答：铜绿假单胞菌感染的特点有：①铜绿假单胞菌是条件致病菌，当机体免疫力低下时引起感染，如大面积烧伤患者的继发感染。该菌通过接触传染，是医源性感染和院内交叉性感染的常见病原菌。②铜绿假单胞菌具有多种毒素和酶，有较强的蛋白分解能力，可感染人体的任何部位和组织，引起化脓性感染，脓液稀薄带绿色，并常引起败血症。③铜绿假单胞菌抵抗力较强，对多种抗生素耐药，因此治疗应选用敏感的抗生素。

5. 答：（1）军团菌病的易感者多为免疫力低下者，包括使用免疫抑制剂、免疫缺陷、原有呼吸道疾病等人群，如器官移植、老年慢性气管炎患者及艾滋病患者等。

　　（2）对于预防军团菌病至今尚无特异性方法。预防应加强水源管理，包括对人工管道系统的消毒处理。治疗首选红霉素，对治疗反应迟缓的可合用利福平及其他药物。

6. 答：（1）百日咳杆菌和流感嗜血杆菌在形态结构、染色性、培养和致病性等方面都有相似之处。如都是 G^- 小杆菌，无鞭毛和芽胞，营养要求高；强毒株都有菌毛、荚膜和内毒素。

　　（2）两者不同点主要有：①培养所需营养物质不同：流感嗜血杆菌需新鲜血液提供 X 因子和 V 因子，培养基为加热后的血平板，谓之"巧克力色平板"；百日咳杆菌需甘油、马铃薯和血液配置的鲍-金(B-G)培养基。②致病物质：百日咳杆菌除荚膜、菌毛和内毒素外，还可产生外毒素。③感染类型和所致疾病：无荚膜的流感嗜血杆菌是条件致病菌，主要引起内源性感染、继发感染；有荚膜的强毒株引起外源性原发感染，并可侵入血流引起败血症，因此感染部位并不限于呼吸道。百日咳杆菌是具有高度传染性的致病菌，主要通过飞沫传播，引起呼吸道感染，以外毒素损伤呼吸道纤毛细胞从而引起痉挛性阵咳。百日咳杆菌不入血，因此不引起败血症。

第十七章　放线菌

📖 学习目标

1. **掌握**　放线菌属和诺卡菌属的生物学性状及其致病特点。
2. **熟悉**　放线菌属和诺卡菌属的微生物学检查法及防治原则。
3. **了解**　放线菌与医用抗生素的关系。

📖 内容精讲

　　放线菌因能形成分枝的长丝，引起的疾病常是慢性过程，酷似真菌感染，因而以往将它们列入真菌。实际上它们均属原核细胞型微生物，对常用抗生素均敏感。放线菌种类多，常见有放线菌属、诺卡菌属、链霉菌属等。目前广泛应用的抗生素 70% 由各种放线菌产生，如链霉素、卡那霉素等。

第一节　放线菌属

　　放线菌属（*Actinomyces*）有 35 种，对人致病性较强的主要是衣氏放线菌。

　　1. 生物学性状　革兰染色阳性的非抗酸性丝状菌。厌氧或微需氧，难培养。在患者病灶组织和瘘管流出的脓样物质中，可找到肉眼可见的黄色硫黄状小颗粒，称为硫黄样颗粒。它是放线菌在组织中形成的菌落。硫黄样颗粒压片后镜检，可见放射状排列的菌丝，形似菊花状。

　　2. 致病性和免疫性　放线菌属大多属正常菌群。在机体抵抗力下降、口腔卫生不良、拔牙或外伤时引起内源性感染，导致软组织的化脓性炎症。感染涉及的器官较多，最常见的为面颈部感染，另外与龋齿和牙周炎有关。机体对放线菌属的免疫主要靠细胞免疫。

　　3. 微生物学检查法　在脓汁、痰液和组织切片中寻找硫黄样颗粒。将硫黄样颗粒压片，可见 G+ 菊花样菌丝即可确诊。

　　4. 防治原则　注意口腔卫生，及时治疗口腔疾病。对脓肿及瘘管应及时清创处理，同时大量、长期使用抗生素治疗，药物首选青霉素。

第二节　诺卡菌属

　　诺卡菌属（*Nocardia*）有 51 种，不属正常菌群，对人致病的主要有星形诺卡菌、巴西诺卡菌和鼻疽诺卡菌。我国最常见的为星形诺卡菌。

　　1. 生物学性状　形态染色与放线菌属相似，但菌丝末端不膨大。部分菌株有弱抗酸阳性，大多诺卡菌属专性需氧，营养要求不高，生长缓慢，在固体培养基上形成表面干燥、有皱褶或蜡样菌落，不同菌株产生不同色素。

　　2. 致病性　诺卡菌属感染为外源性感染。主要通过吸入或创伤侵入机体，引起化脓性炎症。原发部位多在肺部，引起肺部感染和肺脓肿。易经血行传播，引起脑膜炎或脑脓肿。亦可引起皮下组织感染，形成脓肿和多发性瘘管。

3. 微生物学检查法 在脓汁、痰液等标本中查找黄、红、黑色颗粒状诺卡菌属菌落。

4. 防治原则 无特异性预防。对脓肿和瘘管可手术清创，切除坏死组织。治疗可用抗生素或磺胺类药。

同步练习

一、选择题

1. 衣氏放线菌感染的最常见部位是（ ）

    A. 肠道   B. 中枢神经系统   C. 面颈部软组织

    D. 胸膜   E. 泌尿道

2. 在病灶组织和脓样物质中见到的"硫黄样颗粒"提示是哪种病原体感染（ ）

    A. 衣氏放线菌   B. 白假丝酵母   C. 新生隐球菌

    D. 伯氏疏螺旋体   E. 产气荚膜梭菌

3. 放线菌与龋齿和牙周炎有关，能产生一种黏性很强的物质，这种物质是（ ）

    A. 6-去氧太洛糖   B. 荚膜   C. 普通菌毛

    D. 顶端结构   E. 鞭毛

4. 某老年男性患者，因牙痛引起左颊部红肿，软组织变硬，局部皮肤发黑，有一瘘管形成并不断排脓，其脓汁中含有黄色颗粒，压片镜检呈菊花状，该患者可能感染的是（ ）

    A. 衣氏放线菌   B. 星形诺卡菌   C. 新生隐球菌

    D. 白假丝酵母   E. 巴西诺卡菌

5. 某肿瘤患者，咳嗽1个月，低热，脓痰，痰标本中可见黑色颗粒状菌落，该患者可能感染的是（ ）

    A. 结核分枝杆菌   B. 白假丝酵母   C. 衣氏放线菌

    D. 星形诺卡菌   E. 巴西诺卡菌

6. 放线菌与分枝杆菌在生物学上的相同点为（ ）

    A. 属放线菌目   B. 抗酸染色阴性   C. 生长慢，37℃需2～4周形成菌落

    D. 革兰阳性丝状菌   E. 抗感染免疫以体液免疫为主

7. 放线菌与多细胞真菌的相似点是（ ）

    A. 属真核细胞微生物 B. 对常用抗生素不敏感   C. 不形成孢子的丝状菌

    D. 需氧或微需氧   E. 在体内外形成长丝，有分枝或缠绕成团

二、名词解释

硫黄样颗粒

三、问答题

1. 放线菌属引起的感染有何主要特点？

2. 诺卡菌属引起的感染有何主要特点？

参考答案

一、选择题

                           1. C   2. A   3. A   4. A   5. D   6. A   7. E

二、名词解释

硫黄样颗粒：是放线菌属感染的病灶组织和瘘管脓样物质中形成的菌落，肉眼可见为黄色小颗粒，称为硫黄样颗粒，压片镜检呈菊花状。

三、问答题

1. 答：放线菌属多存在于正常人口腔等与外界相通的腔道，属于正常菌群，引起的感染多为内源性感染，导致软组织的化脓性炎症，并且多为慢性无痛过程，常伴有瘘管形成，排出硫黄样颗粒。

2. 答：诺卡菌属感染多为外源性感染，偶尔可吸入肺部或侵入创口，引起化脓性感染。星形诺卡菌常侵入肺部，主要引起化脓性炎症和坏死，症状与结核相似。此菌可通过血行播散，约有 1/3 患者可引起脑膜炎与脑脓肿。巴西诺卡菌可形成瘘管。

第十八章 支原体

📓 **学习目标**

1. **掌握** 支原体的概念;肺炎支原体与脲原体的致病性。
2. **熟悉** 支原体的生物学性状。
3. **了解** 支原体的微生物学检查法及防治原则。

📔 **内容精讲**

支原体（Mycoplasma）是一类缺乏细胞壁、呈高度多形性、能通过滤菌器、在无生命培养基中能生长繁殖的最小原核细胞型微生物。

1. 生物学性状 菌体大小为 $0.3\sim0.5\mu m$，多形态性，G^-，但不易着色，一般以吉姆萨染色较佳。细胞膜厚，内含胆固醇，故对作用胆固醇的物质（如皂素、洋黄地苷、两性霉素 B 等）敏感。营养要求较一般细菌高，培养时需加入 $10\%\sim20\%$ 人或动物血清。微氧环境，适宜 pH 为 $7.6\sim8.0$，但脲原体最适 pH 为 $5.5\sim6.5$。生长缓慢，在固体培养基形成"荷包蛋"样菌落。支原体繁殖方式多样，除二分裂繁殖外，还有分节、断裂、出芽或分枝等繁殖方式。肺炎支原体、生殖支原体能发酵葡萄糖，脲原体能分解尿素，人型支原体能分解精氨酸，可作为支原体鉴别。支原体抗原结构由蛋白质和糖脂组成，特异性高，其血清抗体可用作生长抑制试验和代谢抑制试验。支原体对理化因素的抵抗力较细菌弱，对作用细胞壁的药物如青霉素不敏感，而对干扰蛋白质合成的药物如红霉素等敏感。

支原体有许多特性与细菌 L 型相似。相同点：无细胞壁、呈多形性、能通过滤菌器、对低渗敏感、"荷包蛋"样菌落。不同点：① 支原体在遗传上与细菌无关；② 支原体细胞膜含高浓度的固醇；③ 支原体在一般培养基中稳定，不需高渗环境；④ 支原体生长慢，菌落小。⑤ 液体培养浊度小。

2. 致病性和免疫性 支原体广泛存在于人、动物体，大多不致病。对人致病的主要是肺炎支原体，引起原发性非典型性肺炎；脲原体、人型支原体和生殖支原体能导致泌尿生殖系统感染和不育症。它们以其顶端结构与宿主细胞膜上的受体结合而黏附于细胞，一般为表面感染，大多不侵入血。仅穿透支原体能侵入血液，能黏附并侵入 $CD4^+T$ 细胞引起免疫损伤。

3. 治疗 对青霉素天然耐受，可用大环内酯类、四环素类、喹诺酮类药物治疗。

➤➤➤ **同步练习**

一、选择题

【A 型题】

1. 能在人工无生命培养基中生长繁殖的最小微生物是（　　　）

    A. 细菌   B. 衣原体   C. 支原体

    D. 立克次体   E. 病毒

2. 支原体与细菌的不同点是（　　）

    A. 含有两种核酸　　　　　　B. 含有核糖体　　　　　　　C. 无细胞壁

    D. 细胞核无核膜及核仁，仅有核质

    E. 能在人工培养基上生长

3. 引起原发性非典型性肺炎的病原体是（　　）

    A. 肺炎链球菌　　　　　　　B. 肺炎支原体　　　　　　　C. 肺炎衣原体

    D. 莫氏立克次体　　　　　　E. 奋森疏螺旋体

4. 支原体具有与致病性有关的结构是（　　）

    A. 菌毛　　　　　　　　　　B. 荚膜　　　　　　　　　　C. 顶端结构

    D. 鞭毛　　　　　　　　　　E. 膜壁磷酸

5. 为辅助诊断肺炎支原体肺炎，就选择下列哪种微生物学检查法（　　）

    A. 血培养　　　　　　　　　B. 结核菌素试验　　　　　　C. 冷凝集试验

    D. 肥达试验　　　　　　　　E. 痰液病毒分离

6. 培养支原体时，在培养基中最需含有的成分是（　　）

    A. 磷脂　　　　　　　　　　B. 维生素 B_1　　　　　　　C. 葡萄糖

    D. 胆固醇　　　　　　　　　E. 蛋白质

7. 鉴定支原体最特异敏感的试验是（　　）

    A. 生长抑制试验（GIT）　　B. ELISA 试验　　　　　　　C. 补体结合试验

    D. 免疫荧光试验　　　　　　E. 血凝试验

8. 支原体感染选择哪类药物最敏感（　　）

    A. 破坏细胞壁的抗生素

    B. 影响胞膜蛋白和胞浆蛋白合成的抗生素

    C. 阻断肽聚糖合成的抗生素

    D. 抑制磷壁酸合成的抗生素

    E. 使细胞壁通透性增加的抗生素

【X型题】

1. 性接触传播的支原体有（　　）

    A. 脲原体　　　　　　　　　B. 人型支原体　　　　　　　C. 生殖支原体

    D. 肺炎支原体　　　　　　　E. 穿透支原体

2. 关于支原体的生物学性状，下列哪些是正确的（　　）

    A. 无细胞壁

    B. 多形态性

    C. 能通过滤菌器

    D. 细胞膜中胆固醇含量高

    E. 人工培养基上能生长繁殖

3. 支原体与细菌的相同点是（　　）

    A. 有细胞壁

    B. 含有核糖体

    C. 含有两种核酸

    D. 能在人工培养基上生长

    E. 细胞核无核膜及核仁，仅有核质

二、填空题

1. 支原体是缺乏_____结构、能通过细菌滤器的原核细胞型微生物。

2. 支原体在含有_____培养基上可行成"_____"样菌落。

三、问答题

1. 列表比较支原体与细菌 L 型的主要区别。

2. 简述肺炎支原体与脲原体致病的特点。

参考答案

一、选择题

【A 型题】

1. C　2. C　3. B　4. C　5. C　6. D　7. A　8. B

【X 型题】

1. ABCE　2. ABCDE　3. BCDE

二、填空题

1. 细胞壁

2. 血清　荷包蛋样

三、问答题

1. 答：支原体与细菌 L 型的主要区别如下表所示。

2. 答：肺炎支原体主要经呼吸道传播，能引起原发性非典型性肺炎与上呼吸道感染。肺炎支原体的致病作用是通过其特殊的顶端结构吸附在宿主细胞的表面，并有微管插入细胞内，进而释放核酸酶、过氧化氢等物质，导致红细胞溶解、上皮细胞肿胀与坏死。

脲原体常寄居在人的泌尿生殖道，可引起非淋球菌性尿道炎，继发男女性不孕不育症。还可通过胎盘感染胎儿，出现早产或死胎。新生儿经产道分娩时感染，可出现呼吸或中枢神经系统的症状。

支原体	细菌 L 型
在遗传上与细菌无关	在遗传上与原细菌有关
生长时需胆固醇	生长时不一定需胆固醇
在任何情况下,不能变成细菌	除去诱因,可恢复为原菌

第十九章 立克次体

 学习目标

1. **掌握** 立克次体的概念及共同特点；主要致病性立克次体的传染源、传播媒介和所致疾病。
2. **熟悉** 立克次体的主要生物学性状。
3. **了解** 立克次体感染的微生物学检查法及防治原则。

 内容精讲

第一节 概述

立克次体是一类以节肢动物为传播媒介、严格细胞内寄生的原核细胞型微生物。

立克次体（Rickettsia）的共同特点：① 是介于细菌与病毒之间的一类微生物，G⁻；② 专性细胞内寄生，二分裂繁殖；③ 核酸类型 DNA＋RNA；④ 节肢动物或为宿生宿主，或为储存宿主，或同时为传播媒介；⑤ 大多数是人畜共患病的病原体，对多种抗生素敏感。

1. 生物学性状 立克次体为多形态性，其结构与 G⁻ 菌相似，大多数只能在活细胞内生长。主要致病性立克次体包括普氏立克次体（流行性斑疹伤寒的病原体，又称虱传斑疹伤寒）、斑疹伤寒立克次体〔又称莫氏立克次体，为地方性斑疹伤寒（又称鼠型斑疹伤寒）的病原体〕、恙虫病东方体、查非埃里希体、嗜吞噬细胞无形体等。

2. 致病性和免疫性 立克次体的致病物质主要是内毒素，其生物学活性与肠道杆菌内毒素相似；其次是磷脂酶 A，能溶解宿主细胞膜或吞噬体膜。此外，微荚膜样黏液层结构利于黏附到宿主细胞膜表面和抗吞噬作用。不同立克次体致病特点有所不同，但其基本病理改变部位在血管，主要是增生性、血栓性和坏死性血管炎；病后可获较强免疫力。

3. 微生物学检查法 诊断主要依靠微生物学检查法，特别是血清学检查，如外斐反应。

4. 防治原则 特异性预防注射疫苗。治疗可采用四环素、氯霉素。磺胺类药物有促进立克次体繁殖的作用。

第二节 主要致病性立克次体

主要致病性立克次体的致病特点见表 19-1。

表 19-1 主要致病性立克次体的致病特点

立克次体种类	传染源	传播媒介	所致疾病
普氏立克次体	患者	人虱	流行性斑疹伤寒
斑疹伤寒立克次体	啮齿类动物	鼠蚤和鼠虱	地方性斑疹伤寒
恙虫病东方体	啮齿类动物	恙螨	恙虫病
嗜吞噬细胞无形体	多种哺乳动物	蜱	人粒细胞无形体病
查非埃里希体	多种哺乳动物	硬蜱	人单核细胞埃里希体病

同步练习

一、选择题

1. 恙虫病立克次体的传播媒介是 （　　　）

  A. 虱　　　　　　　　　　B. 恙螨　　　　　　　　　C. 蜱

  D. 蚤　　　　　　　　　　E. 蚊

2. 普氏立克次体的传播媒介是 （　　　）

  A. 白蛉　　　　　　　　　B. 蚤　　　　　　　　　　C. 人虱

  D. 螨　　　　　　　　　　E. 鼠

3. 普氏立克次体主要的传播途径是 （　　　）

  A. 消化道　　　　　　　　B. 呼吸道　　　　　　　　C. 螨叮咬后入血

  D. 人虱叮咬后入血　　　　E. 鼠咬伤感染

4. 立克次体与葡萄球菌的主要区别是 （　　　）

  A. 有细胞壁和核糖体

  B. 以二分裂法繁殖

  C. 含有 DNA 和 RNA 两种核酸

  D. 对抗生素敏感

  E. 严格细胞内寄生

5. 引起地方性斑疹伤寒的病原体是 （　　　）

  A. 普氏立克次体　　　　　B. 热柯克斯体　　　　　　C. 斑疹伤寒立克次体

  D. 恙虫病立克次体　　　　E. 罗沙利马体

6. 与立克次体有共同抗原的细菌是 （　　　）

  A. 肺炎杆菌　　　　　　　B. 伤寒沙门菌　　　　　　C. 肠炎杆菌

  D. 变形杆菌　　　　　　　E. 大肠埃希菌

7. 人体感染下列哪种病原体后严禁使用磺胺类药物 （　　　）

  A. 脑膜炎球菌　　　　　　B. 痢疾杆菌　　　　　　　C. 立克次体

  D. 葡萄球菌　　　　　　　E. 链球菌

8. 下列哪种疾病不是动物源性疾病 （　　　）

  A. 流行性斑疹伤寒　　　　B. 地方性斑疹伤寒　　　　C. 恙虫病

  D. 人单核细胞埃里希体病　E. 人粒细胞无形体病

9. 患者有丛林接触史，腿部皮肤被叮咬，突发高热，局部出现溃疡。外斐反应显示患者血清与变形杆菌 OX_K 株抗原反应阳性，抗体效价为 1 : 320。该患者可能的诊断是 （　　　）

  A. 伤寒　　　　　　　　　B. 风湿热　　　　　　　　C. 恙虫病

  D. 森林脑炎　　　　　　　E. 斑疹伤寒

10. 下列除哪项外均为特异性反应 （　　　）

  A. 肥达试验　　　　　　　B. 锡克试验　　　　　　　C. 外斐反应

  D. 补体结合试验　　　　　E. SPA 协同凝集试验

二、名词解释

1. 立克次体　2. 外斐反应

三、问答题

1. 简述立克次体有哪些共同特点。

2. 简述我国立克次体病的种类、病原体及其流行特点。

参考答案

一、选择题

1. B 2. C 3. D 4. E 5. C 6. D 7. C 8. A
9. C 10. C

二、名词解释

1. 立克次体：是一类以节肢动物为传播媒介、严格细胞内寄生的原核细胞型微生物。

2. 外斐反应：利用变形杆菌某些菌株如 OX_K，OX_{19}，OX_2 代替立克次体作为抗原，检测患者血清中是否有相应抗体的一种凝集反应，称为外斐反应。它用于立克次体疾病的辅助诊断。

三、问答题

1. 答：立克次体共同特点：①是介于细菌与病毒之间的一类微生物，G^-；②专性细胞内寄生，二分裂繁殖；③核酸类型 DNA＋RNA；④节肢动物或为宿生宿主，或为储存宿主，或同时为传播媒介；⑤大多数是人畜共患病的病原体，对多种抗生素敏感。

2. 答：我国的立克次体病主要有斑疹伤寒和恙虫病。斑疹伤寒有两种类型，一种是由普氏立克次体引起的流行性斑疹伤寒，该病在世界各地均可发生流行。患者是普氏立克次体的储存宿主和主要传染源，人虱(体虱)是传播媒介。另一种是由斑疹伤寒立克次体引起的地方性斑疹伤寒，该病可在世界各地散发。啮齿类动物(主要为鼠)是斑疹伤寒立克次体的主要传染源和储存宿主。鼠蚤和鼠虱是主要传播媒介。斑疹伤寒立克次体在鼠蚤肠上皮细胞内增殖，破坏细胞，并随粪便排出，但鼠蚤一般不因感染而死亡，故鼠蚤也是储存宿主。

恙虫病是由恙虫病东方体感染引起。该病为自然疫源性疾病，主要在啮齿类动物中传播。鼠类感染后常无症状，但因长期携带病原体而成为主要传染源。恙虫病东方体寄生于恙螨体内，可经卵传代。在恙螨生活史中，幼虫要吸取一次动物或人的组织液才能发育成若虫，因此恙虫病东方体可通过恙螨幼虫叮咬在鼠间传播或使人感染。恙螨是恙虫病东方体的寄生宿主、储存宿主和传播媒介。

第二十章 衣原体

内容精讲

衣原体是一类严格真核细胞内寄生，具有独特发育周期，并能通过细菌滤器的原核细胞型微生物，归属于细菌范畴。

第一节 概述

衣原体（Chlamydia）的共同特性：①有细胞壁，G⁻，呈圆形或椭圆形；②具有独特的发育周期，以二分裂方式繁殖；③有 DNA 和 RNA 两种核酸（有原始的核质，无核膜、核仁）；④含有核糖体；⑤严格细胞内寄生——具有独立的酶系统，但不能产生代谢所需的能量，须利用宿主细胞的三磷酸盐和中间代谢产物作为能量来源；⑥对多种抗生素敏感。

1. 生物学性状

（1）发育周期包括两种形态

① 原体（EB）：小而致密，有核质及细胞壁，位于胞外，为成熟的典型的衣原体，有感染性，无繁殖力。

② 网状体（RB）：又称始体。大而疏松，无核质及细胞壁，位于胞内，为衣原体的分裂象，无感染性，具有繁殖能力。

（2）包涵体 衣原体在宿主细胞内形成的由宿主细胞膜包裹 EB 和/或 RB 的空泡状结构。

（3）红霉素、多西环素、四环素和氯霉素具有抑制衣原体繁殖的作用。

2. 致病性和免疫性

（1）致病物质 内毒素、主要外膜蛋白（MOMP）、Ⅲ型分泌系统。

（2）免疫性 能诱导机体产生特异性细胞免疫和体液免疫，但以细胞免疫为主。

第二节 主要病原性衣原体

一、沙眼衣原体

沙眼生物型 A、B、Ba 和 C 血清型引起沙眼，主要通过眼-眼或眼-手-眼传播；沙眼生物型 B、Ba 和生殖生物型 D、Da、E、F、G、H、I、Ia、J、Ja 及 K 血清型引起包涵体结膜炎；生殖生物型 D～K 血清型引起泌尿生殖道感染、婴幼儿肺炎；沙眼衣原体 LGV 生物型 L1、L2、L2a 和 L3 血清型引起性病淋巴肉芽肿。

二、肺炎衣原体

肺炎衣原体是呼吸道疾病的重要病原体，易引起肺炎、支气管炎、咽炎和鼻窦炎等，表现为咽痛、咳嗽、咳痰、发热等，一般症状较轻。

三、鹦鹉热衣原体

引起鹦鹉热，临床表现多为非典型性肺炎，以发热、头痛、干咳、间质性肺炎为主要症状，偶尔可发生系统性并发症，如心肌炎、脑炎、心内膜炎、肝炎、肝脾大等。

同步练习

一、选择题

1. 衣原体与噬菌体的相似点是（　　）
    A. 有核糖体　　　　　　　　　B. 含两种核酸　　　　　　　　C. 专性活细胞内寄生
    D. 二分裂法繁殖　　　　　　　E. 对多种抗生素敏感
2. 衣原体与细菌的不同点是（　　）
    A. 有细胞壁　　　　　　　　　B. 有 DNA 和 RNA　　　　　　C. 二分裂繁殖
    D. 对抗生素敏感　　　　　　　E. 在无生命培养基上不能生长
3. 首先成功分离培养出沙眼衣原体的学者是（　　）
    A. 汤飞凡　　　　　　　　　　B. 郭霍　　　　　　　　　　　C. 巴斯德
    D. 李斯德　　　　　　　　　　E. 琴纳
4. 下列关于衣原体的描述正确的是（　　）
    A. 原体是繁殖型
    B. 原体可以通过吞噬方式进入细胞
    C. 细胞质包围原体形成空泡
    D. 空泡内始体增大而发育成原体
    E. 始体具有高度感染性
5. 不能用于衣原体培养的是（　　）
    A. 鸡胚卵黄囊　　　　　　　　B. 鸭胚卵黄囊　　　　　　　　C. Hela 细胞
    D. 血琼脂平板　　　　　　　　E. McCoy 细胞
6. 下列哪种病原体可以经性接触传播（　　）
    A. 沙眼衣原体　　　　　　　　B. 肺炎衣原体　　　　　　　　C. 鹦鹉热衣原体
    D. 钩端螺旋体　　　　　　　　E. 普氏立克次体
7. 关于肺炎衣原体致病性，下列叙述哪项不正确（　　）
    A. 只寄生人类，无动物储存宿主
    B. 只经呼吸道传播
    C. 除引起肺炎外，还可以引起泌尿生殖道感染
    D. 大多数表现为亚临床型
    E. 其抗体的存在与冠心病和心肌梗死密切相关

二、填空题

1. 沙眼衣原体除引起沙眼外，还可引起_____和_____。
2. 衣原体具有特殊发育周期，可观察到两种不同颗粒，一种是_____，另一种是_____，前者具有_____性，后者具有_____能力。
3. 引起沙眼的病原体是_____，主要通过_____或_____途径而传播。

三、名词解释

1. 衣原体　2. 原体

四、问答题

1. 简述衣原体有哪些共同特征。
2. 简述衣原体的致病性及其致病机制。
3. 简述主要病原性衣原体的种类及所致人类疾病。

![参考答案]

一、选择题

1. C　2. E　3. A　4. B　5. D　6. A　7. C

二、填空题

1. 包涵体结膜炎　泌尿殖道感染
2. 原体　始体　感染　繁殖
3. 沙眼衣原体　眼-眼　眼-手-眼

三、名词解释

1. 衣原体：是一类严格真核细胞内寄生，有独特发育周期，能通过细菌滤器的原核细胞型微生物。

2. 原体：是衣原体在独特发育周期中形成的一种小而致密的颗粒性结构，具有强感染性。

四、问答题

1. 答：衣原体的共同特性：① 有细胞壁，G⁻，呈圆形或椭圆形；② 具有独特的发育周期，以二分裂方式繁殖；③ 有 DNA 和 RNA 两种核酸（有原始的核质，无核膜、核仁）；④ 含有核糖体；⑤ 严格细胞内寄生——具有独立的酶系统，但不能产生代谢所需的能量，须利用宿主细胞的三磷酸盐和中间代谢产物作为能量来源；⑥ 对多种抗生素敏感。

2. 答：衣原体可引起的人类疾病有沙眼、包涵体结膜炎、泌尿生殖道感染、性病淋巴肉芽肿及呼吸道感染等。

致病机制：① 原体吸附于易感细胞并在其中繁殖，造成损伤；② 产生内毒素样物质，抑制细胞代谢而破坏细胞；③ 主要外膜蛋白（MOMP）具有抗吞噬作用；④ MOMP 的表位发生变异以逃避免疫作用；⑤ 诱导Ⅳ型超敏反应，引起免疫病理损伤。

3. 答：主要病原性衣原体及所致人类疾病有以下几种。

（1）沙眼衣原体

① 沙眼：由沙眼生物型 A、B、Ba 和 C 血清型引起，主要是通过眼-眼或眼-手-眼途径进行直接或间接接触传播。

② 包涵体结膜炎：由沙眼生物型 B、Ba 和生殖生物型 D、Da、E、F、G、H、I、Ia、J、Ja 和 K 血清型引起。

③ 泌尿生殖道感染：经性接触传播引起的非淋球菌性泌尿生殖道感染，由生殖生物型 D～K 血清型引起。

④ 婴幼儿肺炎：由生殖生物型 D～K 血清型引起。

⑤ 性病淋巴肉芽肿：由性病淋巴肉芽肿(LGV)

（1）生物型 L1、L2、L2a 和 L3 血清型引起，主要通过性接触传播。

（2）肺炎衣原体和鹦鹉热衣原体　引起上呼吸道感染及肺炎。

第二十一章　螺旋体

学习目标

1. **掌握**　螺旋体的概念；钩端螺旋体和梅毒螺旋体的致病性与免疫性。
2. **熟悉**　钩端螺旋体和梅毒螺旋体的生物学性状及防治原则。
3. **了解**　钩端螺旋体和梅毒螺旋体的微生物学检查法；伯氏疏螺旋体与回归热疏螺旋体的致病性。

内容精讲

螺旋体（spirochete）是一类细长、柔软、弯曲、运动活泼的原核细胞型微生物，生物学地位介于细菌与原虫之间。

基本结构及生物学性状与细菌相似，有原始核质、类似革兰阴性菌的细胞壁、二分裂方式繁殖、对多种抗生素敏感。

对人致病的有：钩端螺旋体属、密螺旋体属和疏螺旋体属3个菌属。

第一节　钩端螺旋体属

钩端螺旋体属（*Leptospira*）可分为以问号状钩端螺旋体为代表的致病性钩端螺旋体和以双曲钩端螺旋体为代表的非致病性钩端螺旋体两大类。由致病性钩端螺旋体引起的钩端螺旋体病是我国重点防控的13种传染病之一。

1. 生物学性状　菌体纤细，一端或两端弯曲呈 C、S 形或问号状，螺旋极密。常用 Fontana 镀银染色法，菌体呈棕褐色。营养要求高，常用柯氏培养基培养，在 28℃孵育 1～2 周后呈半透明云雾状生长。钩端螺旋体对热抵抗力弱，对青霉素敏感（首选，注意治后加重反应）。

2. 致病特点　人畜共患病原体，以鼠类和猪为主要储存宿主。感染途径为人接触疫水、疫土或经胎盘传播。钩端螺旋体致病物质主要有黏附素、内毒素、溶血素、侵袭性酶等。钩端螺旋体经皮肤或黏膜侵入机体后可引起钩端螺旋体血症，出现发热、头痛、肌痛、眼结膜充血、浅表淋巴结肿大等症状，并可经血流侵入多种脏器，引起相应脏器的病变。因不同血清型钩端螺旋体毒力不一，症状轻重相差很大。

3. 免疫性　主要依赖于特异性体液免疫，对同一血清型钩端螺旋体有持久免疫力，但不同血清群之间无明显的交叉保护作用。

4. 微生物学检查法

（1）病原体的检测　取外周血或尿液在暗视野下或染色后镜检、培养、动物实验及 PCR 技术等。

（2）血清学检查　单份血清显微镜凝集试验（MAT）效价≥1：400、双份血清 MAT 效价呈 4 倍及以上增长为阳性。

5. 防治原则　做好防鼠、灭鼠工作，加强对带菌家畜的管理，保护水源，疫区人群接种多价疫苗，避免或减少与疫水接触。治疗首选青霉素。

第二节　密螺旋体属

致病性密螺旋体主要有苍白密螺旋体和品他密螺旋体2种。苍白密螺旋体又分3个亚种：苍白亚种、地方亚种和极细亚种，分别引起梅毒、非传播性梅毒和雅司病。品他密螺旋体是品他病的病原体。

苍白密螺旋体苍白亚种俗称梅毒螺旋体。

1. 生物学性状　基本同钩端螺旋体，只是两端尖直，难以培养，对温度和干燥特别敏感。

2. 致病特点　梅毒螺旋体有很强的侵袭力，但尚未发现有内毒素和外毒素。梅毒螺旋体仅感染人类，引起梅毒。目前梅毒分先天性梅毒和后天性（获得性）梅毒，前者经垂直传播，后者经性传播、血液传播。

后天性梅毒分三期，表现为发作、潜伏和再发作交替的现象。

（1）Ⅰ期梅毒　外生殖器出现无痛性硬下疳。

（2）Ⅱ期梅毒　全身皮肤及黏膜出现梅毒疹。

（3）Ⅲ期梅毒　表现为结节性梅毒疹和树胶肿为特征的皮肤和黏膜损害、全身组织和器官慢性炎性损伤、心血管梅毒和神经梅毒。

Ⅰ和Ⅱ期称为早期梅毒，传染性强，但破坏性小，以皮肤、黏膜及淋巴结病损为主。Ⅲ期称为晚期梅毒，传染性弱，但破坏性大，基本损害为慢性肉芽肿。因动脉内膜炎而使组织坏死；皮肤、肝、脾、骨骼常被累及，若侵害中枢神经系统和心血管可导致死亡。

3. 免疫性　为传染性免疫或有菌免疫，即已感染梅毒螺旋体的个体对梅毒螺旋体再感染有抵抗力，若体内梅毒螺旋体被清除，免疫力也随之消失。在抗梅毒免疫中，细胞免疫比体液免疫重要。

4. 微生物学检查法

（1）病原学检查　硬下疳、梅毒疹渗出液标本用暗视野显微镜、直接免疫荧光法或ELISA法检查。

（2）血清学检查　用RPR或TRUST初筛，用TPHA或TPPA确诊。

5. 防治原则　梅毒是一种性病，加强性卫生教育和性卫生是预防梅毒的有效措施，目前尚无疫苗。治疗选用青霉素类药物。

第三节　疏螺旋体属

对人致病的疏螺旋体属主要有伯氏疏螺旋体、回归热疏螺旋体，均通过吸血昆虫媒介而分别致莱姆病和回归热；伯氏疏螺旋体抗原性比较稳定，主要免疫机制是体液免疫；主要诊断方法是血清学试验和PCR技术。奋森疏螺旋体是口腔中的正常菌群成员，在免疫功能低下时与梭形梭杆菌协同引起奋森咽峡炎、牙龈炎、口腔坏疽等疾病。

同步练习

一、选择题

【A型题】

1. 人工培养钩端螺旋体的最适宜温度是（　　　）

　　A. 35～38℃　　　　　　　　B. 28～30℃　　　　　　　　C. 37～39℃

　　D. 22～25℃　　　　　　　　E. 40～42℃

2. 初期梅毒患者，检查病原应采取的标本是（　　　）

    A. 尿液　　　　　　　　　　B. 硬性下疳渗出液　　　　　C. 血液

    D. 梅毒疹渗出液　　　　　　E. 脑脊液

3. 检测梅毒的不加热血清反应使用的抗原是（　　　）

    A. 梅毒螺旋体　　　　　　　B. 非致病性螺旋体　　　　　C. 致敏羊红细胞

    D. 牛心肌类脂质　　　　　　E. 致敏羊抗体

4. 钩端螺旋体用镀银染色呈（　　　）

    A. 红色　　　　　　　　　　B. 蓝色　　　　　　　　　　C. 棕褐色

    D. 紫色　　　　　　　　　　E. 黄色

5. 不能够人工培养的病原性螺旋体是（　　　）

    A. 梅毒螺旋体　　　　　　　B. 奋森疏螺旋体　　　　　　C. 雅司螺旋体

    D. 回归热疏螺旋体　　　　　E. 钩端螺旋体

6. 下列为人畜共患的疾病是（　　　）

    A. 梅毒　　　　　　　　　　B. 霍乱　　　　　　　　　　C. 钩端螺旋体病

    D. 奋森口腔溃疡　　　　　　E. 伤寒

7. 钩端螺旋体主要的感染途径是（　　　）

    A. 接触患者或病兽　　　　　B. 接触疫水或疫土　　　　　C. 经呼吸道

    D. 经消化道　　　　　　　　E. 经节肢动物叮咬

8. 传播流行性回归热的节肢动物是（　　　）

    A. 蚊　　　　　　　　　　　B. 蚤　　　　　　　　　　　C. 蜱

    D. 蛉　　　　　　　　　　　E. 虱

9. 属于有菌免疫的传染病是（　　　）

    A. 破伤风　　　　　　　　　B. 霍乱　　　　　　　　　　C. 梅毒

    D. 白喉　　　　　　　　　　E. 流行性脑膜炎

10. 传播莱姆病的节肢动物是（　　　）

    A. 蚊　　　　　　　　　　　B. 蚤　　　　　　　　　　　C. 蜱

    D. 蛉　　　　　　　　　　　E. 虱

【X型题】

1. 钩端螺旋体的致病物质有（　　　）

    A. 内毒素样物质　　　　　　B. 细胞毒因子　　　　　　　C. 鞭毛

    D. 溶血素　　　　　　　　　E. 荚膜

2. 属于疏螺旋体属的螺旋体是（　　　）

    A. 奋森疏螺旋体　　　　　　B. 回归热疏螺旋体　　　　　C. 伯氏螺旋体

    D. 梅毒螺旋体　　　　　　　E. 雅司螺旋体

3. 可引起人畜共患病的螺旋体是（　　　）

    A. 钩端螺旋体　　　　　　　B. 回归热疏螺旋体　　　　　C. 梅毒螺旋体

    D. 奋森疏螺旋体　　　　　　E. 伯氏疏螺旋体

二、填空题

1. 观察活的钩端螺旋体常用的镜检方法是_____，标本染色镜检常用的染色法是_____。

2. 梅毒的Ⅰ期和Ⅱ期典型临床体征分别是_____、_____。

三、名词解释

1. 螺旋体　2. 莱姆病

四、问答题

1. 试述钩端螺旋体病的传播方式和钩端螺旋体的致病过程。
2. 试比较鼠疫耶尔森菌和钩端螺旋体在致病性方面的异同。
3. 简述获得性梅毒病程分期及各期临床特点。

参考答案

一、选择题

【A 型题】

1. B　2. B　3. D　4. C　5. A　6. C　7. B　8. E
9. C　10. C

【X 型题】

1. ABD　2. ABC　3. ABE

二、填空题

1. 暗视野显微镜检查　Fontana 镀银染色法
2. 硬下疳　梅毒疹

三、名词解释

1. 螺旋体：是一类细长、柔软、弯曲、运动活泼的原核细胞型微生物。

2. 莱姆病：是由伯氏疏螺旋体引起的感染，临床出现皮肤慢性游走性红斑，以及心脏、神经和关节等多系统受损。

四、问答题

1. 答：钩端螺旋体可引起人和牲畜钩端螺旋体病，即人畜共患传染病。其传染源与储存宿主主要是鼠类和家畜。动物一般呈隐性或慢性感染，钩端螺旋体长期在其肾脏内繁殖，并随尿不断排出，污染水和土壤。人接触该疫水或疫土后，钩端螺旋体即可通过皮或黏膜进入机体，先在局部迅速繁殖，然后入血引起菌血症，继而扩散至肝、肾、肺、脑等组织器官，出现全身中毒症状。如高热、头痛、乏力、肌痛、眼结膜充血、淋巴结肿大等。由于个体免疫状态不同，感染的钩端螺旋体型别、毒力和数量不同，因此，临床表现差异也很大。

2. （1）相同点：均引起自然疫源性疾病，传染源均是鼠类，均可引起败血症、肺部感染、淋巴结肿大，均有较高的死亡率。

（2）不同点：①鼠疫耶尔森菌主要通过鼠蚤叮咬感染，人间鼠疫也可通过人蚤和呼吸道传播；②钩端螺旋体主要通过接触疫水和疫土感染。钩端螺旋体的传染源除了鼠外还有猪等家畜；③鼠疫的症状比钩端螺旋体病更严重，钩端螺旋体病的淋巴结肿大但无化脓和溃疡。肺鼠疫的发绀非常明显，临死前全身皮肤发黑，又称"黑死病"；④治疗鼠疫主要用氨基糖苷类抗生素，治疗钩端螺旋体病首选青霉素。

3. 答：获得性梅毒通过性接触传染。病程分三期。

Ⅰ期：感染后约 3 周，局部出现无痛性硬下疳，多见于外生殖器。其溃疡渗出液中含有大量苍白亚种螺旋体。此期传染性极强，经 4～8 周后，硬下疳常自愈。

Ⅱ期：在硬下疳出现 2～8 周后，全身皮肤黏膜出现梅毒疹、周身淋巴结肿大，有时累及骨、关节、眼及其他器官。梅毒疹及淋巴结中含有大量苍白亚种螺旋体。此期传染性强，但破坏性较小。

Ⅲ期：发生于感染 2 年后，病程可长达 10～15 年。基本病变为慢性肉芽肿，累及全身组织和器官，病损内部螺旋体少。此期传染性小，但破坏性大，可危及生命。

第二篇

病 毒 学

第二十二章　病毒的基本性状

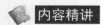学习目标

1. **掌握**　病毒的大小、形态与结构；病毒的化学组成与功能；病毒的复制周期要点。
2. **熟悉**　病毒的异常增殖与干扰现象；理化因素对病毒的影响。
3. **了解**　病毒的遗传与变异；病毒的分类。

内容精讲

第一节　病毒的形态与结构

完整的成熟病毒颗粒称为病毒体（virion），是细胞外的结构形式，具有典型的形态结构，并有感染性，其测量单位为纳米（nm）。形态多样，多数为球状或近似球状、少数为杆状、丝状或子弹形。

第二节　病毒的结构和化学组成

病毒体的基本结构有核心（core）和衣壳（capsid）构成的核衣壳（nucleocapsid），有些病毒的核衣壳外有包膜（envelope）。核心位于病毒的中心，主要为核酸；衣壳包围在核酸外面，由一定数量的壳粒（形态亚单位）组成，为蛋白质成分。根据壳粒数目和排列方式不同可分为螺旋对称型、20面体对称或立体对称型、复合对称型三种对称类型。包膜含有宿主细胞膜或核膜的化学成分，位于核衣壳外。有些包膜表面有蛋白质的钉状突起，称为包膜子粒或刺突。有包膜的病毒体称为包膜病毒，无包膜的病毒体称裸露病毒。

病毒的基本化学成分为核酸和蛋白质。病毒的核酸只有一种，DNA或RNA，其构成病毒的基因组，决定病毒的特性，具有感染性。病毒蛋白质包括结构蛋白和非结构蛋白。结构蛋白指组成病毒体的蛋白成分，如病毒体的衣壳、基质或包膜，其功能为保护病毒核酸、参与感染过程、具有抗原性；非结构蛋白指由病毒基因编码，但不参与病毒体构成的病毒蛋白多肽，如病毒编码的酶类和特殊功能的蛋白。

第三节　病毒的增殖

病毒的增殖是以自我复制的方式。从病毒进入细胞开始，经基因组复制到子代病毒的释出，称为一个复制周期。其过程依次包括吸附、穿入、脱壳、生物合成及装配释放五个阶段。吸附是病毒感染宿主细胞的第一步，是病毒表面吸附蛋白与易感染细胞表面受体相结合的过程，受体是病毒组织亲嗜性的主要决定因素。病毒吸附细胞膜后进入细胞内的过程称为穿入，一般无包膜病毒通过吞饮方式进入，有包膜病毒通过融合方式进入。病毒在细胞内必须脱去蛋白质衣壳，其核酸方可在宿主细胞中发挥指令作用，其过程称为脱壳。多数病毒在穿入时已在细胞的溶酶体酶作用下脱壳。生物合成阶段是病毒利用宿主细胞提供的低分子物质大量合成病毒核酸和结构蛋白的过程，又称隐蔽期。不同病毒其生物合成过程不同，可分为双链 DNA 病毒、单链 DNA 病毒、单正链 RNA 病毒、单负链 RNA 病毒、双链 RNA 病毒、逆转录病毒和嗜肝 DNA 病毒 7 种类型。无包膜病毒装配成的核衣壳即为成熟的病毒体；有包膜的病毒，装配成核衣壳后以出芽方式释放，释放时可包有核膜或胞质膜而为成熟病毒体。包膜上的脂类来自细胞，可随在不同细胞内增殖而有不同，但包膜的蛋白（包括糖蛋白）则由病毒编码，故具有病毒的特异性与抗原性。有些病毒不释放到胞外，通过细胞间桥或细胞融合，在细胞间传播。致癌病毒的基因组与宿主细胞染色整合，随细胞分裂而出现在子代细胞中。

病毒的异常增殖：病毒在宿主细胞内复制时，并非所有的病毒成分都能组装成完整的病毒体，常有异常增殖，包括顿挫感染（abortive infection）和缺陷病毒（defective virus）。顿挫感是指病毒感染细胞后，由于细胞不能为病毒增殖提供所需的酶、能量及必要的成分，病毒就不能合成本身的成分，或者虽能合成但不能组装和释放出有感染性的病毒颗粒。缺陷病毒是指由于病毒基因组不完整或者因某一基因位点改变，不能进行正常增殖，不能复制出完整的有感染性的病毒颗粒。若该病毒与另一病毒共同培养时，后者若能为前者提供所缺乏的物质，前者即能正常复制。这种有辅助作用的病毒被称为辅助病毒。

病毒的干扰现象：两种病毒感染同一细胞时，可发生一种病毒抑制另一种病毒增殖的现象，称干扰现象。发挥干扰作用的缺陷病毒称为缺陷干扰颗粒。干扰现象不仅发生在异种病毒之间，也可发生在同种、同型及同株病毒之间。病毒的干扰现象能够阻止、中断发病，也可以使感染终止，导致宿主康复。在疫苗的应用方面有重要意义。

第四节　病毒的遗传与变异

由于病毒没有细胞结构，基因组较简单，增殖速度极快，在增殖过程中或外界因素作用下其遗传物质极易发生改变。病毒与其他生物相比，其遗传具有更大的变异性。病毒的变异主要源于基因突变、病毒的基因重组与重配、基因整合、病毒基因产物的相互作用。

第五节　理化因素对病毒的影响

病毒受理化因素作用后，失去感染性称为灭活（inactivation）。灭活的病毒仍能保留抗原性、红细胞吸附性、血凝及细胞融合等特性。大多数病毒（除肝炎病毒外）耐冷而不耐热，射线如紫外线、X 线和高能量粒子可灭活病毒。病毒对化学因素的抵抗力一般较细菌强，乙醚、氯仿和去氧胆酸盐等脂溶剂能破坏包膜，可作为包膜病毒和无包膜病毒的鉴别。

第六节　病毒的分类

病毒以形状与大小、核酸的类型与结构、抗原性、有无包膜等方式进行分类。目前国际病毒分类委员会将病毒分为 94 个科、22 个亚科、395 个属。另外，自然界还存在一些非寻常病毒的致病因子，如亚病毒，包括类病毒、卫星病毒和朊粒。

同步练习

一、选择题

【A 型题】

1. 包膜突起（　　）
    A. 指的是镶嵌在包膜上的磷酸化蛋白质
    B. 含有的糖获自病毒自身
    C. 含有的蛋白质由病毒基因和宿主细胞编码
    D. 一般不表现抗原性
    E. 可以与宿主细胞上的病毒受体结合

2. 下列关于病毒核酸的描述，错误的是（　　）
    A. 遗传物质
    B. 决定病毒的感染性
    C. 每一病毒只有一种类型的核酸
    D. -ssRNA 可作为 mRNA
    E. 核酸可分节段

3. 下列哪种不属病毒结构对称型（　　）
    A. 螺旋对称型
    B. 有包膜 20 面体立体对称型
    C. 无包膜 20 面体立体对称型
    D. 复合对称型
    E. 球形对称型

4. 下列与病毒蛋白质作用无关的是（　　）
    A. 保护作用　　　　　　　　B. 吸附作用　　　　　　　　C. 脂溶剂可破坏其敏感性
    D. 免疫原性　　　　　　　　E. 病毒包膜的主要成分

5. 病毒在理化因素作用下灭活即丧失（　　）
    A. 抗原性　　　　　　　　　B. 红细胞吸附能力　　　　　C. 细胞融合
    D. 逆转录病毒　　　　　　　E. 感染性

6. 决定病毒感染性的主要结构是（　　）
    A. 衣壳　　　　　　　　　　B. 核酸　　　　　　　　　　C. 包膜
    D. 刺突　　　　　　　　　　E. 子粒

7. 判断某病毒是否有包膜可用下列哪种方法（　　）
    A. 超速离心　　　　　　　　B. 细胞病变　　　　　　　　C. 对脂溶剂的敏感性
    D. 对温度的抗性　　　　　　E. 对石炭酸的敏感性

8. 单负链 RNA 病毒本身具有哪种酶（　　）
    A. 解链酶　　　　　　　　　B. 水解酶　　　　　　　　　C. DNA 多聚酶
    D. 依赖 RNA 的 RNA 多聚酶　　E. 依赖 RNA 的 DNA 多聚酶

9. 病毒复制周期中隐蔽期是指下列哪个阶段（　　）
    A. 吸附　　　　　　　　　　B. 穿入　　　　　　　　　　C. 脱壳
    D. 生物合成　　　　　　　　E. 装配释放

10. 病毒亲嗜组织性的决定因素是（　　）
    A. 病毒包膜　　　　　　　　B. 刺突　　　　　　　　　　C. 核酸

D. 壳粒及排列　　　　　　　　E. 表面配体和细胞受体

【X 型题】

1. 关于病毒的叙述，下列哪些是正确的（　　　）

A. 病毒核酸化学成分为 RNA 或 DNA

B. 病毒化学组成为核酸和蛋白质

C. 病毒全部代谢酶依赖宿主提供

D. 病毒在宿主细胞内增殖

E. 病毒组装在胞质进行

2. 以出芽方式释放的病毒具有下列哪些特性（　　　）

A. 对乙醚等脂溶剂敏感　　　　B. 对温度抵抗力较强　　　　C. 以融合方式穿入细胞

D. 病毒可带有宿主细胞成分　　E. 易形成缺损病毒

3. 病毒复制中所产生的早期蛋白是（　　　）

A. 在病毒核酸复制后合成

B. 能抑制宿主细胞的核酸与蛋白质合成

C. 病毒复制所需的调控蛋白

D. 病毒结构蛋白的一部分

E. 一种功能性蛋白质

4. 病毒核酸具有下列哪些功能（　　　）

A. 传递遗传信息　　　　　　　B. 编码结构蛋白　　　　　　C. 决定感染性

D. 与亲嗜性有关　　　　　　　E. 编码非结构蛋白

5. 病毒必须在活细胞内寄生的主要原因是（　　　）

A. 无核膜结构　　　　　　　　B. 无完整酶系统　　　　　　C. 对外界环境抵抗力差

D. 不能产生能量　　　　　　　E. 对体液物质敏感

二、填空题

1. 病毒的测量单位是_____，由于其体积微小，故大多数必须在_____下才能被观察到。

2. 裸露病毒体由_____和_____组成，又称为_____，在细胞内组装成熟后通过_____方式释放。

3. 根据病毒衣壳上壳粒的排列方式不同，病毒衣壳有_____、_____和_____三种对称型。

4. 病毒的复制周期包括_____、_____、_____、_____和_____。

5. 病毒对温度的抵抗力表现为耐_____不耐_____。加热_____℃_____min 即可使病毒失去_____，称为_____。

三、名词解释

1. 病毒体　2. 顿挫感染　3. 缺陷病毒　4. 温度敏感突变株　5. 表型混合　6. 灭活

四、问答题

1. 简述病毒体的结构。

2. 简述病毒增殖方式与其他微生物的不同。

3. 简述病毒复制各期的特点。

参考答案

一、选择题　　　　　　　　　　　　　　　　　　【A 型题】

1. E　2. D　3. E　4. C　5. E　6. B　7. C　8. D
9. D　10. E
【X 型题】
1. ABD　2. ACD　3. BCE　4. ABCE　5. BD

二、填空题

1. nm　电子显微镜
2. 衣壳　核心　核衣壳　宿主细胞裂解
3. 螺旋对称型　20 面体对称型　复合对称型
4. 吸附　穿入　脱壳　生物合成　装配释放
5. 冷　热　56　30　感染性　灭活

三、名词解释

1. 病毒体：指结构完整的具有感染性的成熟病毒颗粒。

2. 顿挫感染：病毒进入宿主细胞后，由于细胞缺乏病毒复制所需的酶或能量等必要条件，使病毒在其中不能合成自身成分，或虽合成病毒核酸及蛋白质，却不能组装成完整的病毒体，是为顿挫感染。

3. 缺陷病毒：是指因病毒基因组不完整或者因某一基因位点发生改变，不能进行正常增殖，不能复制出完整的有感染性的病毒颗粒，这种病毒叫缺陷病毒。

4. 温度敏感突变株：属条件致死性突变株，为一般能在容纳性温度(28℃～31℃)条件下增殖，而在较高温度(37℃～40℃)不能增殖的变异株。因为这种突变株常常伴有毒力降低，故可用于制备疫苗。

5. 表型混合：两种病毒感染同一细胞后，有时虽未发生核酸的交换，但当一种病毒的核酸被另一病毒核酸所编码蛋白质衣壳包裹后，也会发生一些生物学特征(如耐药性、嗜细胞性)的改变。这种改变不是遗传型的改变而是表型的混合，经再次传代后可恢复为亲代表型。

6. 灭活：病毒受理化因素作用后失去感染性，称为病毒灭活。灭活病毒仍保留抗原性、红细胞吸附性、血凝及细胞融合等特性。

四、问答题

1. 答：病毒体的结构如下。
（1）裸露病毒的结构　①核心，含 RNA 或 DNA。有些病毒还含有辅助酶。②衣壳，由多肽组成壳粒，壳粒按一定的对称方式排列组合成衣壳。核心和衣壳共同组成核衣壳。裸露病毒体即由核衣壳组成。
（2）包膜病毒的结构　①在核衣壳外还有类脂组成的包膜,包膜是病毒在成熟过程中穿过宿主细胞以出芽方式向细胞外释放时获得的。②包膜表面常有不同类型的突起，称为包膜子粒或刺突。

2. 答：原核细胞型、真核细胞型微生物均有细胞结构，可通过细胞分裂方式增殖，而病毒为非细胞型微生物，无细胞结构，无代谢所需的酶类、原料、能量及蛋白质合成场所，所以只能依靠宿主细胞提供细胞器、酶、能量、原料等，在病毒基因指导下，合成病毒的核酸和蛋白质，再装配释放到细胞外，该增殖方式称为复制。

3. 答：①吸附：取决于易感细胞表面的受体。
②穿入：主要通过融合或吞饮方式穿入细胞膜。
③脱壳：在宿主溶酶体酶和(或)病毒脱壳酶作用下，脱去衣壳，游离出核酸。
④生物合成：隐蔽期，病毒利用宿主细胞提供的低分子物质合成自身成分，分病毒核酸复制和病毒蛋白合成二大步骤。
⑤装配释放：分裂解细胞和芽生释放两种方式。

第二十三章　病毒的感染与免疫

 学习目标

1. **掌握**　病毒的传播方式、致病机制及感染类型；干扰素的概念、作用机制及生物学活性。
2. **熟悉**　病毒与肿瘤的关系。
3. **了解**　机体抗病毒的适应性免疫。

 内容精讲

第一节　病毒的致病作用

一、病毒感染的传播方式

病毒侵入机体可通过皮肤黏膜（呼吸道、消化道、泌尿生殖道黏膜）、血液和胎盘。病毒感染的传播方式有水平传播和垂直传播两种。水平传播是指病毒在人群不同个体之间的传播，也包括从动物到动物再到人的传播，为大多数病毒的传播方式。垂直传播是指病毒由宿主的亲代传给子代的传播方式，主要通过胎盘或产道传播，也可见其他方式，如围生期哺乳和密切接触感染等方式。

二、病毒感染的致病机制

（一）病毒感染对宿主细胞的直接作用

1. 杀细胞效应　病毒在宿主细胞内复制完毕，在很短的时间内，一次释放出大量子代病毒，细胞被裂解死亡，称为杀细胞效应。主要见于无包膜、杀伤性强的病毒。在体外实验中，可用显微镜观察到细胞变圆、坏死，从瓶壁脱落等现象，称细胞病变作用（CPE）。

2. 稳定状态感染　不具有杀细胞效应的病毒所引起的感染称为稳定性感染，但感染可引起宿主细胞融合及细胞表面产生新抗原，多见于包膜病毒。

3. 包涵体　某些受病毒感染的细胞内，用普通光学显微镜可看到与正常细胞结构和着色不同的圆形或椭圆形斑块，称为包涵体。其本质：①病毒颗粒的聚集体；②病毒增殖留下的痕迹；③病毒感染引起的反应物。

4. 细胞凋亡　有些病毒感染细胞后，病毒可直接或由病毒编码蛋白间接作为诱导因子诱发细胞凋亡。这一过程可能促进细胞中病毒释放，限制细胞生产的病毒体的数量。但有些病毒感染则可抑制宿主细胞的早期凋亡，提高细胞产生子代病毒体的数量。

5. 基因整合与细胞转化　病毒的基因组整合至宿主细胞染色体基因组中可致细胞转化，而转化与肿瘤形成密切相关。

（二）病毒感染的免疫病理作用

病毒感染后可通过诱发机体的免疫反应，导致组织器官损伤，主要有抗体介导的免疫病理作用、细胞介导的免疫病理作用、致炎性细胞因子的病理作用、免疫抑制作用等。

（三）病毒的免疫逃逸

病毒的免疫逃逸是反映病毒毒力的另一重要因素。病毒通过逃避免疫监视、防止免疫激活或阻止免疫反应发生等免疫逃逸机制来逃脱免疫应答。有些病毒通过编码特异性抑制免疫反应蛋白质实现免疫逃逸。有些病毒形成合胞体让病毒在细胞间传播逃避抗体作用。

三、病毒感染的类型

根据有无临床症状，病毒感染分为显性感染和隐性感染；根据其在体内感染的过程、滞留的时间，病毒感染分为急性感染和持续性感染。持续性感染又可分为潜伏感染、慢性感染、慢发病毒感染。

四、病毒与肿瘤

大量的研究表明，病毒是人类肿瘤的致病因素之一，全世界至少有 15%～20% 的人类肿瘤与病毒感染有关，尤其是宫颈癌和肝癌。病毒与肿瘤的关系可分为两种：一种是肯定的，即肿瘤由病毒感染所致，如人乳头瘤病毒引起的人疣，为良性肿瘤；人类嗜 T 细胞病毒所致的人 T 细胞白血病，为恶性肿瘤。另一种是密切相关，但尚未获肯定，如乙型肝炎病毒、丙型肝炎病毒与原发性肝癌，EB 病毒与鼻咽癌和淋巴瘤，人乳头瘤病毒、单纯疱疹病毒-2 型与宫颈癌，以及人疱疹病毒-8 与卡波西肉瘤等。

第二节　抗病毒免疫

抗病毒免疫和抗菌免疫有很多共性，都包括固有免疫和适应性免疫，但也有些特殊性。固有免疫包括先天不感受性、屏障作用、细胞作用（巨噬细胞和 NK 细胞）和干扰素（IFN）的作用。其中干扰素在抗病毒免疫的过程中发挥着重要作用。干扰素是由病毒或其他干扰素诱生剂诱使人或动物细胞产生的一类糖蛋白，作用于机体细胞，可表现出抗病毒、抗肿瘤及免疫调节等多方面的生物活性。RNA 病毒较 DNA 病毒具有更强的干扰素诱生作用。天然干扰素分为 α、β、γ 三型，其中前 2 型属 Ⅰ 型干扰素，其抗病毒作用强于免疫调节作用，γ 型属 Ⅱ型干扰素，其用免疫调节作用强于抗病毒作用。干扰素具有广谱性抗病毒作用，但不是直接杀灭病毒，而是通过诱导细胞合成抗病毒蛋白（AVP）发挥效应。干扰素抗病毒作用有相对的种属特异性，一般在同种细胞中的活性最高。适应性免疫包含体液免疫和细胞免疫。其中体液免疫中中和抗体在预防病毒感染发生及蔓延中起着重要作用，细胞免疫是终止病毒感染的主要机制。

同步练习

一、填空题

1. 病毒在宿主间可通过_____、_____两种方式传播；而病毒在宿主体内的播散方式有_____、_____和_____。

2. 病毒持续性感染可分为_____、_____和_____三种。水痘-带状疱疹病毒可发生_____感染，而亚急性硬化性全脑炎则属于_____感染。

3. 中和抗体可与病毒表面抗原结合，阻止病毒的_____。

4. 杀细胞效应多见于_____病毒的感染；稳定状态感染多见于_____病毒的感染。

5. 减毒活疫苗_____保存，灭活疫苗_____保存。

二、名词解释

1. 垂直传播　2. 包涵体　3. 杀细胞效应

三、问答题

1. 简述病毒感染细胞后细胞发生的变化？
2. 慢性感染与慢发病毒感染有何不同？
3. 隐性感染与潜伏感染有何不同？
4. 简述干扰素的概念、种类、作用及其抗病毒的主要机制。
5. 机体抗病毒免疫由哪些因素构成。

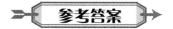

参考答案

一、填空题

1. 水平传播 垂直传播 局部播散 血液播散 神经播散
2. 慢性感染 潜伏感染 慢发病毒感染 潜伏 慢发病毒
3. 吸附和穿入
4. 裸露 包膜
5. 不易 容易

二、名词解释

1. 垂直传播：病毒等病原微生物由亲代传播给子代的传播方式称为垂直传播。

2. 包涵体：感染病毒的细胞，用普通光学显微镜在胞核或胞浆内可看到大小不等的着色斑块，称为包涵体。不同的病毒形成的包涵体，其形态特点、染色性及在细胞内的位置均不同。

3. 杀细胞效应：病毒在宿主细胞内复制完毕，可在很短时间内一次释放大量子代病毒，细胞被裂解死亡，称为杀细胞效应。

三、问答题

1. 答：病毒感染人体后进入易感细胞并在其内增殖，导致细胞损伤或产生其他变化。病毒感染细胞后，可使细胞发生下列变化。①细胞裂解死亡。②稳定状态感染：a. 细胞融合形成多核巨细胞或合胞体；b. 细胞表面出现病毒基因编码的抗原。③细胞内形成包涵体：病毒感染宿主细胞后在胞浆和/或胞核内形成团块。④细胞凋亡：如腺病毒、人类免疫缺陷病毒感染后均可导致宿主细胞的凋亡。⑤基因整合与细胞转化：病毒感染宿主细胞后，其基因与宿主细胞的染色体发生重组，这与某些肿瘤的发生密切相关。

2. 答：慢性感染是指显性感染或隐性感染后，病毒未完全清除，可持续存在于血液或组织中并不断排出体外，可出现症状，也可无症状。在慢性感染的全过程中，病毒可不断被分离培养或检测出，如乙型肝炎病毒、巨细胞病毒、EB 病毒所致的慢性感染。

慢发病毒感染与慢性感染的不同之处是，慢发病毒感染的潜伏期很长，而一旦出现症状，则为亚急性、进行性，多以死亡而告终。如亚急性硬化性全脑炎、AIDS 等。

3. 答：隐性感染是指病毒侵入机体后，由于病毒数量少、毒力弱、机体抵抗力强，因此病毒对细胞造成的损伤轻微，不出现临床症状或不出现明显的临床症状。病毒一般很快被清除，不在体内长期存在。隐性感染也可使机体产生特异性免疫力，甚至可以获得牢固的免疫力，以防止发生再次感染。有些病毒侵入机体后多表现为隐性感染，如脊髓灰质炎病毒和甲型肝炎病毒。

潜伏感染是指病毒在原发感染后没有被完全清除，残留的少量病毒可长期潜伏在宿主细胞内，与机体处于平衡状态，病毒不复制，也不出现临床症状。在一定条件下潜伏的病毒可被激活，重新大量增殖而引起急性发作。如单纯疱疹病毒和水痘-带状疱疹病毒的再发感染。

4. 答：①干扰素的概念：干扰素是由病毒或干扰素诱生剂作用于白细胞、巨噬细胞、淋巴细胞等多种体系细胞产生的一种糖蛋白。②干扰素的类型：分为 α，β，γ 三种干扰素。③干扰素的作用：抗病毒、抗肿瘤、免疫调节作用。④干扰素的主要作用机制：干扰素不是直接作用，而是作用于宿主细胞，产生抗病毒的 $2',5'$-A 合成酶、磷酸二酯酶及蛋白激酶，这些酶通过降解 mRN、抑制多肽链的延伸和抑制转译等环节阻断病毒蛋白的合成而起到抗病毒的作用。

5. 答：机体抗病毒免疫的构成因素如下：机体的抗病毒免疫包括固有免疫和适应性免疫，固有免疫为屏障结构（皮肤黏膜屏障、胎盘屏障和血脑屏障）、吞噬细胞、补体及干扰素等；适应性免疫由体液免疫和细胞免疫组成，体液免疫中抗体具有对游离病毒的中和作用，在补体协助下对病毒的裂解及对吞噬细胞的调理作用；细胞免疫中 Tc 细胞对病毒感染细胞的直接杀伤是清除病毒最重要的因素。此外，NK 细胞、活化的巨噬细胞、ADCC 效应、CD4+ 细胞释放的一系列淋巴因子等引起的炎症反应，都对病毒的清除有一定作用。

第二十四章　病毒感染的检查方法与防治原则

学习目标

1. **掌握**　病毒标本的采集与送检的基本原则；病毒感染的诊断方法。
2. **熟悉**　病毒感染的诊断方法。
3. **了解**　病毒感染的特异性预防和治疗。

内容精讲

第一节　病毒感染的检查方法

目前常用的病毒感染的检查程序包括标本的采集与送检、病毒的分离鉴定以及病毒感染的诊断。

1. 标本的采集与送检　要注意以下原则：采急性期标本；用抗生素处理易污染标本；标本要低温保存并尽快送检；血清学诊断要采双份血清（发病初期、病后 2～3 周）。

2. 病毒分离培养　常用动物接种、鸡胚培养和细胞培养三种方法。

3. 病毒感染的诊断　利用电镜、免疫电镜、光镜等进行病毒形态学检查；利用免疫学标记技术进行病毒蛋白抗原检测；利用中和试验、血凝抑制试验、特异性 IgM 抗体检测等进行病毒感染抗体的检测；利用核酸扩增、核酸杂交、基因芯片和基因测序技术等进行核酸的检测。

第二节　病毒感染的特异性预防

特异性预防包括接种疫苗、注射抗体、细胞免疫制剂。

第三节　病毒感染的治疗

抗病毒化学制剂主要有非核苷类反转录酶抑制剂、蛋白酶抑制剂、整合酶抑制剂、神经氨酸酶抑制剂。此外，干扰素、某些中草药如黄芪、板蓝根等也具有抑制病毒作用。

同步练习

一、选择题

1. 不适用于培养病毒的方法是（　　　）
   A. 适龄鸡胚接种　　　　　　B. 传代细胞培养　　　　　　C. 组织器官培养
   D. 易感动物接种　　　　　　E. 人工合成培基

2. 不能用于检测抗病毒抗体的方法是（　　　）
   A. ELISA　　　　　　　　　B. 中和试验　　　　　　　　C. 红细胞凝集试验

D. 血凝抑制试验　　　　　　　　E. 补体结合试验

3. 病毒的灭活疫苗包括（　　　）

    A. 脊髓灰质炎灭活疫苗　　　　B. 狂犬病灭活提纯疫苗　　　　C. 森林脑炎灭活疫苗

    D. 乙型脑炎灭活疫苗　　　　　E. 以上均正确

4. 观察病毒在培养细胞内增殖的指标不包括下列哪一种（　　　）

    A. 细胞病变　　　　　　　　　B. 红细胞吸附　　　　　　　　C. 培养液变混浊

    D. 细胞代谢改变　　　　　　　E. 干扰现象

5. 最直接和能说明病毒在组织细胞中生长的指标是（　　　）

    A. pH 改变　　　　　　　　　　B. 红细胞吸附　　　　　　　　C. 干扰现象

    D. 细胞病变　　　　　　　　　E. 蚀斑

6. 目前用于测定病毒感染数量比较准确的方法是（　　　）

    A. 电镜下直接计数　　　　　　B. 红细胞凝集试验　　　　　　C. 蚀斑试验

    D. ID_{50}　　　　　　　　　　　E. $TCID_{50}$

7. 预防病毒最有效的方法是（　　　）

    A. 使用抗毒素　　　　　　　　B. 使用抗病毒化学疗剂　　　　C. 使用中草药

    D. 免疫预防（接种疫苗）　　　E. 使用抗菌药物

二、填空题

1. 分离培养病毒的方法有＿＿＿＿＿、＿＿＿＿＿和＿＿＿＿＿。

2. 预防病毒性疾病的最好办法是＿＿＿＿＿，属于人工＿＿＿＿＿；但在紧急情况下也可采用＿＿＿＿＿。

三、名词解释

细胞病变效应（CPE）

四、问答题

病毒标本的采集与送检的原则有哪些？

参考答案

一、选择题

1. E　2. C　3. E　4. C　5. D　6. C　7. D

二、填空题

1. 动物接种　鸡胚培养　细胞培养

2. 接种疫苗　自动免疫　人工被动免疫

三、名词解释

细胞病变效应(CPE)：在体外试验中，通过细胞培养和接种杀细胞性病毒，经一段时间后，可用显微镜观察到细胞变圆、坏死，从瓶壁脱落等现象，称为细胞病变效应。

四、问答题

答：①时间：早期、急性期。　②部位：根据临床诊断及病期采集不同标本。　③标本处理：无菌操作，有杂菌的标本置于含抗生素的50%甘油缓冲盐水中；标本应冷藏速送，不能立即送检和分离培养的，应存放在-70℃冰箱或液氮中；血清学检查的标本应采取双份血清送检(疾病早期及恢复期)。

第二十五章 呼吸道病毒

学习目标

1. **掌握** 常见呼吸道病毒种类及引起的主要疾病；流感病毒生物学性状及微生物学检查法；麻疹病毒致病性。

2. **熟悉** 流感病毒的致病性、免疫性与防治原则；腮腺炎病毒、呼吸道合胞病毒的致病性；风疹病毒致病特点。

3. **了解** 冠状病毒等其他呼吸道病毒的致病性。

内容精讲

呼吸道病毒是指以呼吸道为入侵门户，在呼吸道黏膜上皮中增殖，引起呼吸道局部感染或呼吸道以外组织器官病变的一类病毒。常见的有流感病毒、麻疹病毒、腮腺炎病毒等。

第一节 正黏病毒

正黏病毒是指对人或某些动物细胞表面的黏蛋白有亲和性、有包膜、具有分节段 RNA 基因组的一类病毒，只有简称流感病毒的流行性感冒病毒（influenza virus）一个种，包括人流感病毒和动物流感病毒。人流感病毒是引起人流行性感冒的病原体。

一、生物学性状

流感病毒为球形或丝状，核衣壳为螺旋对称性，外有包膜。核心由核酸与核蛋白组成。核酸为分节段的单股负链 RNA，甲、乙型有 8 个片段，丙型有 7 个片段。核酸分节段的特点使病毒在复制时易发生基因重组，使其编码的蛋白抗原结构改变，导致新的病毒株出现。核蛋白为可溶性抗原，抗原性较稳定。包膜上镶嵌有突出于病毒表面的两种刺突，一种是血凝素（hemagglutinin，HA），与病毒吸附和穿入宿主细胞有关；另一种是神经氨酸酶（neuraminidase，NA），有利于成熟病毒的释放。HA 和 NA 抗原结构易发生变异。基质蛋白（M 蛋白）位于包膜与核心之间，具有保护病毒核心和维持病毒外形的作用。根据核蛋白的抗原性不同，流感病毒被分为甲、乙、丙三型。根据 HA 和 NA 的抗原性不同，甲型流感病毒又被分为若干个亚型。流感病毒有 2 种主要变异形式，即抗原性漂移和抗原性转变，抗原性漂移属量变，抗原性转变属质变。流感病毒最常用鸡胚培养，易感动物为雪貂。对理化因素抵抗力弱。

二、致病性和免疫性

流感病毒主要经飞沫在人与人之间传播。病毒经呼吸道侵入机体后，主要引起上、中呼吸道病变，以气管黏膜为主。常出现发热、全身肌肉酸痛等全身症状和头痛伴有鼻塞、流涕、咽痛和咳嗽等局部症状。流感患者一般全身症状较局部症状明显，病毒一般不入血，全身症状与机体产生的干扰素和免疫细胞释放的细胞因子有关。病后可获得对同型病毒的免疫力，以血清中和抗体 IgG、IgM，黏膜表面中和抗体 SIgA 为主，一般维持 1～2 年。

三、微生物学检查法

1. 病毒的分离与鉴定 测定急性期患者的咽漱液或咽拭子，用抗生素处理后接种鸡胚或细胞培养。用血凝试验及血凝抑制试验鉴定病毒。

2. 血清学诊断 测定急性期和恢复期血清抗体，若恢复期抗体效价较急性期增高 4 倍及以上，具有诊断价值。

四、 防治原则

流感病毒传染性强，传播迅速，流行期间应尽量避免人群聚集，必要时应戴口罩。公共场所可用乳酸蒸汽进行空气消毒。免疫接种是预防流感的有效方法，但必须与当前流行株的型别相同。目前使用疫苗包括全病毒灭活疫苗、裂解疫苗和亚单位疫苗。流感尚无特效疗法，主要是对症治疗和预防继发性细菌感染。

第二节　副黏病毒

副黏病毒是一群核酸不分节段的黏病毒。主要包括麻疹病毒（measles virus）、腮腺炎病毒（mumps virus）、呼吸道合胞病毒（respiratory syscytial virus，RSV）等。

一、 麻疹病毒

1. 生物学性状 病毒颗粒呈球形或丝形，基因组为单股负链 RNA，不分节段。核衣壳呈螺旋对称型，包膜上有血凝素（HA）和血溶素（hemolysin，HL）刺突。抗原性稳定，只有一个血清型。病毒抵抗力弱，一般消毒即可灭活。

2. 致病性和免疫性 人是麻疹病毒的唯一自然储存宿主。传染源是急性期患者。在患者出疹前 6 天和出疹后 3 天都有传染性。麻疹病毒主要经飞沫传播，也可通过玩具或密切接触传播。病毒侵入后，首先在呼吸道上皮细胞内增殖，然后进入血流，出现第一次病毒血症，病毒随血流到达全身淋巴组织和单核吞噬细胞系统内增殖，增殖到一定程度时，再次入血形成第二次病毒血症，引起全身性病变。患者的早期有高热、畏光、鼻炎、结膜炎、咳嗽、口腔颊黏膜 Koplik 斑等症状。此后 1～2 天，全身皮肤相继出现斑丘疹。皮疹出全后，体温逐渐下降，若无并发症，可自然痊愈。但抵抗力低下者，常继发中耳炎、支气管炎、肺炎、脑炎等，严重者可导致患者死亡。最严重的并发症为脑炎，发病率为 0.5%～1.0%，其死亡率为 5%～30%。最常见的并发症为肺炎，占麻疹死亡率的 60%。大约有 0.1% 的患者发生脑脊髓炎，它是一种迟发型超敏反应性疾病。此外，还有百万分之一患者在疾病恢复后数年会出现亚急性硬化性全脑炎（SSPE），这是麻疹晚期神经系统并发症，患者大脑功能发生渐进性衰退，表现为反应迟钝、精神异常、运动障碍，最后出现昏迷死亡。麻疹病愈后可获牢固免疫力。

3. 微生物学检查法与防治原则 一般无需做微生物学检查法。应用麻疹减毒活疫苗或麻疹-腮腺炎-风疹（MMR）三联疫苗是最有效的预防措施。

二、 腮腺炎病毒

腮腺炎病毒是流行性腮腺炎的病原体，形态结构与麻疹病毒相似，只有一个血清型。人是腮腺炎病毒的唯一宿主，主要通过飞沫传播。病毒侵入机体后首先在呼吸道上皮细胞及局部淋巴结内增殖，然后入血，引起病毒血症，随血流侵入腮腺或其他器官。患者表现为发热，一侧或两侧腮腺肿大。部分男性易合并睾丸炎，甚至可导致不育，女性可合并卵巢炎（约 5%），少数患者出现无菌性脑膜炎或获得性耳聋等。接种 MMR 三联疫苗有较好的预防效果。

三、 呼吸道合胞病毒

呼吸道合胞病毒是引起婴幼儿下呼吸道感染的最常见病毒，典型的表现为细支气管炎和支气管肺炎，在成人和较大儿童则引起上呼吸道感染。病毒经飞沫通过呼吸道传播，也可由污染的手、物品接触眼或鼻黏膜感染。病毒感染局限于呼吸道，不引起病毒血症。病毒在呼吸道上皮细胞增殖后引起细胞融合，致病机制尚未完全清楚。

第三节　冠状病毒

冠状病毒呈多形性，直径为 80～160nm，核酸为单股正链 RNA，有包膜，其上有排列间隔较宽的突起，使整个病毒颗粒外形呈冠状。人冠状病毒主要有普通冠状病毒 229E、OC43、NL63、HKU1、SARS 冠状病毒（SARS-CoV）和中东呼吸综合征冠状病毒（HERS-CoV）六个型别。

冠状病毒感染在全世界普遍存在，可感染各年龄组人群，引起普通感冒、咽喉炎，某些病毒株还与人类腹泻及胃肠炎有关。

SARS 和 HERS 是一种急性呼吸道传染病，经飞沫传播，传播迅速，潜伏期短，病情严重，死率高，目前无特异性治疗药物和预防疫苗。

第四节　其他呼吸道病毒

一、风疹病毒

风疹病毒（rubella virus）属披膜病毒科，其核酸为单股正链 RNA，有包膜，只有一个血清型。人是风疹病毒唯一的自然宿主，该病毒可经呼吸道传播，引起儿童风疹；也可经垂直传播，引起胎儿先天性感染，导致先天性风疹综合征，出现先天性耳聋、先天性心脏病、白内障等畸形。接种 MMR 三联疫苗有较好的预防效果。

二、腺病毒

腺病毒（adenovirus）属于腺病毒科，核酸为线状 DNA，无包膜，经呼吸道传播，主要引起婴幼儿肺炎、上呼吸道感染，流行性角膜炎等，缺乏有效的抗病毒药物与疫苗。

三、鼻病毒

鼻病毒（rhinovirus）属于小 RNA 病毒科，生物学性状与肠道病毒相似，主要引起成人感冒以及儿童的上呼吸道感染、支气管炎等。

同步练习

一、选择题

1. 区分流感病毒亚型的依据是（　　　）

　　A. RNA＋NA　　　　　　　B. RNA＋HA　　　　　　C. NA＋NP

　　D. HA＋NP　　　　　　　E. HA＋NA

2. 流感病毒的核心是单股负链 RNA，分为若干片段与核蛋白组成核糖核蛋白。核酸片段数是（　　　）

　　A. 1～3 段　　　　　　　B. 3～5 段　　　　　　　C. 5～7 段

　　D. 7～8 段　　　　　　　E. 8～9 段

3. 引发亚急性硬化性全脑炎（SSPE）的病因是（　　　）

　　A. 疱疹病毒引起的持续性感染

　　B. 麻疹病毒引起的潜伏感染

　　C. 脊髓灰质炎引起的慢性感染

　　D. 流行性乙型脑炎病毒引起的急性感染

E. 狂犬病病毒引起的慢发感染

4. 儿童患流行性腮腺炎时常见的并发症是 （　　　）

    A. 脑膜炎   B. 肺炎   C. 肝炎

    D. 肾炎   E. 睾丸炎或卵巢炎

5. 柯氏（Koplik）斑对下列哪种病毒感染有诊断意义 （　　　）

    A. 流感病毒   B. 麻疹病毒   C. 腮腺炎病毒

    D. 巨细胞病毒   E. 人类免疫缺陷病毒

6. 可致严重急性呼吸综合征的病原体是 （　　　）

    A. 冠状病毒229E   B. SARS冠状病毒   C. HERS冠状病毒

    D. 衣原体   E. 3型腺病毒

7. 最常引起成人普通感冒的病毒是 （　　　）

    A. 冠状病毒   B. 副流感病毒   C. 鼻病毒

    D. 柯萨奇病毒   E. 流感病毒

8. 关于流感病毒对外界环境的抵抗力，错误的一项是 （　　　）

    A. 不耐热，56℃30min被灭活

    B. 耐低温，−70℃可长期保存

    C. 不耐干燥，低温真空干燥下易失活

    D. 对紫外线敏感

    E. 对甲醛、乙醚等化学药物敏感

9. 下列对麻疹的描述中，错误的一项是 （　　　）

    A. 麻疹病毒包膜上有HA和HL刺突，但无NA刺突（无神经氨酸酶活性）

    B. 麻疹患者有两次病毒血症，第一次病毒血症时，体表不出现红色斑丘疹

    C. 麻疹是急性传染病，但极少数患儿于病愈2～17年后可出现慢发感染患亚急性硬化性全脑炎

    D. 儿童接种麻疹减毒活疫苗后，可获得牢固的终身免疫，隔6～7年不必再次接种加强免疫

    E. 麻疹自身感染后，患者可获得牢固免疫，持续终生

二、填空题

1. 流感病毒的核酸类型是_____，其显著特点是_____。

2. 呼吸道病毒中可以通过垂直传播造成胎儿先天性畸形的病毒是_____，可以引起SSPE的病毒是_____。

3. 少年儿童和成人普通感冒及上呼吸道感染大多由_____或_____感染引起。

三、问答题

简述流感病毒抗原变异与疾病流行的关系。

参考答案

一、选择题

1. E   2. D   3. B   4. E   5. B   6. B   7. C   8. C

9. D

二、填空题

1. 单股负链RNA   分节段而易于发生基因重组

2. 风疹病毒   麻疹病毒

3. 鼻病毒   冠状病毒

三、问答题

答：三型流感病毒中，最易发生变异的是甲型流感病毒，变异的物质基础是HA和NA，HA变异更

快。病毒的变异与流感的流行关系密切。流感病毒抗原变异有两种形式：①抗原漂移。变异幅度小，HA、NA 氨基酸的变异率小于 1%，属于量变，由点突变造成，引起局部中小型流行。②抗原转换。变异幅度大，HA 氨基酸的变异率为 20% ~ 50%，属于质变，导致新亚型的出现。由于人群完全失去免疫力，往往引起流感大流行，甚至世界性大流行。

第二十六章　肠道病毒

📖 **内容精讲**

肠道病毒不是病毒分类学上的概念，而是泛指通过粪-口途径传播、在肠道增殖并从粪便排出的一大类病毒。人类肠道肠病毒包括：脊髓灰质炎病毒、柯萨奇病毒、埃可病毒、新型肠道病毒。

肠道病毒的共同特性：①病毒为球形、无包膜、直径约 24～30nm；②核心为单股正链 RNA、衣壳由 60 个相同微粒组成 20 面体；③抵抗力强，耐酸、乙醚和去垢剂；④经粪-口途径传播，隐性感染多见；⑤病毒在肠道中增殖，却引起多种肠道外感染性疾病，临床症状多样。

第一节　脊髓灰质炎病毒

脊髓灰质炎病毒是脊髓灰质炎（poliomyelitis）的病原体。主要侵犯脊髓前角运动神经细胞，导致弛缓性肢体麻痹，以儿童多见，故亦称小儿麻痹症。

一、生物学性状

病毒呈球形，直径为 24～30nm，无包膜。衣壳主要由 VP1、VP2、VP3 和 VP4 四种蛋白成分组成，基因组为单股正链 RNA。

二、致病性和免疫性

人是脊髓灰质炎病毒的唯一自然储存宿主。患者、无症状带毒者或隐性感染者为传染源，主要通过粪-口途径传播，亦可通过呼吸道传播。脊髓灰质炎病毒经口侵入机体后，先在局部黏膜和咽、扁桃体和肠道集合淋巴结中增殖，90％以上的病毒感染后，由于机体免疫力较强，病毒仅限于肠道，不进入血流，不出现症状或只有轻微发热、咽痛、腹部不适等，表现为隐性感染或轻症感染。只有少数感染者，病毒可入血引起第一次病毒血症，随血流病毒扩散至带有相应受体靶组织中进一步增殖后，大量病毒再度入血形成第二次病毒血症，病毒随即侵入中枢神经系统及其他系统引起相应病变。所致主要疾病有脊髓灰质炎、无菌性脑膜炎或脑炎等。

病后和隐性感染均可使机体获得对同型病毒的牢固免疫力。免疫机制是以体液免疫为主。

三、微生物学检查法

起病后 1 周，可以从患者鼻咽部、血、脑脊液及粪便中分离病毒，或用双份血清进行中和试验，也可用核酸杂交、PCR、ELISA、IFA 等进行快速诊断。

四、防治原则

采用 Salk 灭活疫苗和 Sabin 减毒活疫苗进行主动免疫，免疫效果良好，极大地降低了脊髓灰质炎的发病率。

第二节　柯萨奇病毒和埃可病毒

柯萨奇病毒和埃可病毒的形态、生物学性状、感染过程均与脊髓灰质炎病毒相似。其致病的显著特点：病毒在肠道中增殖却很少引起肠道疾病；不同肠道病毒可引起相同的临床综合征；同一种病毒也可引起几种不同的临床疾病。引起的疾病包括无菌性脑膜炎、脑炎、疱疹性咽峡炎、手足口病、流行性胸痛、心肌炎、心包炎、急性出血性结膜炎等。除一般的卫生措施外，无特效的预防和治疗方法。对有感染性的患者应当隔离。

第三节　新型肠道病毒

新型肠道病毒的形态、生物学性状、感染过程均与脊髓灰质炎病毒相似，但抗原性有着明显不同。目前新型肠道病毒有 68、69、70 和 71 型。新型肠道病毒 70 型可引起急性出血性结膜炎（红眼病）；新型肠道病毒 71 型（EV71）多次导致手足口病流行。

同步练习

一、选择题

1. 不属于肠道病毒共同特点的是（　　　）

    A. 为裸露的小核糖核酸病毒　　　　B. 耐酸，耐乙醚　　　　C. 核酸有感染性

    D. 只在肠道中增殖并引起腹泻　　　E. 可侵犯神经系统及其他组织

2. 脊髓灰质炎病毒感染的最常见的临床表现是（　　　）

    A. 无菌性脑膜炎　　　　　　　　　B. 隐性感染　　　　　　C. 非麻痹型脊髓灰质炎

    D. 延髓麻痹　　　　　　　　　　　E. 永久性迟缓性肢体麻痹

3. 关于脊髓灰质炎病毒的特性，下列哪项是正确的（　　　）

    A. 耐乙醚，但易被胆酸和胆汁灭活

    B. 基因组是单一分子的负链 RNA

    C. 仅能在神经细胞中增殖

    D. 利用补体结合试验鉴定有 3 个血清型

    E. 以隐性感染多见，约占 90% 以上

4. 脊髓灰质炎病毒主要侵犯（　　　）

    A. 三叉神经节　　　　　　　B. 脑神经节　　　　　　C. 脊髓前角运动神经细胞

    D. 神经肌肉接头　　　　　　E. 海马回锥体细胞

5. 口服脊髓灰质炎减毒活疫苗的优点不包括（　　　）

    A. 口服方便，儿童易于接受

    B. 易保存，不需冷藏

    C. 可刺激机体产生血清中和抗体 IgG

    D. 疫苗病毒随粪排出，扩大了免疫范围

    E. 疫苗病毒在肠道增殖，产生局部 SIgA，可以阻断野毒株的感染

6. 引起手足口病的主要病原体是（　　　）

    A. 新型肠道病毒 68 型　　　　B. 新型肠道病毒 69 型　　　　C. 新型肠道病毒 70 型

    D. 新型肠道病毒 71 型　　　　E. 新型肠道病毒 72 型

7. 柯萨奇病毒的主要传播途径是（　　　）

    A. 呼吸道　　　　　　　　　B. 消化道　　　　　　　　　C. 蚊虫叮咬

    D. 血液和血制品　　　　　　E. 母婴传播

8. 肠道病毒的核酸类型是（　　　）

    A. ssDNA　　　　　　　　　B. dsDNA　　　　　　　　　C. dsRNA

    D. ss（＋）RNA　　　　　　E.（－）RNA

9. 最常引起儿童疱疹性咽炎的是（　　　）

    A. 新型肠道病毒　　　　　　B. 埃可病毒　　　　　　　　C. 柯萨奇病毒 A 组

    D. 单纯疱疹病毒　　　　　　E. 柯萨奇病毒 B 组

二、填空题

1. 肠道病毒的结构包括 _____ 和 _____。由于 _____ 包膜，因此对脂溶剂 _____。

2. 脊髓灰质炎病毒侵犯部位为 _____，传播途径为 _____，感染对象主要是 _____。

三、问答题

1. 脊髓灰质炎病毒的致病性和免疫性有何特点？

2. 肠道病毒可引起哪些疾病？

参考答案

一、选择题

1. D　2. B　3. E　4. C　5. B　6. D　7. B　8. D

9. C

二、填空题

1. 核心　衣壳　无　不敏感

2. 脊髓前角运动神经细胞　粪-口途径　儿童

三、问答题

1. 答：（1）脊髓灰质炎病毒的致病特点　①经消化道感染，多表现为隐性感染或轻症感染，极少数幼儿体内病毒可经两次病毒血症后侵犯中枢神经系统，引起脊髓灰质炎，造成弛缓性肢体麻痹；②组织损伤是由病毒对细胞的直接破坏(CPE)造成的。

（2）脊髓灰质炎病毒的免疫特点　①隐性感染和患病都可以获得对同型病毒的持久免疫力；②保护性免疫以体液免疫为主。鼻咽和肠黏膜局部 SIgA 是最主要的中和抗体，可以阻止野毒株病毒的感染，血清 IgA、IgG 和 IgM 可以阻止病毒侵入中枢神经系统。

2. 答：肠道病毒所致疾病包括：①神经系统感染，如脊髓灰质炎、无菌性脑膜炎、肌肉麻痹等；②呼吸道感染，如疱疹性咽峡炎；③心肌炎和心包炎；④皮肤黏膜损伤，如手足口病、皮疹、黏膜疹；⑤眼病，如急性出血性结膜炎。

第二十七章　急性胃肠炎病毒

 学习目标

1. **掌握**　轮状病毒的致病性和微生物学检查法。
2. **熟悉**　杯状病毒的致病性。
3. **了解**　星状病毒和肠道腺病毒。

内容精讲

第一节　轮状病毒

轮状病毒呈球形，直径为 60～75nm，有双层衣壳，呈车轮状，无包膜。只有具有双层衣壳结构的完整病毒颗粒才有感染性。基因组为双链 RNA，由 11 个不连续的基因节段组成，根据病毒内壳 VP6 抗原性的不同，可将轮状病毒分为 A～G 7 个组。其中 A 组轮状病毒最为常见，是引起婴幼儿急性胃肠炎的主要病原体；B 组病毒仅在我国成人中暴发流行。传染源是患者和无症状带毒者，晚秋和冬季是疾病发生的主要季节。病毒侵入人体后在小肠黏膜绒毛细胞内增殖，造成细胞溶解死亡；病毒非结构 P4 蛋白有肠毒素样的作用，刺激细胞内钙离子升高引发肠液过度分泌；水和电解质分泌增加，重吸收减少，导致严重腹泻。一般为自限性疾病，病程 3～5 天，可完全恢复。少数严重者可出现脱水、酸中毒而导致死亡。取患者粪便应用电镜、ELISA 均可检出病毒或抗原。口服减毒活疫苗已在临床试用。

第二节　杯状病毒

引起人胃肠炎的杯状病毒包括诺如病毒和沙波病毒。杯状病毒的特点呈球形，其表面有杯状凹陷，棱高低不平。只有一种衣壳蛋白，尚不能培养也无合适动物模型。诺如病毒是世界上引起急性病毒性胃肠炎暴发流行最主要的病原体之一，在秋冬季流行，可累及任何年龄组。粪-口途径为主要传播途径，其次为呼吸道，其临床症状类似轻型轮状病毒感染。

第三节　星状病毒

星状病毒呈球形，无包膜，核酸为单股正链 RNA，包括哺乳动物星状病毒属和禽星状病毒属。人星状病毒至少有 8 个血清型。主要引起婴幼儿腹泻，临床症状较轻。尚无有效疫苗和治疗药物。

第四节　肠道腺病毒

肠道腺病毒无包膜，核酸为双链 DNA。主要侵犯 5 岁以下小儿，多流行于夏季，表现为水样腹泻，发热及呕吐，可伴有咽炎、咳嗽。尚无有效疫苗和治疗药物。

同步练习

一、选择题

1. 婴幼儿急性胃肠炎的主要病原体是（　　）

    A. 腺病毒

    B. 轮状病毒

    C. 埃可病毒

    D. 葡萄球菌

    E. 霍乱弧菌

2. 轮状病毒的致泻机制是（　　）

    A. 小肠黏膜细胞 cGMP 水平升高，导致体液平衡紊乱

    B. 小肠黏膜细胞 cAMP 水平升高，导致小肠细胞分泌过度

    C. 病毒直接损伤小肠黏膜细胞，导致电解质平衡失调，大量水分进入肠腔

    D. 病毒作用于肠壁神经系统，使肠功能紊乱

    E. 以上都不是

二、填空题

1. 轮状病毒属于＿＿＿＿＿＿＿科。核酸类型为＿＿＿＿＿＿，由＿＿＿＿＿＿个基因节段组成。

2. 轮状病毒结构特点为外形呈＿＿＿＿＿状，具有＿＿＿＿＿衣壳，＿＿＿＿＿包膜。

三、问答题

1. 简述轮状病毒与肠道病毒的区别。

2. 对轮状病毒怎样进行微生物学检查法？

参考答案

一、选择题

  1. B　　2. C

二、填空题

  1. 呼肠病毒　双链 RNA　11

  2. 车轮　双层　无

三、问答题

  1. 答：①分类：轮状病毒属呼肠病毒科，肠道病毒属小 RNA 病毒科。②核酸：轮状病毒为双链 RNA，分节段，无感染性；肠道病毒为单股正链 RNA。轮状病毒有双层衣壳；肠道病毒为单层衣壳。③致病性：轮状病毒 A 组主要引起婴幼儿腹泻，B 组引起成人腹泻；肠道病毒通过病毒血症侵犯多种器官组织，引起多种临床疾病，但很少引起明显的肠道病变(ECHO 病毒例外)。

  2. 答：对轮状病毒进行微生物学检查法，可取患者腹泻排泄物。①直接电镜观察：观察轮状病毒特殊外形结构，诊断率高。②ELISA 法测抗原：可定量，还能进行 G、P 分型。③测基因片段的特殊分布：使用 PAGE 电泳，观察 A、B、C 三组轮状病毒 11 个基因节段的特殊分布。也可用 RT-PCR 进行 G、P 分型。

第二十八章　肝炎病毒

📋 内容精讲

　　肝炎病毒是侵犯肝细胞、引起人类病毒性肝炎的病毒。目前公认的人类肝炎病毒至少有五种型别，即甲型肝炎病毒（HAV）、乙型肝炎病毒（HBV）、丙型肝炎病毒（HCV）、丁型肝炎病毒（HDV）和戊型肝炎病毒（HEV）。

第一节　甲型肝炎病毒

　　甲型肝炎病毒（hepatitis A virus，HAV）是引起甲型肝炎的病原体，分类上曾属于小 RNA 病毒科肠道病毒属 72 型，现归为小 RNA 病毒科嗜肝 RNA 病毒属。

一、生物学性状

　　形态结构与肠道病毒相似。呈球形，无包膜，基因组为单股正链 RNA，只有一个血清型。可在非洲绿猴肾细胞、肝细胞及人胚肾细胞、人胚肺二倍体细胞内增殖，但非常缓慢，不引起细胞裂解。对理化因素抵抗力较强。

二、致病性和免疫性

　　甲型肝炎的传染源为患者及隐性感染者，主要通过粪-口途径传播。病毒在口咽或唾液腺中早期增殖、后在肠黏膜与局部淋巴结中大量增殖，入血，最终侵袭肝脏。其肝细胞损伤机制主要与病理性免疫应答有关。临床表现为恶心、呕吐、肝脾大、黄疸、转氨酶升高，预后良好，不转变成慢性肝炎或慢性携带者。显性或隐性感染均可获得稳定和持久的免疫力。

三、微生物学检查法与防治原则

　　取患者的血清检测抗 HAV-IgM 抗体是早期诊断的重要指标。加强粪便管理、保护水源和加强饮食卫生管理是预防甲型肝炎的重要环节。对密切接触患者的易感者，应立即注射丙种球蛋白紧急预防，特异预防是接种甲型肝炎减毒活疫苗或灭活疫苗。

第二节　乙型肝炎病毒

　　乙型肝炎病毒（hepatitis B virus，HBV）是引起乙型肝炎的病原体，其危害性远大于其他肝炎病毒。分类上属嗜肝 DNA 病毒科。

一、生物学性状

1. 形态与结构　电镜下 HBV 有三种颗粒：①大球形颗粒（Dane 颗粒），是具有感染性的完整的 HBV 颗粒，呈球形，具有双层衣壳，外衣壳相当于一般病毒的包膜，由脂质双层和蛋白质组成。内衣壳蛋白为 HBV 核心抗原，核心含双股未闭合的 DNA 和 DNA 聚合酶。②小球形颗粒，是 HBV 感染者血清中最常见的颗粒，为中空颗粒，实为 HBV 的衣壳，不具有感染性；③管形颗粒，由若干小球形颗粒串联而成。

2. 基因组结构与编码蛋白　HBV 基因组为不完全双链环状 DNA，两条链长短不一，长链为负链，长度固定，短链为正链，长度可变。负链含有 S、C、P 和 X 4 个基因编码区，各区相互重叠。

（1）S 区　S 区中有 S 基因、前 S1 和前 S2 基因，编码外衣壳蛋白（HBsAg、Pre-S1 抗原、Pre-S2 抗原）。HBsAg 在血液中大量存在，是诊断 HBV 感染的主要指标。HBsAg 可刺激机体产生抗 HBs 抗体，其为中和抗体，是乙型肝炎恢复的标志。

（2）C 区　C 区中有 C 基因及前 C 基因，编码 HBcAg 和 HBeAg。HBcAg 为内衣壳的成分，在血循环中不易被检测到。HBcAg 能刺激机体产生抗 HBc 抗体。血清中查到抗 HBc-IgM 抗体，表示 HBV 正处于复制状态，抗 HBc-IgG 抗体可在血清中较长时间存在，无保护作用。HBeAg 仅见于 HBsAg 阳性的血清，其消长与 Dane 颗粒及 DNA 多聚酶基本一致，可作为 HBV 复制及血液具有强传染性的一个指标。HBeAg 可刺激机体产生抗-HBe 抗体，该抗体对 HBV 感染具有一定保护作用，是预后良好的征象。

（3）P 区　P 区编码 DNA 多聚酶，该酶同时具有 DNA 多聚酶、逆转录酶和 RNA 酶 H 活性。

（4）X 区　X 区编码 HBxAg，可反式激活细胞内某些癌基因及病毒基因等，与肝癌的发生有关。

3. 细胞培养及动物模型　黑猩猩是 HBV 最敏感的动物，体外尚未成功培养，目前采用的细胞培养系统是 DNA 转染系统。

4. 抵抗力　HBV 对外界的抵抗力较强，耐低温、干燥、紫外线、70％乙醇，100℃加热 10min 可灭活。

二、致病性及免疫性

乙型肝炎患者和无症状携带者是主要的传染源；多种传播途径（血液传播、性传播和垂直传播），成年人多见。

乙型肝炎临床表现多样，可表现无症状 HBV 携带者、急性肝炎、慢性肝炎及重症肝炎，其致病机制复杂，与免疫病理反应以及病毒和宿主间相互作用所致肝细胞损伤等有关。HBV 所激发的免疫应答，一方面表现为免疫保护作用，另一方面造成免疫损伤。一般认为当机体免疫应答处于正常时，特异性 Tc 细胞可杀伤受染细胞及清除病毒，释放至细胞外的病毒可被相应中和抗体清除，临床表现为隐性感染或急性肝炎；当受染的肝细胞数量多、机体免疫应答超过正常范围时，可引起大量肝细胞迅速坏死，临床表现为重症肝炎；当机体免疫功能低下、免疫耐受或病毒变异而发生免疫逃逸时，机体免疫系统不能有效清除病毒，病毒持续存在并不断复制，表现为慢性肝炎。慢性肝炎造成的肝病变又可促进成纤维细胞增生，引起肝硬化。现有证据表明 HBV 感染与原发性肝癌有关。

三、微生物学检查法

临床上主要通过 ELISA 或 RIA 等方法检查血清中的 HBsAg、抗 HBs、抗 HBc、HBeAg、抗 HBe（俗称"两对半"），进行乙型肝炎的实验诊断以及判断预后、筛选献血员、选择疫苗接种对象、判断疫苗接种效果及流行病学调查等。用核酸杂交或 PCR 检测血清中或肝细胞内 HBV

DNA 是病毒复制和传染性的最可靠的指标，可作为疾病诊断及药物疗效的考核指标。

四、防治原则

严格筛选献血员，输血及手术器械要进行严格的消毒。接种乙型肝炎疫苗是最有效的预防方法。含高效价抗-HBs 的人血清免疫球蛋白可用于乙型肝炎的紧急预防。目前，治疗乙型肝炎仍无特效药物，可用免疫调节剂、护肝药物、抗病毒药物联合治疗。

第三节　丙型肝炎病毒

丙型肝炎病毒（hepatitis C Virus，HCV）归属于黄病毒科丙型肝炎病毒属，是引起丙型肝炎的病原体。病毒颗粒呈球形，直径 55～60nm，有包膜，基因组为单股正链线性 RNA。E1 区和 E2/NS1 区编码包膜糖蛋白 E1 和 E2，具有高度变异性。HCV 主要经血液及血制品传播，临床表现亦轻重不一，多数患者发病时已呈慢性过程，重症肝炎少见，约 20% 可发展为肝硬化，甚至肝硬化。HCV RNA 的检测是 HCV 感染及传染性的可靠指标。目前尚无有效疫苗用于特异性预防。

第四节　丁型肝炎病毒

丁型肝炎病毒（hepatitis D virus，HDV）是一种缺陷病毒，必须在 HBV 或其他嗜肝 DNA 病毒辅助下才能复制。病毒颗粒呈球形，有包膜，基因组为单股负链环状 RNA。丁型肝炎的传染源主要是患者，传播途径与 HBV 相似。HDV 有感染两种方式：一种是联合感染，即 HBV 和 HDV 同时侵入机体；另一种是重叠感染，即在 HBV 感染的基础上再感染 HDV。HDV 和 HBV 的联合感染和重叠感染均可使感染症状加重，使病情恶化。检测 HDAg 可作为 HDV 感染的早期诊断依据。

第五节　戊型肝炎病毒

戊型肝炎病毒（hepatitis E virus，HEV）归属于戊肝病毒科戊肝病毒属，是引起戊型肝炎的病原体。病毒颗粒呈球形，无包膜，基因组为单股正链 RNA。戊型肝炎的临床和流行病学特点类似甲型肝炎，表现为急性肝炎或重症肝炎，不发展为慢性肝炎或病毒携带者。孕妇感染后病情较重，经常发生流产和死胎。检测抗 HEV IgM 或 IgG 可作为 HEV 感染的诊断依据。

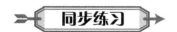 **同步练习**

一、选择题

1. HBV 的复制特点是（　　）
   A. 以正链 RNA 为模板复制子代 DNA
   B. 以负链 RNA 为模板复制子代 DNA
   C. 半保留复制子代 DNA
   D. DNA 与宿主基因整合后为模板复制子代 DNA
   E. 以 DNA 与宿主基因整合后转录 mRNA 为模板，逆转录复制子代 DNA

2. HBV 感染中，其免疫病理机制是（　　）
   A. Ⅰ、Ⅱ型超敏反应　　　B. Ⅱ、Ⅲ型超敏反应　　　C. Ⅰ、Ⅳ型超敏反应
   D. Ⅱ、Ⅲ及Ⅳ型超敏反应　　　E. 以上都不是

3. 下列病毒中抵抗力最强的是（　　　）

    A. 脊髓灰质炎病毒   B. 乙型肝炎病毒   C. 乙脑病毒

    D. 单纯疱疹病毒   E. 流感病毒

4. 下列物质中，具有感染性的是（　　　）

    A. Dane 颗粒   B. 管形颗粒   C. 小球形颗粒

    D. HBsAg   E. HBeAg

5. 机体对 HBV 的免疫耐受可导致的感染状态是（　　　）

    A. 急性肝炎   B. 重型肝炎   C. 慢性持续性肝炎

    D. 原发性肝癌   E. 耐药性变异

6. 关于 HAV，错误的是（　　　）

    A. 是单股正链 RNA 病毒

    B. 能在体外细胞中培养

    C. 特异性预防可接种疫苗

    D. 抵抗力弱，对脂溶剂敏感

    E. 隐性感染多见

7. 目前最常引起输血后肝炎的是（　　　）

    A. HAV   B. HBV   C. HCV

    D. HDV   E. HEV

8. 可高度传染乙型肝炎的血液中含有（　　　）

    A. HBsAg、HBcAg、HBeAg

    B. HBsAg、抗 HBe、抗 HBc

    C. HBsAg、抗 HBs、HBeAg

    D. 抗 HBe、抗 HBs、抗 HBc

    E. HBsAg、抗 HBc、HBeAg

9. 孕妇感染后病死率高的病毒是（　　　）

    A. HAV   B. HBV   C. HCV

    D. HDV   E. HEV

二、填空题

1. HDV 为缺陷病毒，其核心为单股闭合环状的负链 RNA，核衣壳为_____和_____，外壳包绕_____。

2. "大三阳"是指_____、_____和_____阳性。

3. "小三阳"是指_____、_____和_____阳性。

三、问答题

1. 目前公认的人类肝炎病毒有哪几种？各以什么途径传播？

2. 与 HBV 相比较，HAV 的致病性有哪些特点？

3. 简述乙型肝炎病毒的基因组及其功能。

4. HBV 血清学检查内容主要有哪些？表示 HBV 复制及具有传染性的指标有哪些？

参考答案

一、选择题

    1. E   2. D   3. B   4. A   5. C   6. D   7. C   8. E

    9. E

二、填空题

    1. HDAg HDVRNA HBs Ag

    2. HBsAg HBeAg 抗-HBc IgM

3. HBsAg　抗-HBe　抗-HBcIgG

三、问答题

1. 答：肝炎病毒是引起病毒性肝炎的病原体，目前公认的人类肝炎病毒至少有 5 种型别，即甲型肝炎病毒、乙型肝炎病毒、丙型肝炎病毒、丁型肝炎病毒、戊型肝炎病毒。

根据其传播途径可分为两类：以粪-口途径传播的甲型肝炎病毒和戊型肝炎病毒；以血液和血制品、母婴及性传播为主要途径的有乙型肝炎病毒、丙型肝炎病毒和丁型肝炎病毒。

2. 答：与 HBV 比较，HAV 致病性有以下特点：①通过消化道感染，可引起暴发流行；②引起急性肝炎，不转为慢性和携带状态；③与肝细胞癌发生关系不大；④不垂直传播，无先天性感染；⑤发病对象主要为儿童、青少年。

3. 答：乙型肝炎病毒的基因组为不完全闭合双链环状 DNA，负链为完整链，由 3200 个核苷酸组成，正链为短链。负链上含有 4 个开放读框(ORF)，分别称为 S、C、P 和 X 区。S 区有 S 基因、前 S1 基因和前 S2 基因，分别编码 HBsAg、Pre-S1 抗原和 Pre-S2 抗原；C 区有 C 基因和前 C 基因，分别编码 HBcAg 和 HBeAg；P 区最长，编码 DNA 多聚酶等；X 区编码 HBxAg，可激活细胞内某些癌基因及病毒基因，与肝癌的发生、发展有关。

4. 答：① HBV 血清学检查内容主要是"两对半"：即 HBsAg 和抗-HBs、HBeAg 和抗-HBe 以及抗-HBc，HBcAg 不易在血清中测到，故一般不做检测。

② HBeAg、抗-HBc IgM 阳性表示 HBV 在体内复制，传染性强。另外，表示 HBV 复制且具传染性的指标还有 HBV-DNA 或 DNA 多聚酶检测阳性。

第二十九章　虫媒病毒

内容精讲

虫媒病毒（arbovirus）是一群通过吸血节肢动物传播的病毒，节肢动物是病毒的传播媒介和储存宿主。虫媒病毒引起的疾病多为自然疫源性疾病，具有明显的地方性和季节性。在我国主要的虫媒病毒包括流行性乙型脑炎病毒、森林脑炎病毒、登革热病毒。

第一节　流行性乙型脑炎病毒

流行性乙型脑炎病毒（epidemic type B encephalitis virus），简称乙脑病毒，又称日本乙型脑炎病毒，属黄病毒科黄病毒属。所致疾病为流行性乙型脑炎，简称乙脑。

一、生物学性状

病毒颗粒呈球形，核衣壳呈 20 面体立体对称，有包膜，包膜刺突为血凝素，基因组为单股正链 RNA。病毒抗原性稳定，只有一个血清型。乳鼠是常用的易感动物，白纹伊蚊 C6/36 是乙脑病毒最敏感的细胞，病毒在细胞中增殖引起明显的细胞病变。乙脑病毒抵抗力弱，常用消毒剂均可灭活。

二、流行病学特征

传染源为猪、牛、马、驴、羊等家畜和鸟类，幼猪是最重要的传染源和中间宿主，患者不是主要的传染源。传播媒介是三带喙库蚊。我国是乙脑的主要流行区，以夏、秋季流行为主。易感人群主要是 10 岁以下的儿童。

三、致病性和免疫性

人对乙脑病毒普遍易感，但多数为隐性感染，仅少数发生脑炎。当带毒雌蚊叮咬人时，少量病毒进入血流相继引起二次病毒血症，出现发热、寒战及全身不适等症状。若不再继续发展者，即成为顿挫感染，数日后可自愈。但少数患者体内的病毒可通过血脑屏障进入脑内增殖，引起脑膜及脑实质炎症，临床上表现高热、头痛、呕吐、颈项强直等症状，重者可进一步发展为昏迷、中枢性呼吸衰竭或脑疝，病死率高，部分幸存者可出现痴呆、失语、瘫痪等后遗症。致病机制可能与免疫病理反应有关。隐性感染或显性感染后，机体可获得牢固的免疫力。

四、微生物学检查法与防治原则

用 ELISA 法或免疫荧光法检测患者血清或脑脊液中特异性 IgM 抗体或用 RT-PCR 或 RT-qPCR 法检测病毒核酸可进行乙脑的早期快速诊断。疫苗接种、防蚊灭蚊、动物宿主管理是预防乙脑的关键，目前对乙脑尚无特效治疗方法。

第二节 登革病毒

登革病毒（dengue virus）属于黄病毒科黄病毒属，是引起登革热（DF）、登革出血热/登革休克综合征（DHF/DSS）的病原体，其形态、结构和基因组特征与乙脑病毒相似。人、灵长类动物是登革病毒的主要储存宿主，但患者和隐性感染者是本病的主要传染源，埃及伊蚊和白纹伊蚊是主要传播媒介。病毒经蚊虫叮咬进入人体，先在毛细血管内皮细胞和单核细胞系统中增殖，然后经血流播散，引起发热、肌肉和关节疼痛等症状。临床上分为登革热和登革出血热/登革出血综合征两个类型。前者发生于初次感染，病情较轻；后者发生于再次感染，病情较重。登革出血热发病机制尚未完全清楚，目前普遍认为与抗体依赖的增强作用（ADE）有关。检测患者血清中特异性 IgM 抗体是最常用的登革热早期快速诊断技术。防蚊灭蚊是预防登革热的主要手段，目前疫苗尚未研制成功。

第三节 森林脑炎病毒

森林脑炎病毒（forest encephalitis virus）又称蜱传脑炎病毒（TBEV）或称为俄罗斯春夏型脑炎病毒。森林脑炎是一种中枢神经系统的急性传染病。森林脑炎病毒由蜱传播，可随蜱越冬，也可经卵传代，主要传染森林中的兽类和野鸟，如易感人群进入林区可被蜱叮咬而传染。也可通过胃肠道传播、呼吸道传播。病死率较高。病后免疫力持久。预防以防蜱灭蜱为重点，作好个人防护。易感人群可使用疫苗。

第四节 发热伴血小板减少综合征病毒

发热伴血小板减少综合征病毒（severe fever with thrombocytopenia syndrome virus，SFTSV）为布尼亚病毒科白玲病毒属的一种新病毒，2009 年首次在我国分离成功。蜱为传播媒介和储存宿主，引起发热伴血小板减少综合征，表现为血小板减少、发热、白细胞减少、多器官功能损害等症状和体征，目前本病尚无特异性治疗方法。

第五节 西尼罗病毒

西尼罗病毒（West Nile virus）属黄病毒科，人类及多种动物易感，鸟类是其重要的传染源，伊蚊、库蚊是主要传播媒介。西尼罗病毒感染引起西尼罗热和西尼罗脑炎，前者以急性发热、头痛、乏力、皮疹为主要特征，可伴有肌肉、关节疼痛及全身淋巴结肿大等，预后良好；后者出现头痛、恶心、呕吐、嗜睡，伴颈项强直、深浅反射异常等神经系统症状和体征，重症患者出现惊厥、昏迷及呼吸衰竭，病死率高。

>>> **同步练习**

一、选择题

1. 流行性乙型脑炎的病原体是（ ）
    A. 脑膜炎奈瑟菌　　　　　　B. 流感嗜血杆菌　　　　　　C. 森林脑炎病毒
    D. 乙脑病毒　　　　　　　　E. 登革病毒

2. 在流行性乙型脑炎的流行环节中，蚊子是（　　）

　　A. 传染源　　　　　　　　　B. 中间宿主　　　　　　　　C. 储存宿主

　　D. 传播媒介和储存宿主　　　E. 传染源和储存宿主

3. 流行性乙型脑炎病毒感染人体的主要临床症状或表现是（　　）

　　A. 隐性感染　　　　　　　　B. 痴呆　　　　　　　　　　C. 瘫痪

　　D. 中枢神经系统症状　　　　E. 出血热

4. 关于登革热的叙述，下列哪项是错误的（　　）

　　A. 主要流行于热带、亚热带地区

　　B. 感染人体后可在毛细血管内皮细胞和单核细胞中增殖

　　C. 主要引起发热、肌肉和关节疼痛、淋巴结肿胀及皮肤出血、休克

　　D. 再次感染少见，即使感染其临床表现也较轻

　　E. 临床上分为登革热和登革出血热/登革休克综合征两型

5. 森林脑炎病毒的传播媒介有（　　）

　　A. 蚊　　B. 蜱　　C. 蚤　　D. 白蛉　　E. 虱

二、问答题

简述流行性乙型脑炎病毒的致病性、免疫性和防治原则。

参考答案

一、选择题

　　1. D　2. D　3. A　4. D　5. B

二、问答题

　　答：流行性乙型脑炎病毒通过蚊子叮咬传播引起流行性乙型脑炎。该病毒是一种嗜神经病毒。在我国，三带喙库蚊不仅是流行性乙型脑炎病毒的主要传播媒介，也是储存宿主。家畜、家禽，尤其是幼猪是流行性乙型脑炎病毒的主要传染源和中间宿主。人感染流行性乙型脑炎病毒后，多数人为隐性感染，少数人可引起中枢神经系统症状，发生脑炎。病后可获得持久免疫力。中和抗体约在病后1周出现，可维持数年至终生。防蚊灭蚊是预防流行性乙型脑炎的有效措施。接种流行性乙型脑炎灭活疫苗是当前保护易感者的主要手段。

第三十章　出血热病毒

📖 **学习目标**

1. 掌握　汉坦病毒的流行病学特征、致病性和免疫性。

2. 熟悉　人类出血热病毒主要种类；汉坦病毒的生物学性状及防治原则；克里米亚-刚果出血热病毒、埃博拉病毒的流行特征和致病性。

3. 了解　汉坦病毒的微生物学检查。

📖 **内容精讲**

出血热（hemorrhagic fever）是一大类疾病的统称，临床上以"3H"症状，即发热、出血、低血压为共同特征，在我国已发现的有汉坦病毒、克里米亚-刚果出血热病毒和登革病毒。

第一节　汉坦病毒

汉坦病毒（Hantavirus）为汉坦病毒科正汉坦病毒属，引起肾综合征出血热（HFRS）和汉坦病毒肺综合征（HPS）。

一、生物学性状

病毒呈圆形、卵圆形或多形态，核酸为单股负链 RNA，有长（L）、中（M）、短（S）3 个片段，分别编码病毒的 RNA 多聚酶（L）、包膜糖蛋白（G1、G2）和核衣壳蛋白。核衣壳外有包膜，其上的刺突含有 G1、G2 成分，是中和抗原。可在多种细胞中生长，一般不引起明显的细胞病变。易感动物是黑线姬鼠和褐家鼠。对热、酸和脂溶剂敏感。

二、流行病学特征

HFRS 的传染源主要是带病毒的啮齿动物，重要的有黑线姬鼠、褐家属等。传播途径有动物源性传播（呼吸道、消化道、破损皮肤）、垂直（胎盘）传播、虫媒（螨）传播，其中动物源性传播是主要传播途径。

三、致病性和免疫性

人对汉坦病毒普遍易感，以 HFRS 发病多见。病毒侵入机体后，经过 1～2 周的潜伏期，即出现发热、出血和肾损害。常伴有"三痛"（头痛、腰痛、眼眶痛）及"三红"（面、颈、上胸部潮红）。典型的临床过程包括发热期、低血压休克期、少尿期、多尿期和恢复期。汉坦病毒所致的主要病理变化为全身小血管及毛细血管损伤，其机制除病毒直接作用外，病理性免疫应答也是一个重要因素。HPS 表现为双侧肺弥漫性浸润、间质水肿，并迅速发展为呼吸窘迫、衰竭，病死率高。病后可获得稳定而持久的免疫力。

四、微生物学检查法与防治原则

采用 ELISA 法检测特异性 IgM 抗体，早期阳性率可达 95% 以上，具有早期诊断价值。检测特异性 IgG 抗体可进行流行病学调查。

一般预防采取灭鼠、防鼠、灭虫、消毒和个人防护等措施。特异性预防为接种灭活疫苗。对

HFRS 采用以"液体疗法"为主的综合对症治疗措施。

第二节　克里米亚-刚果出血热病毒

克里米亚-刚果出血热病毒（Crimean-Congo hemorrhagic fever virus）属布尼亚病毒科，其形态、结构、培养特性和抵抗力与汉坦病毒相似，但抗原性、传播媒介、传播方式、致病性以及部分储存宿主与汉坦病毒不相同，引起以发热、出血、高死亡率为主要特征的出血热。该病毒以野生啮齿动物和牛、羊、马等为主要储存宿主，以硬蜱为传播媒介，通过虫媒传播（主要传播途径）、动物源性传播、人-人传播在人类中流行，具有明显的地区性和季节性，在我国主要见于新疆、青海等地。病后免疫力持久。

第三节　埃博拉病毒

埃博拉病毒（Ebola virus）属丝状病毒科，呈多形性的细长丝状，核衣壳螺旋对称，有包膜，基因组为单股负链 RNA。埃博拉病毒主要在猴群中流行，通过猴传播给人，在人群中流行，可引起高致死性的出血热，其主要临床特征为高热、全身疼痛、广泛性出血、多器官功能障碍和休克。目前尚无安全有效的疫苗和治疗制剂，主要采取综合性措施进行预防和强化支持疗法。

同步练习

一、选择题

1. 关于汉坦病毒的描述哪项正确（　　）
   - A. 核酸类型为单股负链 RNA
   - B. 由鼠蚤作为传播媒介
   - C. 耐乙醚和氯仿
   - D. 均用成年小鼠作为实验动物
   - E. 不能在培养细胞中增殖
2. 肾综合征出血热的流行与哪种动物有关（　　）
   - A. 鼠
   - B. 猫
   - C. 狗
   - D. 猪
   - E. 牛
3. 汉坦病毒首先分离于（　　）
   - A. 韩国黑线姬鼠肺组织
   - B. 韩国患者肺组织
   - C. 新生乳鼠
   - D. 新疆出血热患者血液
   - E. 日本死者的脑组织

二、填空题

1. 致人类出血热的病毒主要有_____、_____、_____。
2. 汉坦病毒核酸类型为_____，有_____个片段。该病毒可在多种细胞中增殖，常用_____测定感染细胞胞质内的病毒抗原。

三、问答题

简述汉坦病毒的致病特点。

参考答案

一、选择题

　1. A　2. A　3. A

二、填空题

三、问答题

1. 汉坦病毒　新疆出血热病毒　登革病毒

2. 单股负链 RNA　3　免疫荧光技术

答：汉坦病毒的致病特点如下。

① 宿主动物与传染源：鼠类为汉坦病毒的主要储存宿主和传染源。病毒可随感染鼠的唾液、尿和粪便排出体外污染环境。

② 传播途径：主要是通过人与感染鼠的血液及其排泄物接触而感染。病毒随污染物可经呼吸道、消化道、破损的皮肤黏膜进入人体。螨虫叮咬也可传播本病毒。

③ 感染类型：以显性感染为主；隐性感染少见且无牢固免疫力。

④ 临床特点：发病急骤，主要症状为高热、皮下出血和肾脏损害。

⑤ 病毒对细胞的直接损伤及免疫病理损伤，尤其是Ⅲ型超敏反应参与致病过程。

第三十一章 疱疹病毒

📘 **学习目标**

1. 掌握 人类疱疹病毒的共同特性；各类人类疱疹病毒的形态结构特点、传播途径、致病性及所致疾病。

2. 熟悉 各类人类疱疹病毒感染的临床表现。

3. 了解 各类人类疱疹病毒的防治原则。

📖 **内容精讲**

疱疹病毒（herpes virus）是一类中等大小、结构相似、有包膜的 DNA 病毒。根据其生物学特性分为 α 疱疹病毒、β 疱疹病毒、γ 疱疹病毒三个亚科。与人类感染有关的疱疹病毒（人类疱疹病毒，HHV）有：单纯疱疹病毒 1、2 型，水痘-带状疱疹病毒，EB 病毒，人巨细胞病毒，人疱疹病毒 6、7、8 型。

HHV 的共同特性：①病毒颗粒呈球形，核心由双股线形 DNA 组成，核衣壳为 20 面体立体对称。②除 EB 病毒和 HHV-6 外，均能在人二倍体细胞核内复制，产生明显的细胞病变作用（CPE），核内有嗜酸性包涵体。③病毒感染宿主细胞后，可引起溶细胞性感染、潜伏感染和细胞永生化。

第一节 单纯疱疹病毒

单纯疱疹病毒（herpes simplex virus，HSV）具有典型的疱疹病毒形态结构，有 HSV-1 和 HSV-2 两种血清型，两型病毒的 DNA 有 50% 同源性。

人群对 HSV 普遍易感。HSV-1 主要通过密切接触传播，引起腰部以上的黏膜和皮肤感染，如龈口炎、唇疱疹、角膜结膜炎、皮肤疱疹性湿疹等。HSV-2 主要通过性接触传播，引起腰部以下的黏膜和皮肤以及生殖器感染，如生殖器疱疹。此外，HSV-1 尚可经胎盘传播，引起流产、先天性感染。HSV-2 尚可经产道传播，引起新生儿疱疹等。HSV-2 感染与宫颈癌发生密切相关。HSV 原发感染后，部分病毒可沿神经髓鞘到达神经节，形成潜伏感染，当机体受到内在和外在因素的刺激时，潜伏的病毒被激活并重新增殖引起复发；HSV-1 潜伏部位为三叉神经节、颈上神经节；HSV-2 潜伏部位为骶神经节。

取患者水疱液、唾液、角膜拭子或刮取物、阴道棉拭子等标本采用原位核酸杂交和 PCR 法检测病毒 DNA，ELISA 法检测病毒感染早期产生的 IgM 进行快速诊断。尚无特异性方法预防控制。有些药物如无环鸟苷、碘苷（疱疹净）、阿糖腺苷对急性感染有较好疗效，但很难防止潜伏感染再发。

第二节 水痘-带状疱疹病毒

水痘-带状疱疹病毒（varicella - zoster virus，VZV）基本生物学性状与 HSV 相似，只有一个血清型。初次感染表现为水痘，儿童期较轻，而成人表现较重，易得重症水痘，孕妇还可引起胎儿畸形、流产或死产。水痘病愈后，病毒长期潜伏在脊髓后根神经节或颅神经节，中年以后如复发，感染部位沿感觉神经节支配的皮肤分布，串联成带状，故称带状疱疹。人是 VZV 的唯一自然宿主，皮肤是病毒的主要靶细胞，经呼吸道或接触感染。因其临床症状较典型，一般不做微生物学检查法。无环鸟苷、阿糖腺苷和高剂量干扰素可限制疾病、缓解局部症状。减毒和活疫苗接种可有效预防水痘感染和流行。

第三节　人巨细胞病毒

人巨细胞病毒（human cytomegalovirus，HCMV）形态结构与 HSV 相似，人是其唯一宿主。细胞培养时只能在人成纤维细胞中增殖，其细胞病变特点是细胞肿大，并具有巨大的核内包涵体，呈"猫头鹰眼"状。HCMV 在人群中的感染非常广泛，在体内可感染各种不同的上皮细胞、白细胞、精子等。HCMV 常潜伏在唾液腺、乳腺、肾、白细胞或其他腺体中，并长期或间歇地自唾液、乳汁、尿液、精液或宫颈分泌物中排出，通过口腔、产道、胎盘、哺乳、输血、器官或骨髓移植等多种途径传播 HCMV。HCMV 可致多种感染：先天性感染、围生期感染、接触感染，并与宫颈癌、前列腺癌、结肠癌、卡波西肉瘤有关。ELISA 法检测 IgM 可诊断 HCMV 的近期感染。疫苗尚处于实验研究阶段。

第四节　EB 病毒

EB 病毒（Epstein-Barr virus，EBV）是从淋巴瘤细胞培养中发现的一种新病毒，电镜下形态与疱疹病毒相似，但抗原性却不同，且具有嗜 B 淋巴细胞特征。用常规的疱疹病毒培养法不成功。

EBV 主要通过唾液传播，偶输血传染，侵犯 B 细胞及腮腺管、咽部与宫颈外的某些上皮细胞。EBV 潜伏感染时表达 2 种抗原：EBV 核抗原和潜伏感染膜蛋白。增殖性感染时表达 3 种抗原：EBV 早期抗原、EBV 衣壳抗原和 EBV 膜抗原。EBV 是嗜 B 细胞 γ 疱疹病毒，在 B 细胞内可引起 2 种感染形式：增殖性感染致细胞溶解或死亡；非增殖性感染表现为潜伏感染，它可被某些因子激活，转为增殖性感染。恶性转化即导致感染的 B 细胞转化为恶性肿瘤细胞。与 EBV 感染有关的疾病有四种：传染性单核细胞增多症，非洲儿童恶性淋巴瘤（Burkitt 淋巴瘤）、鼻咽癌、淋巴细胞增生性疾病。目前尚无控制和预防 EBV 感染的有效方法。

第五节　新型人类疱疹病毒

一、　人疱疹病毒 6 型

人疱疹病毒 6 型（human herpes virus 6，HHV-6）属于 β 疱疹病毒亚科，是对 T 淋巴细胞具有高度亲嗜性的双链 DNA 病毒。可感染多种细胞，如淋巴细胞、巨噬细胞、内皮细胞、上皮细胞等，最敏感的是 $CD4^+$ T 细胞。人群中感染普遍，经唾液传播，大多数无症状，少数可引起婴儿玫瑰疹，一般预后良好。在免疫功能低下者，病毒可被激活引起急性感染，是器官移植者感染最重要的病原之一。目前无有效疫苗。

二、　人疱疹病毒 7 型

人疱疹病毒 7 型（human herpes virus 7，HHV-7）属于 β 疱疹病毒亚科。人群普遍感染，通过唾液传播，与幼儿玫瑰疹、神经损伤和器官移植并发症有关。目前无有效防治措施。

三、　人疱疹病毒 8 型

人疱疹病毒 8 型（human herpes virus 8，HHV-8）又称卡波西肉瘤相关疱疹病毒，现认定是引起卡波西肉瘤的致病因子，另与增生性淋巴系统疾病和增生性皮肤疾病有关。目前无有效防治措施。

同步练习

一、选择题

1. 被称为卡波西肉瘤相关疱疹病毒的是（　　）
   - A. HSV-1
   - B. HSV-2
   - C. HHV-6
   - D. HHV-7
   - E. HHV-8

2. 关于 HSV 感染的防治原则，下列哪一项是错误的（　　）
   - A. 接种疫苗进行人工主动免疫
   - B. 避免接触可减少感染机会
   - C. 孕妇产道 HSV-2 感染，行剖宫产以防新生儿感染
   - D. 使用无环鸟苷类药物
   - E. 疱疹性眼炎应用碘苷治疗

3. 下列传播途径除哪种外均为 HCMV 常见传播途径（　　）
   - A. 胎盘、产道
   - B. 消化道
   - C. 呼吸道
   - D. 接触
   - E. 输血

4. 可导致胎儿先天畸形的一组病毒是（　　）
   - A. 风疹病毒，巨细胞病毒，单纯疱疹病毒
   - B. 风疹病毒，流感病毒，腮腺炎病毒
   - C. 风疹病毒，乙脑病毒，麻疹病毒
   - D. 巨细胞病毒，腺病毒，EB 病毒
   - E. 巨细胞病毒，麻疹病毒，腮腺炎病毒

5. HCMV 引起的疾病有（　　）
   - A. 肝炎
   - B. 先天畸形
   - C. 间质性肺炎
   - D. 输血后单核细胞增多症
   - E. 以上都是

6. 可通过性传播的病毒有（　　）
   - A. HBV
   - B. HCMV
   - C. HIV
   - D. HSV
   - E. 以上都是

二、填空题

1. VZV 在儿童初次感染时引起_____，在成年人常引起_____。
2. HSV-1 可潜伏在_____和_____；HSV-2 潜伏在_____。
3. EB 病毒主要通过_____传播，偶亦可通过_____传染。

三、问答题

1. 简述人类疱疹病毒的特点。
2. 简述人类疱疹病毒的种类及其所致疾病。

参考答案

一、选择题

1. E　2. A　3. C　4. A　5. E　6. E

二、填空题

1. 水痘　带状疱疹
2. 三叉神经节　颈上神经节　骶神经节
3. 唾液　输血

三、问答题

1. 答：人类疱疹病毒的特点如下：①病毒呈球形，核酸为双链 DNA，核衣壳呈 20 面体立体对称，外有包膜，其表面上的刺突由病毒编码的糖蛋白组成。②除 EB 病毒和 HHV-6 外，均能在人二倍体细胞核内复制，产生明显的细胞病变作用，核内有嗜酸性包涵体，并可引起细胞融合，形成多核巨细胞。③病毒感染宿主细胞可表现为溶细胞性感染、潜伏感染和细胞永生化。

2. 答：人类疱疹病毒的种类多，引起多种疾病：① HSV-1，常引起唇疱疹、龈口炎、疱疹性脑炎等疾病；② HSV-2，引起生殖器疱疹、新生儿疱疹等疾病；③水痘-带状疱疹病毒，引起水痘、带状疱疹等疾病；④HCMV，引起输血后单核细胞增多症、巨细胞包涵体病及先天性畸形等疾病；⑤EBV，引起传染性单核细胞增多症、鼻咽癌、Burkitt 淋巴瘤等疾病；⑥HHV-6，引起婴儿玫瑰疹、幼儿急性发热、间质性肺炎等疾病；⑦HHV-7，可致幼儿玫瑰疹等疾病；⑧HHV-8，可能与卡波西肉瘤的发生有关。

第三十二章　逆转录病毒

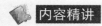
内容精讲

逆转录病毒科是一大组含有逆转录酶的 RNA 病毒。其共同特性：①呈球形，有包膜；②基因组由两个相同的正链 RNA 组成，病毒核心含有逆转录酶和整合酶；③基因复制通过 DNA 中间体，并与细胞染色体整合；④具有 gag、pol 和 env 3 个结构基因和多个调节基因；⑤成熟病毒以芽生方式释放。对人致病的有人类免疫缺陷病毒、人类嗜 T 细胞病毒。

第一节　人类免疫缺陷病毒

人类免疫缺陷病毒（human immunodeficiency virus，HIV）为获得性免疫缺陷综合征（AIDS 或艾滋病）的病原体，有 HIV-1 和 HIV-2 两种型别，艾滋病大多由 HIV-1 引起。

一、生物学性状

病毒呈球形，外有脂蛋白包膜，上嵌 gp120 和 gp41 两种特异性糖蛋白。前者为包膜表面的刺突，能与 T 淋巴细胞表面的 CD4 分子及辅助受体（CXCR4/CCR5）分子结合，使病毒吸附在宿主表面。gp120 抗原性强，能使机体产生中和性抗体，但极易变异，从而避免免疫系统的识别和攻击。后者为跨膜蛋白，可固定 gp120 并通过使病毒包膜与细胞膜的融合，介导 HIV 进入细胞。p24 为衣壳蛋白，抗原特异性最强，有诊断价值。HIV 对理化因素抵抗力弱。

二、致病性和免疫性

AIDS 的传染源为 HIV 携带者和 AIDS 患者；传播途径有输血或血制品传播、性接触传播、垂直传播。

HIV 的致病机制是由于病毒对 CD4$^+$ 细胞（主要为 T 淋巴细胞、单核-巨噬细胞）的高度亲嗜性，感染后可引起以 CD4$^+$ 细胞缺损和功能障碍为中心的严重免疫缺陷。

HIV 的感染过程分为 4 个时期。①急性感染期：常在感染后 2～4 周开始，出现类似流感的非特异性症状，一般 2～3 周后症状自行消退；急性期血中 HIV 抗体可能尚未转阳，可检到 HIV 抗原 p24 作早期诊断。②无症状潜伏期：可持续 10 年左右，患者一般无症状，或症状轻微，伴无痛性淋巴结肿大，血中 HIV 抗体检测显示阳性。③AIDS 相关综合征期：出现发热、盗汗、疲乏、体重减轻、慢性腹泻和淋巴结肿大等症状，并逐渐加重；④免疫缺损期：即 AIDS 期，患者 CD4$^+$ T 细胞明显减少，并发各种机会感染及肿瘤，在患者血浆中能稳定检出较高水平 HIV。感染细胞内病毒的清除主要依靠机体的细胞免疫，但不能彻底清除病毒。

三、微生物学检查法与防治原则

HIV 感染者的筛选可用：一类是测定抗体，用于初筛的 ELISA、IFA、凝集试验以及用于确认的 RIA 和蛋白印迹（Western blot），是目前常用的方法；另一类是测病毒及其组分，主要方法有 ELISA、IFA、RIA、蛋白印迹（Western blot）。目前对 AIDS 的特异性预防尚缺乏理想疫苗，对 AIDS 的治疗采用高效抗逆转录病毒法（俗称"鸡尾酒"疗法）。

第二节 人类嗜 T 细胞病毒

人类嗜 T 细胞病毒（human T-lymphotropic viruses，HTLV）形态结构、传播途径与 HIV 相似，分为 HTLV-1 和 HTLV-2 两型，前者主要感染 $CD4^+$ T 细胞引起成人 T 淋巴细胞白血病（ALT），后者引起毛细胞白血病。微生物学检查法与 HIV 相似。目前尚无有效疫苗和确切有效的治疗药物。

同步练习

一、选择题

1. 下列对逆转录病毒基因复制的描述中，正确的一项是（   ）

    A. 在编码蛋白前，正链 RNA 基因组片段拼接成 1 条完整的 mRNA 链

    B. 当病毒单股负链 RNA 进入细胞后，先复制为正负股 RNA 复合体，再进行基因组的复制

    C. 在基因复制过程中，基因组 RNA 先要逆转录成负链 DNA，再合成双链 DNA

    D. RNA 基因组的启动区位于相反的位置

    E. 正股 RNA 从链 3′ 端向 5′ 端方向转录 RNA 链

2. 关于 HIV 的致病机制，错误的是（   ）

    A. HIV 主要侵犯 $CD4^+$ T 细胞，并在其中增殖破坏细胞

    B. HIV 主要侵犯 $CD8^+$ T 细胞，导致细胞免疫功能下降

    C. HIV 亦可侵犯单核-巨噬细胞、DC、小神经胶质细胞等

    D. 感染 HIV 后，$CD4^+/CD8^+$ 比例降低甚至倒置

    E. HIV 的 gp120 与细胞膜 MHC Ⅱ 类分子有共同抗原，导致自身免疫损伤

3. HIV 吸附易感细胞的表面蛋白结构是（   ）

    A. 包膜糖蛋白（gp120）   B. 包膜糖蛋白（gp41）   C. 核衣壳蛋白（p7）

    D. 内膜蛋白（p17）   E. 衣壳蛋白（p24）

4. HIV 引起 AIDS 的感染类型属于（   ）

    A. 隐性感染   B. 隐伏感染   C. 慢性感染

    D. 急性感染   E. 慢发病毒感染

5. HIV 感染的早期检测与初筛和确证试验的方法是（   ）

    A. EIA 法检测 p24 抗原及抗-HIV 筛查与蛋白印迹（Western blot）试验确证

    B. EIA 法检测抗-HIV 抗体筛查与 PCR 试验确证

    C. 间接免疫荧光抗体吸收试验筛查与病毒分离确证

    D. RT-PCR 筛查与蛋白印迹（Western blot）试验确证

    E. 明胶颗粒凝集试验初筛与 PCR 确证

6. 叠氮脱氧胸苷（AZT）治疗 AIDS 的药物机制是（   ）

    A. 抑制病毒的逆转录酶   B. 抑制病毒核酶   C. 抑制病毒蛋白质合成

    D. 阻止病毒的出芽释放   E. 干扰病毒的合成

7. 目前预防 HIV 感染主要采取的措施是（   ）

    A. 减毒活疫苗预防接种

B. 加强性卫生知识等教育

C. 接种 DNA 疫苗

D. 接种亚单位疫苗

E. 加强性卫生知识教育与血源管理，取缔娼妓及杜绝吸毒等切断传播途径的综合措施

8. 人感染 HIV 后，在 5～10 年内，可以不发病，这从病毒方面主要取决于（　　）

A. 病毒在细胞内呈潜伏状态

B. 病毒毒力较弱

C. 人体免疫力功能尚未被完全破坏

D. 病毒被消灭

E. 病毒变异

9. HIV 致病的关键因素是（　　）

A. HIV 基因可以和宿主基因整合

B. 可合并各种类型的机会感染

C. 可发生各种肿瘤而致死

D. HIV 易发生变异，避免免疫系统攻击

E. 侵犯 Th 细胞，造成严重的免疫缺陷

二、问答题

1. AIDS 的传染源有哪些？主要通过哪些途径传播？

2. 简述人体感染 HIV 后的血清学表现及主要临床特征。

3. 诊断 HIV 感染的实验室方法有哪些？

参考答案

一、选择题

1. C　2. B　3. A　4. E　5. A　6. A　7. E　8. A

9. D

二、问答题

1. 答：AIDS 的传染源主要是 AIDS 患者和 HIV 携带者。HIV 的传播途径主要有：性接触传播、血液和血制品途径传播、垂直传播。

2. 答：人体感染 HIV 后，病毒在体内开始有一个大量复制和扩散的过程，从黏膜感染到出现病毒血症的原发感染时间为 4～11 日。病毒血症在感染后的 8～12 周可检到。此时感染者血清中出现 HIV 抗原，在外周血细胞、脑脊液和骨髓细胞中可分离到病毒，此为 HIV 感染的急性期。感染者可出现发热、咽炎、淋巴结肿大、皮肤斑丘疹和黏膜溃疡等自限性症状。感染 2～3 个月后，患者血清中出现抗-HIV 表面抗体和抗-HIV 核心抗体，随着抗体水平的升高，血浆病毒载量开始下降，CD4$^+$ T 细胞数量开始回升，6～8 个月左右，患者转入无症状潜伏期，此期可持续 5～10 年或更长。随着感染时间的延长和感染者免疫力下降，HIV 重新开始大量复制，血浆 HIV 载量明显升高，并造成免疫系统的进行性损伤，CD4$^+$ T 细胞数量下降至 ≤ 200/mm^3，逐步发展到持续性、全身性的淋巴结肿大，出现艾滋病相关综合征，最后发展成为艾滋病。

3. 答：诊断 HIV 感染的实验室方法有：①检测抗体：用 ELISA、IFA 或 RIA 检测患者体内的 HIV 抗体以初筛；对初筛阳性者需作蛋白印迹(Western blot)以确证。②检测病毒及其组分：病毒分离鉴定。ELISA 法检测病毒抗原 p24；还可以用 RT-PCR 等方法检测 HIV 的 RNA。

第三十三章 其他病毒

 学习目标

1. **掌握** 掌握狂犬病病毒的生物学性状、致病性和防治原则；人乳头瘤病毒的致病性。
2. **熟悉** 细小 DNA 病毒的致病性。
3. **了解** 痘病毒及博尔纳病病毒的致病性。

内容精讲

第一节 狂犬病病毒

狂犬病病毒属弹状病毒科的一种嗜神经性病毒，主要在野生动物及家畜中传播，人主要被病兽或带毒动物咬伤引起狂犬病。

一、生物学性状

病毒外形似子弹头状，基因组为单股负链 mRNA，编码 5 种结构蛋白，其中包膜糖蛋白（G蛋白）与病毒毒力有关，是病毒重要的抗原成分。病毒宿主范广，可感染犬、狼等家畜或野生动物，在易感动物或人的中枢神经细胞中增殖时，可形成细胞质内嗜酸性包涵体，即内基小体，具有重要的诊断价值。狂犬病病毒可发生毒力变异，野毒株（街毒株）易侵入脑组织和唾液腺内，毒力强；固定毒株则致病力弱，可制备疫苗。

二、致病性和免疫性

传染源主要是病犬。人被咬伤后，潜伏期一般为 1～3 个月。病毒进入人体先在肌纤维细胞中增殖，由神经末梢沿神经轴索上行至中枢神经系统，在神经细胞内增殖并引起损伤。然后再沿传出神经扩散至唾液腺和其他组织。典型的临床症状是神经兴奋性增高，常发生吞咽或饮水时咽喉肌痉挛，甚至闻水声即出现痉挛，又称恐水病。最后因昏迷、呼吸及循环衰竭而死亡。

因狂犬病病程短，自然感染获得的免疫力在疾病康复上难以发挥作用，故病死率几乎可达 100%。

三、微生物学检查法

根据动物咬伤史和临床表现比较容易做出诊断。

四、防治原则

一般性防治为主要措施，即捕杀野犬、加强家犬管理、注射犬用疫苗。而人被动物咬伤后应采取紧急预防措施。

1. **伤口处理** 20% 肥皂水、0.1% 新洁尔灭或清水冲洗伤口，再用乙醇及碘酒涂擦。
2. **被动免疫** 高价抗狂犬病病毒血清于伤口周围与底部浸润注射及肌注。
3. **疫苗接种** 狂犬病的潜伏期一般较长，被咬伤后及早接种狂犬病病毒减毒疫苗可以预防发病。对于一些病毒接触机会较多的人员如兽医、动物管理人员和野外工作者，应用疫苗进行预防。

第二节　人乳头瘤病毒

人乳头瘤病毒（human papillomavirus，HPV）属乳头瘤病毒科的乳头瘤病毒属，呈球形，双股环状 DNA，无包膜。HPV 对皮肤和黏膜上皮细胞有高度亲嗜性，不能体外培养。

HPV 的传播主要通过直接接触感染者的病损部位或间接接触被病毒污染的物品，生殖器感染主要由性交传播。新生儿在通过产道时也可受感染。不同型别的 HPV 侵犯的部位和所致疾病也不同，可致人的皮肤和黏膜的多种乳头瘤或疣。另外，某些型别还与宫颈癌等生殖道恶性肿瘤有关。无特异性预防方法。

第三节　细小 DNA 病毒

细小 DNA 病毒属细小病毒科，是一类形态最小、具有单股 DNA 基因组的 DNA 病毒。细小 DNA 病毒主要通过呼吸道和消化道黏膜、以及血液和胎盘感染与传播，与人类的传染性红斑、镰状细胞贫血患者的一过性再生障碍危象以及先天感染造成的自发性流产等有关。细小 DNA 病毒感染通常可以根据临床表现进行诊断，确定诊断可以通过检测病毒 DNA 或特异性抗体进行。尚无有效的疫苗和特异性治疗方法。

第四节　痘病毒

痘病毒属痘病毒科，是体积最大和结构最复杂的 DNA 病毒，呈砖型或卵型，有包膜。仅对人有致病性的是天花病毒和传染性软疣病毒。天花是天花病毒引起的烈性传染病，主要通过呼吸道和直接接触传播。WHO 在 1980 年 5 月正式宣布天花已在全世界灭绝。免疫接种痘苗病毒可以预防天花、人类猴痘的发生。

第五节　博尔纳病病毒

博尔纳病病毒属副黏病毒科，病毒颗粒呈球形，有包膜，核酸为单股负链 RNA。主要通过密切接触引起感染。感染宿主范围广，可以引起几乎所有温血动物的持续性感染。具有高度的嗜神经性，主要侵犯大脑边缘系统、海马等部位，形成持续性感染。人类感染后可能会导致精神疾病。

⟫ 同步练习 ⟪

一、选择题

1. HPV 具有宿主和组织特异性，它只能感染（　　　）

    A. 人皮肤上皮细胞　　　　　　　　B. 人黏膜上皮细胞　　　　　　　C. 人神经细胞

    D. 人所有的组织细胞　　　　　　　E. 人血管内皮细胞

2. 被狂犬咬伤的患者应采取下列哪些措施处理（　　　）

    A. 立即送医院手术清创，并使用抗菌药物治疗

    B. 立即用 20% 肥皂水或 0.1% 新洁尔灭反复冲洗伤口

    C. 用高效价抗狂犬病病毒血清作局部浸润注射

    D. 注射狂犬病疫苗

E. 冲洗后的伤口用乙醇及碘酒涂擦、消毒

3. 可侵犯中枢神经系统的病毒（　　）

  A. 狂犬病病毒　　　　B. 人类免疫缺陷病毒　　　　C. 流行性乙型脑炎病毒

  D. 麻疹病毒　　　　E. 单纯疱疹病毒

4. 狂犬病潜伏期长短取决于（　　）

  A. 伤口距头部距离　　　　B. 伤口内感染的病毒量　　　　C. 季节

  D. 年龄　　　　E. 性别

5. 人类细小病毒B19引起的疾病有（　　）

  A. 宫内感染　　　　B. 传染性红斑　　　　C. 再生障碍性贫血危象

  D. 类风湿关节炎　　　　E. 亚急性硬化性全脑炎

二、填空题

1. 诊断狂犬病可取脑组织检查_____。

2. 从人和自然感染的动物中分离的狂犬病病毒株称为_____，用于研制疫苗的狂犬病病毒株是_____。

3. 尖锐湿疣主要是通过_____而传播，新生儿可经_____而感染。

4. HPV感染后常用_____检测抗原，用_____和_____检测_____以协助诊断。

参考答案

一、选择题

1. AB　2. BCDE　3. AC　4. AB　5. ABC

二、填空题

1. 内基小体

2. 野毒株(街毒株)固定毒株

3. 性接触　产道

4. 免疫组化方法　核酸杂交　PCR　DNA

第三十四章　朊粒

学习目标

1. **熟悉**　朊粒的含义。
2. **了解**　朊粒的生物学特性、致病性；朊粒病的共同特征。

内容精讲

朊粒（prion）又称朊蛋白（PrP），是一种由宿主细胞基因编码、构象异常的蛋白质，不含核酸，具有自我复制能力和传染性。朊粒是人和动物传染性海绵状脑病（TSE）的病原体。美国学者 Gajdusek DC 和 Prusiner SB 因研究朊粒获诺贝尔生理学或医学奖。

朊粒的本质是一种异常折叠的朊蛋白。人类和多种哺乳动物存在着编码 PrP 的基因。正常情况下，PrP 基因编码细胞朊蛋白（PrP^C），PrP^C 错误折叠，构象发生异常改变，形成具有致病作用的羊瘙痒病朊蛋白（PrP^{Sc}），即朊粒。PrP^{Sc} 的分子构象以 β 折叠为主，仅存在于感染的人和动物组织中，对蛋白酶 K 有抗性，有致病性和传染性。

朊粒引起动物和人的慢性、进行性和致死性中枢神经系统变性脑病，即传染性海绵状脑病（TSE），引起人类朊粒病有库鲁病（Kuru）、克-雅病（CJD）和变异型克雅病（vCJD）；动物朊粒病包括羊瘙痒病（scrapie）和牛海绵状脑病（BSE）。

免疫组化是确诊朊粒病最可靠的方法，而免疫印迹是目前国际上诊断朊粒病的常规检测方法。

迄今对朊粒病尚无疫苗，也缺乏有效药物，主要是针对传播途径采取相应预防措施。

同步练习

选择题

1. 现认为仅含有蛋白成分、不含核酸的病原是（　　）

    A. Dane 颗粒　　　　　　　　B. 朊粒　　　　　　　　C. 类病毒

    D. 拟病毒　　　　　　　　　E. 卫星病毒

2. 关于 PrP 的叙述，下列哪项是错误的（　　）

  A. 是朊粒的最主要成分

    B. 有 PrP^C 和 PrP^{Sc} 两种异构体

    C. PrP^C 具有致病性和传染性

    D. PrP^C 对蛋白酶 K 敏感

    E. PrP^{Sc} 对蛋白酶 K 不敏感

3. 朊粒病的共同特征中不包括（　　）

    A. 朊粒增殖缓慢、潜伏期长

    B. 引起致死性中枢神经系统慢性退化性疾病

    C. 表现为海绵状脑病或白质脑病部位

D. 病变产生炎症反应及免疫病理损伤

E. 可出现痴呆、共济失调、震颤等症状

4. 以下哪种疾病不是朊粒引起的（　　　）

A. 牛海绵状脑病　　　　B. 库鲁病　　　　C. 克-雅病

D. 羊瘙痒病　　　　E. 亚急性硬化性全脑炎

参考答案

选择题

1. B　2. C　3. D　4. E

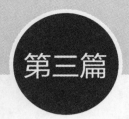

第三篇

真菌学

第三十五章　真菌学总论

📖 学习目标

1. **掌握**　真菌的生物学性状、致病性。
2. **熟悉**　真菌的微生物学检查法。
3. **了解**　真菌感染的防治原则。

📖 内容精讲

　　真菌（fungus）是一大类具有细胞壁和典型细胞核，不含叶绿素，不分根、茎、叶的真核细胞型微生物。真菌在自然界中分布非常广泛，种类繁多，真正的致病性真菌比较少见，但对人的危害性却不可忽视，包括致病、机会致病、产毒以及致癌等。

第一节　真菌的生物学性状

　　真菌的形态多种多样，大小比细菌大得多。按形态、结构不同分为单细胞真菌和多细胞真菌两类。单细胞真菌呈圆形或椭圆形，包括酵母型真菌和类酵母型真菌。多细胞真菌由菌丝和孢子组成。菌丝（hypha）呈丝状，可长出许多分枝，交织成团，形成螺旋状、球拍状等多种不同形态。菌丝根据隔膜的消长分为有隔菌丝和无隔菌丝；根据功能不同分为营养菌丝、气生菌丝和生殖菌丝。孢子（spore）是真菌的生殖结构，由生殖菌丝产生，包括有性孢子和无性孢子。病原性真菌大多数产生无性孢子，大体可分为叶状孢子（芽生孢子、关节孢子、厚膜孢子）、分生孢子（大分生孢子、小分生孢子）和孢子囊孢子。

　　真菌的繁殖方式主要是无性繁殖，主要形式有芽生、裂殖、芽管、隔殖等。真菌对营养要求不高，在不同培养基上其菌落和菌体形态相差很大，常用沙氏葡萄糖琼脂培养基（SDA）培养。在 SDA 培养基上可出现酵母型菌落（为单细胞菌落，有芽生孢子，无菌丝）、类酵母型菌落（为单细胞菌落，有芽生孢子，有藕节状细胞链的假菌丝）、丝状型菌落（为多细胞菌落）3 种类型菌落。真菌对热抵抗性不强，对干燥、紫外线及多种化学药物等有较强的抵抗力。对于抗细菌感染的抗生素均不敏感；灰黄霉素、制霉菌素 B、克霉素等对真菌有抑制作用。

第二节　真菌的致病性和免疫性

不同的真菌可通过不同的形式致病，但致病机制仍不明了。引起疾病的形式有致病性真菌感染、机会致病性真菌感染、真菌超敏反应性疾病、真菌中毒和真菌毒素致癌等。由致病性真菌和机会致病性真菌引起感染并表现临床症状者，称为真菌病（mycoses），可分为：①原发性感染，由致病性真菌包括球孢子菌、芽生菌、组织胞浆菌及马尔尼菲青霉引起；②继发性感染，较多见，由机会致病性真菌引起。

抗真菌感染免疫与抗其他病原体感染免疫相似，固有免疫在阻止真菌病的发生上起重要作用，而适应性免疫与真菌病的恢复密切相关。

第三节　真菌的微生物学检查法

临床上浅部感染取鳞屑、病发或甲屑标本，深部感染取痰、血、尿、便、脑脊液、胸水及分泌物等标本进行直接镜检或分离培养等形态学检查。此外，还可用血清学检查或分子生物学方法检测真菌的抗原、抗体、核酸等。

第四节　真菌感染的防治原则

对于皮肤癣菌的预防，主要是注意清洁卫生，避免接触；对于深部真菌病，主要是去除各种诱因，提高抵抗力；对于真菌性食物中毒，主要是严禁食用发霉食品。常用的治疗药物有氟康唑、伊曲康唑、两性霉素 B、氟胞嘧啶、卡泊芬净、制霉菌素等。

➤➤ 同步练习 ➤➤

一、选择题

1. 真菌细胞不具有的结构成分是（　　　）
    A. 细胞壁　　　　　　　　　　B. 细胞核　　　　　　　　C. 线粒体
    D. 内质网　　　　　　　　　　E. 叶绿素

2. 酵母菌与类酵母菌的繁殖方式为（　　　）
    A. 二分裂　　　　　　　　　　B. 复制　　　　　　　　　C. 菌丝分裂
    D. 接合　　　　　　　　　　　E. 出芽

3. 鉴定真菌时，通常统一的标准培养基是（　　　）
    A. Sabouraud 培养基
    B. 含糖丰富的普通培养基
    C. 加有放线菌酮的普通培养基
    D. 玉米培养基
    E. 米汤培养基

4. 欲用直接镜检观察真菌时，可用下列哪种物质处理标本（　　　）
    A. 75% 乙醇　　　　　　　　　B. 2% 石炭酸　　　　　　　C. 10% 氢氧化钠
    D. 1% 洁尔灭　　　　　　　　　E. 1% 硝酸银

二、填空题

1. 真菌可分为_____和_____两大类，前者又称_____，后者又称_____。

2.真菌的无性孢子根据形态可分为三种，即＿＿＿＿＿＿孢子、＿＿＿＿＿＿孢子以及＿＿＿＿＿＿孢子。

3.真菌的菌落形态可分为＿＿＿＿＿＿、＿＿＿＿＿＿和＿＿＿＿＿＿三类。

4.抗真菌的特异性免疫以＿＿＿＿＿＿免疫为主。

三、问答题

比较真菌与细菌在生物学性状方面的区别。

参考答案

一、选择题

1.E　2.E　3.A　4.C

二、填空题

1. 单细胞真菌　多细胞真菌　酵母菌　丝状菌（霉菌）

2. 叶状　分生　孢子囊

3. 酵母型　类酵母型　丝状型

4. 细胞

三、问答题

答：真菌与细菌的生物学性状区别如下表。

比较项目	真菌	细菌
形态	单细胞呈卵圆形,多细胞有菌丝、孢子	球形、杆形、螺形
结构	复杂(属真核细胞),细胞膜含固醇,细胞壁不含肽聚糖,含几丁质	简单(属原核细胞),细胞膜不含固醇,细胞壁含肽聚糖,不含几丁质
培养	偏酸、高湿、嗜糖,22～28℃(浅部真菌),常需1～4周	偏碱,37℃,一般需18～24h
抵抗力	耐干燥、紫外线及一般消毒剂、抗生素,不耐热	繁殖体抵抗力弱,芽胞抵抗力强,特耐热

第三十六章　主要病原性真菌

📔 学习目标

1. **掌握**　白假丝酵母、新生隐球菌的生物学性状和致病性。
2. **熟悉**　皮肤癣菌的常见种类及致病性。
3. **了解**　其他真菌的特点。

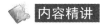 内容精讲

第一节　浅部感染真菌

浅部感染真菌是指寄生或腐生于角质蛋白组织的真菌，包括皮肤癣菌和角层癣菌。皮肤癣菌具有嗜角质蛋白的特性，仅侵犯角化的表皮、毛发和趾（指）甲，引起皮肤癣病（tinea），特别是手足癣，为人类最多见的真菌病。皮肤癣菌分为表皮癣菌属、毛癣菌属、小孢子癣菌属3个属。角层癣菌主要寄生于皮肤角层或毛干表面引起角层型和毛发型病变，主要有马拉色菌属、何德毛结节菌和白吉利毛孢子菌。

第二节　皮下组织感染真菌

皮下组织感染真菌主要包括孢子丝菌和着色真菌，经外伤侵入皮下。孢子丝菌为腐生性、双相型真菌，感染后局部皮肤形成起亚急性或慢性肉芽肿，使淋巴管形成链状硬结，称为孢子丝菌下疳，少数可扩散致深部感染。着色真菌感染多发于颜面、下肢、臀部等暴露部位，病损皮肤呈境界鲜明暗红或黑色区，称为着色真菌病。

第三节　地方性流行真菌

这些真菌均为双相型真菌，在宿主体内或37℃培养时呈酵母型，25℃培养时变为菌丝型。常见的病菌有荚膜组织胞浆菌、厌酷球孢子菌、皮炎芽生菌、巴西副球孢子菌、马尔尼菲青霉等。

第四节　深部感染真菌

侵袭深部组织、内脏以及全身的真菌统称为深部感染真菌，包括机会致病性真菌和致病性真菌。

一、假丝酵母

假丝酵母属（*Candida*）中有80多个种，其中10个种具有致病性，最常见的是白假丝酵母（*C. albicans*）。

白假丝酵母呈圆形或卵圆形，以出芽繁殖，革兰染色阳性。在组织内可形成芽生孢子及假菌丝，培养时形成厚膜孢子可作为鉴别依据。在 SDA 培养基上形成类酵母型菌落。白假丝酵母为机会致病菌，正常存在于口腔、上呼吸道、肠道与阴道黏膜，菌群失调或抵抗力降低时可引起皮肤黏膜感染（鹅口疮最常见）、内脏感染、中枢神经系统感染。假丝酵母菌种类繁多，对于白假丝酵母感染的微生物学检查法可根据形态结构、培养特性、生化反应等进行鉴别。

二、隐球菌

隐球菌属（Cryptococcus）种类繁多，在外界环境中尤其是鸽粪中大量存在，其中新生隐球菌（Cryptococcus neoformans）是引起人类感染最常见的病原菌种。

新生隐球菌呈圆形，外周有一层肥厚的胶质样荚膜，用墨汁作负染色后可在黑色的背景中见到圆形或卵圆形透亮菌体。本菌以芽生方式繁殖，无假菌丝，在 SDA 培养基上形成酵母型菌落。对人类而言，新生隐球菌为机会致病菌，传染源主要是鸽子，一般是外源性感染，通过呼吸道入侵，主要引起脑膜的亚急性和慢性感染。取脑脊液标本加墨汁作负染色后检出透亮荚膜和芽生孢子即可确诊。减少鸽子数量或用碱处理鸽粪，可控制此病发生。

三、曲霉

曲霉（Aspergillus）分布广泛，种类繁多，对人致病的多属于机会致病菌。常见的有：烟曲霉、黄曲霉、黑曲霉、土曲霉、构巢曲霉等。曲霉可侵犯机体许多部位，统称为曲霉病，如肺曲霉病、全身性曲霉病。有些曲霉能产生毒素，可引起人和动物的中毒，特别是黄曲霉与人类肝癌的发生密切相关。

四、镰刀菌

镰刀菌（Fusarium）多腐生植物，菌落呈棉絮状，极易污染各种食物。常见的菌种有茄病镰刀菌、尖孢镰刀菌、串珠镰刀菌等。可引起浅部感染（如真菌性角膜炎、爪真菌病等）和深部组织器官的感染（如肺、肝、脾、肾等其他器官）。

五、毛霉

毛霉（Mucor）广泛分布自然环境中，常引起食物的霉变。常见的菌种有总状毛霉、高大毛霉、丝生毛霉等。毛霉为机会致病菌，引起的感染统称为毛霉病，其中毛霉引起的脑膜炎，发病急，进展快，诊断困难。

六、肺孢子菌

肺孢子菌（Pneumocystis）广泛分布于自然界、人和多种哺乳动物肺内。其特点是单细胞型，兼具原虫及酵母菌特点。常见的菌种有卡氏肺孢子菌、伊氏肺孢子菌等。本菌机体免疫力下降时可引起肺孢子菌肺炎、中耳炎、肝炎、结肠炎等，近年来已成为艾滋病患者常见的并发症。

➤➤ 同步练习

一、选择题

1. 皮肤癣菌侵犯部位仅限于表皮、毛发和指（趾）甲，是与其哪种特性有关（　　　）

    A. 嗜油脂　　　　　　　　　B. 嗜角质蛋白　　　　　　　C. 嗜干燥

    D. 这些组织有其受体　　　　E. 这些部位易通过接触传染

2. 白假丝酵母在玉米培养基上可形成（　　　）

    A. 厚膜孢子　　　　　　　　B. 关节孢子　　　　　　　　C. 分生孢子

    D. 有性孢子　　　　　　　　E. 孢子囊孢子

3. 能引起汗斑的真菌是（　　　）

　　A. 秕糠马拉色菌　　　　　　B. 絮状表皮癣菌　　　　　C. 铁锈色小孢子菌

　　D. 着色真菌　　　　　　　　E. 申克孢子丝菌

4. 新生隐球菌与白假丝酵母的主要区别在于后者（　　　）

　　A. 为出芽增殖　　　　　　　B. 形成假菌丝　　　　　　C. 于 37℃才生长

　　D. 细胞是卵圆形　　　　　　E. 对抗生素不敏感

5. 引起深部感染的真菌大多数是（　　　）

　　A. 致病性真菌　　　　　　　B. 产毒素真菌　　　　　　C. 机会致病性真菌

　　D. 多细胞真菌　　　　　　　E. 具有变应原的真菌

二、填空题

1. 皮肤癣菌分为_____菌、_____菌和_____菌 3 属。其中可引起皮肤癣、甲癣和发癣的是_____菌。

2. 由于新生隐球菌折光性强，因此，镜检时常用_____染色法，可见菌体内有一个较大与数个较小的反光颗粒，称为_____细胞。此外，镜下常见菌体有_____孢子，但不能见到_____菌丝。

三、问答题

简述两种常见的能引起深部感染的机会致病性单细胞真菌的致病性。

参考答案

一、选择题

　　1. B　2. A　3. A　4. B　5. C

二、填空题

　　1. 表皮癣　毛癣　小孢子癣　毛癣

　　2. 墨汁　双壁　芽生　假

三、问答题

　　答：能引起深部感染的最常见的机会致病性单细胞真菌是白假丝酵母和新生隐球菌。

　　白假丝酵母引起的内源性感染，多见于菌群失调和免疫功能降低的人，它可侵犯人体许多部位。其致病因素与对宿主组织的黏附、产生真菌毒素和胞外酶等有关。白假丝酵母黏附于机体黏膜表面后，即可侵入机体，进入血流并繁殖，引起广泛扩散性疾病。常见的白假丝酵母感染类型为：①皮肤黏膜感染，如鹅口疮、外阴与阴道炎等；②内脏感染，如肺炎、支气管炎、肠炎、肾盂肾炎等；③中枢神经系统感染，如脑膜炎、脑膜脑炎等。

　　新生隐球菌大多经呼吸道吸入，在肺内引起轻度炎症或隐性感染。在机体抵抗力降低时，可向全身扩散。其主要致病因素是荚膜。新生隐球菌扩散后，最易侵犯的是中枢神经系统，引起慢性脑膜炎。此外，还可引起肺隐球菌病，常见支气管肺炎，以及其他感染，如侵害淋巴结、骨、皮肤等引起炎症、脓肿。

人体寄生虫学部分

第一篇

总 论

第一～七章 人体寄生虫学总论

 内容精讲

人体寄生虫学是研究与人体健康有关的寄生虫的形态结构、生长发育、繁殖规律，阐明寄生虫与人体和外界环境因素相互关系的一门学科。包括医学原虫学、医学蠕虫学和医学节肢动物学三部分内容。

一、寄生与寄生关系

凡是两种不同的生物共同生活的现象，称为共生。根据共生生物之间的利害关系，又可将共生现象大致分为共栖、互利共生和寄生。

1. 共栖 两种不同的生物共同生活，其中一方受益，另一方既不受益，也不受害，此种现象称为共栖。

2. 互利共生 两种生物共同生活，双方互相依靠，彼此受益，称为互利共生。

3. 寄生 两种生物共同生活，其中一方受益，另一方受害，受害者提供营养物质和居住场所给受益者，这种关系称寄生。受益者称为寄生物，受害者称为宿主。

二、寄生虫生活史

寄生虫完成一代生长、发育和繁殖的整个过程称寄生虫的生活史。

1. 直接型 在完成生活史过程中不需要中间宿主。如蠕虫中的蛔虫和钩虫，它们的虫卵或幼虫在外界可直接发育至感染期而感染人体。在流行病学上将具有此种类生活史的蠕虫称为土源性蠕虫。

2. 间接型 有些寄生虫完成生活史需要中间宿主或吸血昆虫。如血吸虫、旋毛虫和丝虫等蠕虫的生活史均属此型。在流行病学上又将它们称为生物源性蠕虫。

三、寄生虫及其类型

1. 专性寄生虫 寄生虫生活史的各个时期或某个阶段必须营寄生生活，不然就不能生存。

2. 兼性寄生虫 有些寄生虫主要在外界营自生生活，但在某种情况下可侵入宿主过寄生生活。

3. 体内寄生虫 指寄生于宿主体内器官（如消化道、肝脏、肺脏和膀胱等）或组织细胞内的寄生虫。

4. 体外寄生虫 主要指一些昆虫，如蚊、白蛉、虱、蚤、蜱等，当它们刺吸血液时与宿主体表接触，吸血后便离开。体外寄生虫也可称暂时性寄生虫。

5. 机会性致病寄生虫 有些寄生虫在宿主免疫功能正常时处于隐性感染状态。当宿主免疫功能低下时，虫体大量繁殖、致病力增强，导致宿主出现临床症状，此类寄生虫称机会性致病寄生虫。

四、 宿主及其类型

1. 终（末）宿主 指寄生虫的成虫或有性生殖阶段所寄生的宿主。

2. 中间宿主 指寄生虫的幼虫或无性生殖阶段所寄生的宿主。有两个中间宿主的寄生虫，其中间宿主有第一和第二之分。

3. 保虫宿主 某些寄生虫既可寄生于人，又可寄生于某些脊椎动物。后者在一定条件下可将其体内的寄生虫传播给人。在流行病学上将这些脊椎动物称为保虫宿主或储存宿主。

4. 转续宿主 某些寄生虫的幼虫侵入非正常宿主后不能发育至成虫，但能存活并长期维持幼虫状态。只有当该幼虫有机会侵入其正常宿主体内时，才能发育为成虫。此种非正常宿主称为转续宿主。

五、 寄生虫对宿主的损害

1. 掠夺营养 寄生的虫荷越多，对宿主营养的掠夺也越严重。

2. 机械性损伤 直接损伤或压迫、机械性阻塞、屏蔽作用、对细胞的裂解作用。

3. 毒性与免疫损伤 诱导免疫病理反应。

六、 寄生虫感染的免疫

1. 免疫 包括非特异性免疫和特异性免疫，其中宿主对寄生虫感染产生的特异性免疫应答又可分为消除性免疫和非消除性免疫。前者指宿主能清除体内寄生虫，并对再感染产生完全的抵抗力，这是寄生虫感染中很少见的一种免疫状态。常见的大多是非消除性免疫。寄生虫感染后虽可诱导宿主对再感染产生一定的免疫力，但对体内已有的寄生虫不能完全清除，维持在低虫荷水平。如果用药物驱虫后，宿主的免疫力随之消失。如疟疾的"带虫免疫"和血吸虫诱导的"伴随免疫"。

2. 免疫逃避 寄生虫侵入免疫功能正常的宿主后，有些能逃避宿主的免疫攻击而继续生存，这种现象称为免疫逃避。其机制包括：①解剖位置的隔离；②表面抗原的改变；③抑制宿主的免疫应答。

七、 寄生虫感染的特点

1. 带虫者、慢性感染和隐性感染

（1）带虫者 在大多数情况下，人体感染寄生虫后并不出现明显的临床症状和体征，这些人称带虫者。广义上带虫者包括人和动物。

（2）慢性感染 通常人体感染寄生虫后没有明显的临床症状和体征，或在临床上出现一些症状后，未经治疗或治疗不彻底，而逐渐转入慢性持续感染阶段。慢性感染是寄生虫感染的特点之一。

（3）隐性感染 是寄生虫感染的另一重要特征。隐性感染是指人体感染寄生虫后，既没有明显的临床表现，又不易用常规方法检获病原体的一种寄生现象。

2. 多寄生现象 人体同时感染两种或两种以上的寄生虫时，称多寄生现象。

3. 幼虫移行症和异位寄生

（1）幼虫移行症 是指一些蠕虫幼虫侵入非正常宿主后，不能发育为成虫，但这些幼虫可在体内长期存活并移行，引起局部或全身性病变。

（2）异位寄生 有些寄生虫在常见的寄生部位以外的组织或器官内寄生，这种寄生现象称异位寄生，由异位寄生引起的损害称异位损害。

八、 寄生虫的流行与防治

1. 流行的基本环节

（1）传染源 指感染了寄生虫的人和动物，包括患者、带虫者和保虫宿主。

（2）传播途径 指寄生虫从传染源排出，借助于某些传播因素，侵入另一宿主的全过程。常见的传播途径包括经水、食物、土壤、空气（飞沫）、节肢动物以及经人体直接传播。

（3）易感者 指对某种寄生虫缺乏免疫力或免疫力低下而处于易感状态的人或动物。人体对寄生虫感染的免疫力多属带虫免疫，未经感染的人因缺乏特异性免疫力而成为易感者。易感性还与年龄、是否处于流行区及人群的生活习惯和生产方式有关。

2. 寄生虫流行的特点

（1）地方性 某种疾病在某一地区经常发生，无需自外地输入，这种情况称地方性。寄生虫病的流行常有明显的地方性，这种特点与当地的气候条件、中间宿主或媒介节肢动物的地理分布、人群的生活习惯和生产方式有关。

（2）季节性 由于温度、湿度、雨量、光照等气候条件会对寄生虫及其中间宿主和媒介节肢动物种群数量的消长产生影响，因此寄生虫病的流行往往呈现出明显的季节性。

（3）自然疫源性 有些人体寄生虫病可以在人和动物之间自然的传播，这些寄生虫病称为人兽共患寄生虫病（parasitic zoonoses）。在人迹罕到的原始森林或荒漠地区，这些人兽共患寄生虫病可在脊椎动物之间相互传播，人进入该地区后，这些寄生虫病则可从脊椎动物传播给人，这种地区称为自然疫源地。这类不需要人的参与而存在于自然界的人兽共患寄生虫病具有明显的自然疫源性。

3. 寄生虫病的防治原则 寄生虫病防治的基本原则是控制寄生虫病流行的三个环节。

（1）消灭传染源 在流行区，普查、普治患者、带虫者和保虫宿主是控制传染源的重要措施。

（2）切断传播途径 加强粪便和水源管理，注意环境和个人卫生，控制和杀灭媒介节肢动物和中间宿主是切断寄生虫病传播途径的重要手段。

（3）保护易感人群 关键在于加强健康教育，改变不良的饮食习惯和行为方式，提高群众的自我保护意识。必要时可预防服药和在皮肤涂抹驱避剂。

同步练习

一、选择题

1. 新中国成立前，我国流行的五大寄生虫病是（ ）

　　A. 钩虫病、蛔虫病、丝虫病、血吸虫病和黑热病

　　B. 钩虫病、丝虫病、血吸虫病、黑热病和疟疾

　　C. 蛔虫病、钩虫病、丝虫病、血吸虫病和疟疾

　　D. 血吸虫病、钩虫病、蛔虫病、黑热病和疟疾

　　E. 蛔虫病、丝虫病、血吸虫病、疟疾和黑热病

2. 动物源性疾病（人兽共患病）是指（ ）

　　A. 节肢动物与人之间传播的疾病与感染

B. 家畜与人之间传播的疾病与感染

C. 脊椎动物与人之间传播的疾病与感染

D. 脊椎动物与无脊椎动物之间传播的疾病与感染

E. 野生动物与人之间传播的疾病与感染

3. 寄生虫能在自然界繁衍、生存，最主要的适应性改变是（　　）

　　A. 寄生虫形态变化以适应外界生存　　B. 对寒冷抵抗力强　　C. 对湿度适应性强

　　D. 生殖能力增强　　E. 有多个中间宿主

4. 无消化器官的寄生虫是（　　）

　　A. 蛔虫　　B. 钩虫　　C. 华支睾吸虫

　　D. 并殖吸虫　　E. 猪肉绦虫

5. 钩虫的幼虫时期可在土壤中自生生活，但发育至丝状蚴后，必须侵入宿主体内营寄生生活，钩虫应属于（　　）

　　A. 专性寄生虫　　B. 兼性寄生虫　　C. 偶然寄生虫

　　D. 机会性致病寄生虫　　E. 暂时性寄生虫

6. 寄生虫哪些抗原成分可诱导超敏反应（　　）

　　A. 仅有线虫的蜕皮液　　B. 仅有绦虫的囊液　　C. 仅有代谢产物

　　D. 仅有表膜和虫体内抗原　　E. 以上均是

7. 下列哪种寄生虫具有伴随免疫（　　）

　　A. 蛔虫　　B. 钩虫　　C. 丝虫

　　D. 血吸虫　　E. 疟原虫

8. 人体寄生虫的感染阶段是（　　）

　　A. 感染保虫宿主的阶段　　B. 感染动物中间宿主的阶段

　　C. 感染动物延续宿主的阶段　　D. 感染医学节肢动物的阶段

　　E. 感染人体的阶段

二、填空题

1. 既可营自生生活，又能营寄生生活的寄生虫叫_____。

2. 寄生虫的成虫或有性生殖阶段寄生的宿主叫_____。

3. 寄生虫对人体造成的三大危害是_____、_____和_____。

4. 大多数寄生虫感染比细菌和病毒感染所产生的获得性免疫_____。

三、名词解释

1. 保虫宿主　2. 共栖　3. 带虫免疫　4. 幼虫移行症

四、问答题

1. 什么叫寄生虫生活史？其生活史分哪两种类型？举例说明。

2. 寄生虫感染人体的方式（途径）有哪些？并举例说明之。

3. 寄生虫病的防治原则有哪些？

参考答案

一、选择题

1. B　2. C　3. D　4. E　5. A　6. E　7. D　8. E

二、填空题

1. 兼性寄生虫

2. 终宿主

3. 掠夺营养　机械性损伤　毒性与免疫损伤

4. 低

三、名词解释

1. 保虫宿主：某些寄生虫既可寄生于人，又可寄生于某些脊椎动物。后者在一定条件下可将其体内的寄生虫传播给人。 在流行病学上将这些脊椎动物称之为保虫宿主或储存宿主。

2. 共栖：两种不同的生物共同生活，其中一方受益，另一方既不受益，也不受害，此种现象称为共栖。

3. 带虫免疫：人体感染寄生虫后，可对再感染产生一定程度的免疫力，但对其体内原有的寄生虫不能完全清除，而维持在一个低水平，并对同种寄生虫再感染具有一定的抵抗力，此种免疫状态称带虫免疫。

4. 幼虫移行症：有些动物体内寄生的蠕虫幼虫侵入非适宜宿主(包括人体)内，发育受阻，不能发育为成虫，但可在人体或脊椎动物体内长期移行，破坏组织，引起疾病。 如斯氏并殖吸虫可引起皮肤和内脏幼虫移行症。

四、问答题

1. 答：寄生虫完成一代生长、发育和繁殖的整个过程称寄生虫的生活史。 寄生虫生活史有直接型和间接型两种类型。 直接型生活史不需要中间宿主，其虫卵或幼虫在外界发育为感染阶段，直接感染人，如寄生在人体肠道中的寄生虫鞭虫和钩虫等。

间接型生活史需要中间宿主，其幼虫在中间宿主体内发育为感染阶段。 如寄生在人体组织内的寄生虫华支睾吸虫、丝虫等。

2. 答：人体寄生虫主要侵入途径有：①经口感染，如布氏姜片虫囊蚴和链状带绦虫囊尾蚴均经口感染。 ②直接经皮肤感染，如血吸虫尾蚴和钩虫丝状蚴均直接经皮肤侵入人体。 ③经医学节肢动物感染，如疟原虫子孢子和丝虫丝状蚴经感染的蚊虫叮咬进入人体。 ④接触感染，如阴道毛滴虫和疥螨可通过直接接触和间接接触传播。 ⑤经胎盘感染，如疟原虫和弓形虫可通过胎盘传给胎儿。

3. 答：对寄生虫病的防治应采取综合性防治措施：①控制与消灭传染源：治疗患者和带虫者，加强对感染动物的控制或消灭。 ②切断传播途径：消灭和控制中间宿主及传播媒介；管理粪便，防止粪便污染食物、水和环境；注意个人卫生、饮水卫生、饮食卫生，改变不良的生活和生产习惯。 ③保护健康人群，预防感染：改进生产和生活方式，加强防护措施；有些寄生虫可采取预防服药、预防接种，以预防感染。

第二篇

医学原虫学

第八章　医学原虫概论

学习目标

1. **掌握**　原虫概念、生活史类型及致病特点。
2. **熟悉**　原虫的形态结构、生理。

 内容精讲

原虫为单细胞真核动物，属于原生动物亚界，其种类繁多，与医学有关的原虫约 40 余种。原虫虽然只由一个细胞构成，但却能完成生命活动的全部功能，如营养、呼吸、排泄、运动、生殖等。

一、形态

原虫基本结构相似，包括细胞膜、细胞质、细胞核三部分。细胞膜为一层或一层以上的单位膜结构；细胞质由基质、细胞器及内含物组成，是原虫完成生命活动的最主要场所；细胞核由核膜、核质、核仁和染色质组成，多数原虫细胞核为泡状核，少数为实质核。

二、生活史

原虫的生活史一般含有结构和活力不同的阶段或期（stage）。滋养体是大多数原虫的活动、摄食和增殖阶段，某些原虫的生活史还具有包囊、配子体、卵囊和鞭毛体等阶段。

根据传播方式的不同可将原虫的生活史分为三种类型。①人际传播型：生活史只需要一个宿主，如阴道毛滴虫。②循环传播型：完成生活史需要一种以上的脊椎动物宿主分别进行有性生殖和无性生殖，其中之一为终宿主，其他的为中间宿主，但不需要无脊椎动物宿主，如弓形虫。③虫媒传播型：需经在吸血昆虫体内进行有性或无性繁殖，再经吸血传播给人或其他动物，如疟原虫和杜氏利什曼原虫。

三、生理

1. 运动　原虫的运动细胞器有伪足、鞭毛、纤毛和波动膜。

2. 生殖　原虫的主要生殖方式有无性生殖和有性生殖两种。无性生殖包括二分裂（最常见）、多分裂（裂体增殖）、出芽生殖（内出芽和外出芽）；有性生殖包括接合生殖、配子生殖。部分原虫有世代交替现象，即无性生殖和有性生殖两种方式交替进行。

四、致病

医学原虫对人体的致病作用与虫种、株系、寄生部位及宿主免疫状态密切相关，损害致病程度依照于虫体的侵袭增殖能力与人体的免疫能力相互消长的结果。有些原虫并不能使健康人群患病，但能使免疫状态低下的人致病，此类原虫被称为机会性致病原虫。

同步练习

一、选择题

1. 对原虫的描述，错误的是（ ）
  A. 单细胞真核生物
  B. 能够完成生命活动的全部功能
  C. 部分为非致病性
  D. 均有胞膜、胞质和胞核
  E. 均为机会性致病原虫

2. 以下哪种原虫完成生活史只需要一种宿主（ ）
  A. 蓝氏贾第鞭毛虫
  B. 杜氏利什曼原虫
  C. 刚地弓形虫
  D. 疟原虫
  E. 上述所有原虫

3. 无明显运动细胞器的原虫是（ ）
  A. 溶组织内阿米巴
  B. 蓝氏贾第鞭毛虫
  C. 阴道毛滴虫
  D. 杜氏利什曼原虫
  E. 疟原虫

4. 原虫的运动细胞器不包括哪种（ ）
  A. 纤毛
  B. 伪足
  C. 胞口
  D. 鞭毛
  E. 波动膜

5. 下列哪项不符合原虫的特性（ ）
  A. 原虫是单细胞动物，却有完整的生理机能
  B. 运动细胞器是原虫分类的主要特征
  C. 原虫均需借助显微镜才能看清楚
  D. 原虫均需以无性生殖和有性生殖方式才能完成它的生活史
  E. 寄生原虫的能量主要来源于糖类

二、填空题

1. 原虫的运动细胞器有_____、_____、_____和_____。
2. 原虫的有性生殖主要有_____和_____；无性生殖主要有_____、_____和_____。

三、名词解释

1. 原虫 2. 滋养体 3. 包囊 4. 世代交替 5. 裂体增殖 6. 配子生殖

四、问答题

1. 举例说明医学原虫的生活史类型有哪几种？
2. 医学原虫对人体致病有哪些特点？

参考答案

一、选择题

  1. E 2. A 3. E 4. C 5. D

二、填空题

  1. 伪足 鞭毛 纤毛 波动膜
  2. 接合生殖 配子生殖 二分裂 多分裂 出芽增殖

三、名词解释

  1. 原虫：为体积微小而能独立完成生命活动的全部生理功能的单细胞真核动物。

  2. 滋养体：是原虫具有运动、摄食、生殖能力的生活史期，是多数原虫的基本生活型和主要致病阶段。它以二分裂法繁殖。

  3. 包囊：是原虫生活史中的静止状态，多是原虫的感染阶段。

  4. 世代交替：有性生殖与无性生殖相互交替形成的生殖方式，称为世代交替。

5. 裂体增殖：疟原虫的裂体增殖为虫体胞核先连续多次分裂，后各核周围的胞质再分裂，形成许多裂殖子。

6. 配子生殖：雌、雄配子结合形成合子的生殖方式，称为配子生殖。

四、问答题

1. 答：医学原虫的生活史类型有以下三种。 ①人际传播型：完成生活史只需要一种宿主，通过接触或中间媒介的机械性携带而传播，如阴道毛滴虫。②循环传播型：完成生活史需一种以上的脊椎动物作为宿主。 如弓形虫完成生活史需要终宿主猫和中间宿主人或鼠等。 ③虫媒传播型：完成生活史需要在吸血昆虫体内发育、增殖至感染阶段。 如杜氏利什曼原虫完成生活史，需要在白蛉体内发育增殖后，通过叮咬注入人体。

2. 答：医学原虫对人体的致病特点有以下三点。 ①增殖致病：侵入人体的原虫增殖到一定数量后表现出明显的损害或出现相应的临床症状。 ②毒性作用：原虫的分泌物、排泄物和死亡虫体的分解物对宿主均有毒性作用，可通过不同途径损伤宿主细胞、组织和器官。 ③机会性致病：免疫功能正常的个体感染某些原虫后并不表现临床症状。 但当机体抵抗力下降或免疫功能不全时这些原虫的繁殖能力和致病力显著增强，使人出现明显的临床症状。

第九章 叶足虫

学习目标

1. **掌握** 溶组织内阿米巴滋养体和包囊的形态、生活史、致病和防治。
2. **熟悉** 溶组织内阿米巴的实验诊断。
3. **了解** 溶组织内阿米巴的流行因素；其他消化道阿米巴和致病性自生生活阿米巴的形态和致病性。

内容精讲

叶足虫纲原虫是以具有宽大叶状伪足的细胞运动器为基本特征。寄生人体的常见种类多为肠腔型原虫，但只有溶组织内阿米巴致病。

第一节 溶组织内阿米巴

溶组织内阿米巴（*Entamoeba histolytica* Schaudinn，1903）又叫痢疾阿米巴，主要寄生于结肠，引起肠阿米巴病（又称阿米巴痢疾）和肠外阿米巴病。

一、形态

溶组织内阿米巴可分滋养体和包囊两个生活史期。

1. 滋养体 比白细胞略大（12～60μm），内外质分明，外质透明，内质颗粒状，可见吞噬的红细胞。具有一个泡状核，核仁小，居中。核膜内缘有染色质粒，大小一致，均匀排列。核仁与核膜间有时可见网状核纤丝。

2. 包囊 近似圆形，胞质内有一呈短棒状的拟染色体。未成熟包囊内尚含有糖原泡。含1～4个核，成熟包囊4个核，圆形，直径10～20μm，光滑，为泡状核，与滋养体泡状核相似，但稍小。

二、生活史

1. 生活史过程 1个4核包囊→经口→到达小肠→脱囊成4核囊后滋养体→8个滋养体（二分裂繁殖）→定居于结肠黏膜皱褶或肠腺窝处→滋养体可侵入肠壁经血流达肝、脑等器官或转变成包囊排出体外。

2. 生活史要点 ①感染阶段：4核包囊；②感染方式：经口；③感染途径：食物、水；④寄生部位：结肠，可移行至肝、肺、脑等；⑤致病阶段：滋养体；⑥滋养体去向：形成包囊，排出体外；侵入肠黏膜→血行播散→肠外寄生。

三、致病

1. 致病机制 比较复杂，受多种因素影响，其中破坏细胞外间质和溶解宿主组织是虫体侵入的重要方式。三个主要致病因素是：①凝集素介导吸附于宿主细胞；②阿米巴穿孔素破坏靶细胞；③蛋白酶溶解靶细胞。

2. 病理变化 肠阿米巴病的典型病损是口小基底大的烧瓶样溃疡，一般仅累及黏膜层，溃疡间的黏膜正常或稍有充血水肿，以淋巴细胞和浆细胞浸润为主，中性粒细胞极少见；肠外阿米巴病往往呈无菌性、液化性坏死，周围浸润以淋巴细胞为主，几乎极少伴有中性粒细胞。滋养体多在脓肿的边缘。

3. 临床表现 肠阿米巴病多发于回盲部、乙状结肠、升结肠和直肠等部位，引起阿米巴痢疾。典型症状有稀便，伴奇臭和带血，亦有局限性腹痛、不适、胃肠胀气、里急后重、厌食、恶心、呕吐等；肠外阿米巴病以阿米巴性肝脓肿常见，有右上腹痛、发热、厌食、消瘦等症状和体征，少数人还可出现阿米巴性肺脓肿、脑脓肿、皮肤脓肿等。

四、 实验诊断

1. 病原学检查

（1）生理盐水涂片法 常用于肠阿米巴病的诊断，查滋养体，标本要求鲜、温、洁。脓肿穿刺液等亦可行涂片检查。

（2）碘液涂片法 用于慢性感染者粪便内包囊的检测。

2. 血清学诊断 临床上怀疑为阿米巴病患者，但又查不到病原体时，可采用免疫诊断法，其中以 ELISA、IFA 和 IHA 较常用。

五、 流行与防治

溶组织内阿米巴病呈世界性分布，热带和亚热带地区感染率高。传染源为持续排出包囊的带虫者，主要经口传播，人群普遍易感。

防治原则是治疗现症患者和带囊者，对于阿米巴病患者首选甲硝唑；对于带包囊者选用巴龙霉素、喹碘方等药物。此外，还要加强粪便无害化管理、保护水源、注意环境和个人卫生。

第二节 其他消化道阿米巴

其他消化道阿米巴为寄生在人体消化道内但通常不会致病的阿米巴，包括迪斯帕内阿米巴、结肠内阿米巴、哈门氏内阿米巴、微小内蜒阿米巴、布氏嗜碘阿米巴和齿龈内阿米巴。

一、 迪斯帕内阿米巴

迪斯帕内阿米巴与溶组织内阿米巴形态相同，生活史相似，但某些抗原基因有特异性，易误认为是溶组织内阿米巴。

二、 结肠内阿米巴

结肠内阿米巴寄生于人体结肠内，不引起人体疾病，为人体肠道常见的共栖原虫。生活史中有滋养体和包囊两期。包囊与滋养体均较溶组织内阿米巴大，直径分别为 $10\sim15\mu m$ 和 $10\sim35\mu m$，其核含 1 个大而偏位的核仁和大小不一排列不齐的核周染色质粒。成熟包囊 8 个核，因污染食物及水被人误食而感染。在水中检出结肠内阿米巴包囊则表示水源污染。成熟滋养体以二分裂法繁殖。

三、 哈门氏内阿米巴

哈门氏内阿米巴形态和生活史与溶组织内阿米巴相似，但虫体较小，常以包囊小于 $10\mu m$ 与溶组织内阿米巴鉴别。该虫对人体不致病，其滋养体也不吞噬红细胞。因摄入了被成熟包囊污染的食物或水而感染。本虫为世界分布。

四、 微小内蜒阿米巴

本虫也为世界性分布但少于结肠内阿米巴，虽以粪检为主但因虫体小而不易粪检。有滋养体和包囊两期，滋养体直径为 $6\sim12\mu m$，成熟包囊为 4 核，直径 $5\sim10\mu m$。微小内蜒阿米巴的胞核内有一粗大明显的核仁，核周无染色质粒。

五、 布氏嗜碘阿米巴

滋养体直径为 8～20μm，包囊直径为 5～20μm，成熟包囊仅有 1 个细胞核。核内有一大而明显的核仁，核仁与核膜间围绕有一层几乎无色的颗粒，为主要鉴别特征。布氏嗜碘阿米巴胞质内含圆形或卵圆形、边缘清晰的糖原泡，常把核推向一边，在鉴别诊断上也有重要意义。

六、 齿龈内阿米巴

多寄生于有口腔疾病的患者口腔中，也见于正常人的口腔中。仅有滋养体期，滋养体直径为10～20μm，伪足内外质分明，活动迅速，食物泡中常含细菌、白细胞，偶见红细胞；胞核的核仁居中而明显，有核周染色质粒。因无包囊期而以直接接触传播或飞沫传播。

第三节　致病性自生生活阿米巴

在自然界的水体和泥土中有些自生生活的阿米巴可以侵入人体的中枢神经系统或其他器官，引起死亡或严重的损害。以耐格里属和棘阿米巴属多见。

一、 形态与生活史

两类阿米巴均有滋养体和包囊期，胞核都为泡状核形，核仁大，居中。

耐格里属阿米巴有两种滋养体，在人体组织中为阿米巴形滋养体，可吞噬红细胞，并可形成包囊，在不良环境中阿米巴形滋养体可形成有鞭毛型滋养体，该型不直接形成包囊。耐格里属阿米巴多滋生于淡水中，主要通过接触污染水体或在游泳池游泳，虫体侵入鼻腔增殖后穿过鼻黏膜和筛状板，经嗅神经上行入脑部寄生。

棘阿米巴属阿米巴滋养体为长椭圆形，体表有多个棘状突起，无鞭毛型；该属阿米巴可经皮肤伤口、穿透性角膜外伤、损伤的眼结膜或经呼吸道、生殖道等进入人体。多数寄生于脑、眼、皮肤等部位。

二、 致病

福氏耐格里阿米巴可引起原发性阿米巴脑膜脑炎，表现为急性发病，出现发热、头痛、恶心、呕吐，1～2 天后出现昏迷症状，多数于未确诊前在发病第 5、6 天就死于呼吸及心力衰竭。棘阿米巴感染后可引起角膜炎，以及皮肤、呼吸道、脑部等病变。

三、 诊断

病史结合病原学检查可作早期诊断，一般以脑脊液或病灶（皮肤、角膜）涂片染色或接种到琼脂培养基（45℃，3～5 天）观察阿米巴。尸体解剖可作脑病理切片确诊。

四、 防治原则

目前尚无理想的药物，两性霉素 B 对福氏耐格里阿米巴病有效。

应避免在不流动的或温热的水中游泳，加强水源（包括游泳池水）的管理。

同步练习

一、选择题

1. 溶组织内阿米巴的传染源是（　　　）
   A. 急性阿米巴痢疾患者　　B. 粪便中有包囊排出的带虫者　　C. 中间宿主
   D. 阿米巴肝脓肿患者　　　E. 犬和猫

2. 溶组织内阿米巴原虫的带虫者，应考虑服用哪种药物为宜（　　　）
   A. 吐根碱　　　　　　　B. 氯化喹啉　　　　　　　C. 喹碘方

D. 四环素   E. 甲硝唑

3. 阿米巴痢疾的确诊依据是（   ）

    A. 痢疾样腹痛、腹泻

    B. 脓血便，大便中有白细胞、红细胞及夏科雷登结晶

    C. 乙状镜检查：在乙状结肠肠黏膜处有溃疡

    D. 用甲硝唑试验治疗有效

    E. 以上都不是

4. 急性阿米巴痢疾最常用的实验诊断方法是（   ）

    A. 直接涂片法   B. 饱和盐水浮聚法   C. 透明胶纸法

    D. 厚、薄血膜涂片法   E. 碘液染色法

5. 在新鲜粪便中，溶组织内阿米巴与结肠内阿米巴滋养体，主要可从下列而哪项来区别（   ）

    A. 滋养体的大小   B. 伪足运动的形状   C. 细胞内、外质分明程度

    D. 细胞核多少   E. 食物泡内的吞噬物

6. 因误食粪便污染的食物，人体不会感染下列哪种阿米巴原虫（   ）

    A. 福氏耐格里阿米巴   B. 结肠内阿米巴   C. 溶组织内阿米巴

    D. 布氏嗜碘阿米巴   E. 微小内蜒阿米巴

7. 人体感染溶组织内阿米巴后，大多数表现为（   ）

    A. 带囊状态   B. 阿米巴痢疾   C. 阿米巴肝脓肿

    D. 阿米巴肺脓肿   E. 阿米巴脑脓肿

8. 引起肠道损伤的原虫有（   ）

    A. 齿龈内阿米巴   B. 卡氏棘阿米巴   C. 福氏耐格里阿米巴

    D. 溶组织内阿米巴   E. 结肠内阿米巴

9. 以下哪种疾病不是溶组织内阿米巴引起的（   ）

    A. 阿米巴痢疾   B. 阿米巴肝脓肿   C. 原发性阿米巴脑膜脑炎

    D. 阿米巴脑脓肿   E. 阿米巴肺脓肿

10. 溶组织内阿米巴流行与防治下述特点，哪项是错误的（   ）

    A. 农村的感染率高于城市

    B. 带囊者为该病的传染源

    C. 只有儿童、孕妇可受到感染

    D. 苍蝇可造成该病的传播

    E. 预防该病要注意个人卫生和饮食卫生

11. 溶组织内阿米巴生活史的两个时期是指（   ）

    A. 组织内滋养体和肠腔内滋养体

    B. 滋养体和包囊

    C. 环状体和配子体

    D. 速殖子和缓殖子

    E. 雌配子体和雄配子体

12. 溶组织内阿米巴的感染阶段为（   ）

    A. 1核包囊   B. 滋养体   C. 2核包囊

    D. 4核包囊   E. 滋养体和包囊

二、填空题

1. 溶组织内阿米巴滋养体的细胞质分为_____和_____。

2. 急性阿米巴痢疾患者粪便中只能查到_____，有便秘习惯的带虫者粪便中只能查到_____，

肠外阿米巴病灶抽出物中只能查到_____。

三、名词解释

阿米巴病

四、问答题

1. 由溶组织内阿米巴所引起的阿米巴病有哪几种？其侵犯部位和治疗药物有哪些？

2. 阿米巴痢疾对人体有何危害？如何选用病原学方法诊断？检查时应注意什么？

3. 简述溶组织内阿米巴造成的烧瓶样溃疡。

参考答案

一、选择题

1. B　2. E　3. E　4. A　5. E　6. A　7. A　8. D
9. C　10. C　11. B　12. D

二、填空题

1. 内质　外质

2. 滋养体　包囊　滋养体

三、名词解释

阿米巴病：溶组织内阿米巴滋养体侵入肠壁吞噬红细胞和组织细胞，引起肠阿米巴病。急性期有稀便，伴奇臭和带血，亦有局限性腹痛、不适、胃肠胀气、里急后重、厌食、恶心、呕吐等典型阿米巴痢疾症状。慢性期由于组织破坏和愈合常同时存在，纤维组织增生明显，使得肠壁增厚，形成局部包块——阿米巴肉芽肿，患者腹泻和便秘症状交替出现。

四、问答题

1. 答：溶组织内阿米巴可引起以下疾病。

（1）肠阿米巴病(阿米巴痢疾)：滋养体侵犯了肠壁组织。治疗药物：甲硝唑。

（2）阿米巴肝、肺、脑脓肿：在肠壁组织内的滋养体可随血流到肝、肺、脑，进行分裂繁殖，形成脓肿。治疗药物：甲硝唑、氯喹等。

（3）皮肤阿米巴病：滋养体侵袭手术切口、肛周附近的皮肤。治疗药物：氯喹。

2. 答：阿米巴痢疾主要病变发生在结肠，主要病理表现为阿米巴性结肠炎。急性阿米巴痢疾，如不及时治疗可转变为致命性的急性暴发型阿米巴痢疾，出现严重临床症状，如肠穿孔等，也可发展为肠外阿米巴病，甚至死亡。

检查方法：挑取少许患者的黏液血便，用生理盐水涂片法检查活动的滋养体，如发现吞噬红细胞的滋养体，即可确诊为急性阿米巴痢疾。

检查时应注意：第一，送检粪便必须新鲜、及时并注意保温。若在外界放置半小时以上，滋养体就会失去活力；第二，取材容器必须洁净，瓶内如有化学药品或粪尿相混，都会影响滋养体的活力，甚至导致滋养体死亡。

3. 答：溶组织内阿米巴的致病过程是一种复杂的现象。有毒株滋养体黏附肠黏膜，在接触部位释放细胞致病因子和蛋白水解酶，细胞致病因子破坏接触的肠黏膜细胞(靶细胞)，滋养体部分或全部吞噬这些靶细胞和红细胞；蛋白水解酶可溶解组织细胞，破坏肠黏膜。早期病变主要发生在浅表的肠黏膜，坏死区极小。急性期滋养体大量繁殖，并可穿破黏膜肌层，在疏松的黏膜下层繁殖扩展，溶解破坏组织，形成口小底大的烧瓶样溃疡。

第十章　鞭毛虫

📖 内容精讲

鞭毛虫隶属于动鞭纲，是以鞭毛作为运动细胞器的原虫。种类繁多，分布很广。

第一节　利什曼原虫

利什曼原虫寄生人体的有 4 种。由利什曼原虫感染而引起的疾病统称为利什曼病，该病是世界卫生组织等在世界范围内重点防治的十大热带病之一，其中杜氏利什曼原虫（*Leishmania donovani*）引起的内脏利什曼病，又称为黑热病。

一、形态

生活史过程中有 2 种不同的形态。

无鞭毛体（又称利杜体）寄生于单核巨噬细胞内，呈卵圆形，细胞质内有一个较大的圆形核与杆状动基体。前鞭毛体（又称鞭毛体或细滴体）寄生于白蛉消化道内，呈梭形或长梭形，核位于虫体中部，动基体在前部，基体发出一鞭毛，长与虫体相近，弯曲。在 NNN 培养基中的前鞭毛体常呈菊花状排列。

二、生活史

1. 宿主　杜氏利什曼原虫完成生活史需要 2 个宿主，即人（或哺乳动物）和白蛉。

（1）在白蛉体内发育　无鞭毛体→早期前鞭毛体→粗短或梭形前鞭毛体→成熟前鞭毛体（口、咽、喙中二分裂繁殖）。

（2）在人体内发育　成熟前鞭毛体→无鞭毛体（脾、肝、骨髓、淋巴结的巨噬细胞中二分裂繁殖）。

（3）利什曼原虫传播　雌性白蛉叮人吸血时，将前鞭毛体注入人体而感染。

2. 利什曼原虫入侵巨噬细胞的机制　前鞭毛体趋向并黏附于巨噬细胞，再进入巨噬细胞内，黏附途径有 2 种。

（1）配体-受体结合途径。

（2）前鞭毛体吸附的抗体和补体与巨噬细胞表面的 Fc 或 C_{3b} 受体结合途径。

三、致病

1. 致病机制　无鞭毛体在单核巨噬细胞内繁殖，使单核巨噬细胞大量破坏和代偿性增生。主要场所在肝、脾、淋巴结、骨髓等器官，导致肝脾大、淋巴结肿大。

2. 临床表现

（1）内脏利什曼病　长期不规则发热，脾（95％以上）大、肝大、淋巴结肿大和全血细胞减少性贫血，其中脾大是内脏利什曼病的最主要体征。

（2）淋巴结型利什曼病　无利什曼病病史，表现为全身多处淋巴结肿大，以腹股沟和股部多见。无压痛和红肿，嗜酸性粒细胞增多。

（3）皮肤型黑热病　全身出现大小不等的皮肤结节，尤其以面部和颈部多见。

四、实验诊断

1. 病原学检查

（1）穿刺检查　①涂片法：骨髓穿刺；②培养法：用 NNN 培养基培养；③动物接种法：接种 1～2 个月后做脾印片。

（2）皮肤活组织检查　在皮肤结节处用消毒针头刺破皮肤，取少许组织液，或用手术刀刮取少许组织做涂片，染色镜检。

2. 免疫诊断法　查抗体（Dip-stick 试纸条），查循环抗原。

3. 分子生物学方法　PCR 等。

五、流行

呈世界性分布，以中国、印度及地中海沿岸国家为主。

1. 传染源　患者、带虫者与保虫宿主。根据传染来源不同分为三种类型：人源型、犬源型、自然疫源型。

2. 传播途径　主要通过白蛉叮咬传播，输血亦可造成感染。我国主要传播媒介有中华白蛉、长管白蛉、吴氏白蛉、亚历山大白蛉。

3. 易感人群　人均易感，但治愈后可获得终身免疫。

六、防治

① 治疗患者、病犬，特效药为葡萄糖酸锑钠。

② 消灭白蛉及加强个人防护。

第二节　锥虫

锥虫（*Typanosoma*）属于血鞭毛原虫，寄生于人体的锥虫有两种类型。一种是布氏冈比亚锥虫与布氏罗得西亚锥虫，另一种是枯氏锥虫（又称克氏锥虫）。

一、布氏冈比亚锥虫与布氏罗得西亚锥虫

两种锥虫在人体寄生的阶段为锥鞭毛体期，其形态呈多形性，可分为细长和短粗两种类型。

两种锥虫均可寄生于人、哺乳动物、爬行动物、禽类等血液或组织细胞中。生活史需要舌蝇传播，其侵入途径是通过叮咬人将感染阶段循环后期锥鞭毛体（即粗短型锥鞭毛体）注入人体，属涎源性锥虫。侵入人体以后其基本过程包括：锥虫在局部增殖所引起局部初发反应期、在体内散播的血淋巴期、侵入中枢神经系统的脑膜脑炎期等 3 期。

两种锥虫对人最严重的损害是侵入中枢神经系统，导致脑膜脑炎，呈嗜睡、昏迷，甚至死亡，所患疾病称睡眠病（sleeping sickness）。

诊断主要是通过血液和其他标本涂片查锥鞭毛体。

二、枯氏锥虫

1. 形态　生活史过程中有无鞭毛体、上鞭毛体和锥鞭毛体三种形态。

（1）无鞭毛体（寄生于人体组织细胞中）　球形或卵圆形，有核和动基体。

（2）上鞭毛体（寄生于锥蝽的消化道内）　纺锤形，动基体在前方，二分裂繁殖。

（3）锥鞭毛体（寄生于血液中或锥蝽的后肠内）　虫体细长，核位于中央，后端有一游离的鞭毛。

2. 生活史

（1）枯氏锥虫寄生于人或哺乳动物血液或组织细胞中。

（2）主要通过媒介锥蝽的粪便污染叮咬处伤口而感染，还可通过胎盘、输血或食入被传染性锥蝽粪便污染的食物等方式感染。

（3）保虫宿主主要有猪、鼠、猫、犬等哺乳动物。

3. 致病

枯氏锥虫可侵犯组织细胞和血液，引起多种病变。其中急性期可出现心肌炎和心内膜炎，慢性期以心肌炎等心脏病变常见，并可有脑栓塞、巨食管和巨结肠等，所患疾病称恰加斯病。

4. 诊断

（1）血涂片查锥鞭毛体　急性期血中锥鞭毛体数目多，慢性期很难查到。

（2）组织活检　查无鞭毛体。

5. 流行与防治　枯氏锥虫分布于南美、中美洲等地区。尚无有效的治疗方法，硝呋莫司是目前常用的抗枯氏锥虫药物。改善居住条件，防止锥蝽在室内滋生与栖息以预防感染。

第三节　蓝氏贾第鞭毛虫

蓝氏贾第鞭毛虫（*Giardia lamblia* Stiles，1915）简称贾第虫，主要寄生于人体或某些动物的小肠中，引起腹泻和吸收不良为主要症状的贾第虫病，为人体肠道感染的常见寄生虫之一。

一、　形态

有滋养体和包囊 2 种形态。

1. 滋养体　呈倒置的梨形，腹面前部有吸盘状隐窝，泡状核 2 个，虫体有 4 对鞭毛，轴柱 1 对，2 个半月形的中体。

2. 包囊　椭圆形，囊壁较厚，内含 2～4 个核，4 核为成熟包囊。

二、　生活史

1. 生活史过程　1 个 4 核包囊→口→十二指肠→脱囊成 2 个滋养体→定居于十二指肠或小肠以纵二分裂繁殖→外界环境不利时转变成包囊随粪便排出体外。

2. 生活史要点　①寄生部位：十二指肠或小肠上段，偶在胆囊。②感染阶段：4 核包囊；③感染方式：经口；④感染途径：食物、水；⑤致病阶段：滋养体；⑥滋养体去向：形成包囊，排出体外。

三、　致病

（1）轻度感染者常无症状，称带虫者。

（2）主要症状为以腹泻为主的吸收不良综合征，大便奇臭。

（3）致病机制与虫株致病力、宿主免疫力及二糖酶缺乏等有关。另外，还与虫体吸盘的刺激和损伤、虫群的机械隔离、营养竞争等有关。

四、　实验诊断

1. 病原学检查　①粪检：急性期生理盐水涂片查滋养体，慢性期碘液染色查包囊；②小肠液检查、十二指肠引流法、肠检胶囊法（肠内试验法）；③小肠活组织检查。

2. 免疫学诊断　ELISA、IFA、CIE 等可作为辅助诊断。

3. 分子生物学方法　PCR 等。

五、 流行与防治

贾第虫病世界性分布，近年旅游者发病率较高，故称"旅游者腹泻"。防治原则同溶组织内阿米巴。

第四节　阴道毛滴虫

阴道毛滴虫（*Trichomonas vaginalis* Donne，1837）是寄生在人体阴道和泌尿道的鞭毛虫，主要引起滴虫阴道炎和尿道炎，是以性传播为主的一种传染病。

一、 形态与生活史

生活史仅有滋养体期，无包囊期。

虫体固定染色后呈梨形或椭圆形，长 7～23μm，无色透明，具 4 根前鞭毛，1 根后鞭毛，后鞭毛与波动膜外缘相连，胞核为泡状核，1 根轴柱向后贯穿出虫体。

阴道毛滴虫主要寄生在女性阴道，以阴道后穹窿多见，男性一般在尿道、前列腺等处。以二分裂法繁殖。滋养体为感染阶段，在外界环境中生活力强。以直接或间接接触方式传播。

二、 致病

1. 致病机制　阴道毛滴虫的致病力与虫株的毒力、宿主的生理状态有关。

（1）滋养体分泌毒素及其机械作用与吞噬活性可破坏阴道上皮细胞。

（2）滴虫寄生时能改变阴道内 pH 值，破坏"阴道的自净作用"，有利于其他细菌感染。

（3）在人体特殊状态下，如妊娠、月经后使阴道内 pH 接近中性，有利于滴虫的生长。

2. 临床表现

（1）滴虫阴道炎　外阴瘙痒，白带增多，阴道检查可见阴道黏膜及子宫颈红肿。

（2）泌尿生殖道炎症　女性患者出现尿频、尿急、尿痛；男性感染者一般无症状而呈带虫状态，但可致配偶连续重复感染。有时也引起尿道炎、前列腺炎，出现夜尿增多等表现。

（3）其他　阴道毛滴虫吞噬精子，其分泌物阻碍精子存活，可引起不孕症。

三、 实验诊断

1. 标本　阴道分泌物、尿、前列腺液。

2. 方法　直接涂片法查滋养体，临床常用；染色法（瑞氏染色或吉姆萨染色）查滋养体；培养法。

四、 流行与防治

（1）以青年和中年女性多见。

（2）属性传播疾病之一，也可通过公共卫生用具传播。

（3）常用口服药物为甲硝唑，局部可用 1：5000 高锰酸钾液冲洗阴道，夫妻双方要同时治疗。

（4）预防措施　要注重个人卫生和经期卫生。

第五节　其他毛滴虫

一、 人毛滴虫

1. 形态　仅有滋养体期，滋养体呈梨形。前鞭毛 4 根，后鞭毛附于波动膜外缘，并从后端游离出虫体外。轴柱呈透明状，核 1 个，胞质内有食物泡与细菌。

2. 生活史 滋养体寄生于盲肠和结肠，以二分裂法繁殖。致病与感染阶段均为滋养体，为粪-口传播。

3. 致病 人毛滴虫为机会性致病寄生虫，感染者常无症状。有症状者主要为腹泻，儿童多见。

4. 实验诊断 粪便生理盐水涂片法查滋养体或粪便标本培养后查滋养体。

5. 防治 治疗患者、带虫者，甲硝唑效果好；注意饮食卫生。

二、 口腔毛滴虫

1. 形态 仅有滋养体期，滋养体呈梨形。前鞭毛 4 根，后鞭毛沿波动膜外缘向后延伸。单核，内含丰富染色质粒，轴柱纤细。

2. 生活史 滋养体寄生于齿龈脓溢袋和扁桃体隐窝内。滋养体是其致病与感染阶段，经口感染。

3. 致病 口腔毛滴虫是否致病尚无定论，有学者认为与口腔疾病有关，如牙龈炎、龋齿、牙周炎等。

4. 实验诊断 可用齿龈刮拭物涂片或体外培养，镜检滋养体。

5. 防治 注意口腔卫生。

三、 脆弱双核阿米巴

1. 形态 不属于叶足虫，仅有滋养体期。多呈双核状态，核膜缺如，无核周染色质粒，核仁大，由 4~8 颗染色质粒组成。胞质内可见食物泡。

2. 生活史 寄生于人体盲肠、结肠黏膜陷窝内，不吞噬红细胞、不侵犯组织。感染方式尚不清楚。

3. 致病 滋养体通常不侵入组织，致病机制不详。严重感染者可出现腹泻、腹痛等消化道症状。

4. 实验诊断 取急性期患者新鲜粪便，查滋养体。

5. 防治 可选用碘化对苯二酸和巴龙霉素等药物。

四、 蠊缨滴虫

1. 形态 滋养体呈圆形或椭圆形，前端有数十根鞭毛，呈环状排列。旁基体排列环状、无胞口，细胞核大，呈泡状。

2. 生活史与致病 尚不完全清楚，蠊缨滴虫寄生于蜚蠊、白蚁等昆虫消化道中，病原体可随昆虫排出的粪便及呕吐物排出，污染食物或周围环境（空气），经咽部进入呼吸道或吸入进入人体致病。其临床表现为常见呼吸道感染症状。

3. 诊断与防治 取痰液、咽拭子或气管中可疑分泌物进行生理盐水涂片查虫体。治疗首选药物为甲硝唑。

同步练习

一、选择题

1. 在杜氏利什曼原虫的生活史中（　　　）

　　A. 无鞭毛体寄生在人的红细胞内

　　B. 前鞭毛体寄生在人的单核巨噬细胞内

　　C. 无鞭毛体寄生在人的有核细胞内

　　D. 前鞭毛体寄生在人的有核细胞内

　　E. 无鞭毛体寄生在人的单核巨噬细胞内

2. 输血可能感染下列哪种原虫（　　　）
    A. 溶组织内阿米巴　　　　　B. 阴道毛滴虫　　　　　C. 杜氏利什曼原虫
    D. 蓝氏贾第鞭毛虫　　　　　E. 福氏耐格里阿米巴

3. 蓝氏贾第鞭毛虫的主要寄生部位是（　　　）
    A. 泌尿系统　　　　　　　　B. 回盲部　　　　　　　C. 十二指肠
    D. 淋巴系统　　　　　　　　E. 肠系膜静脉

4. 生活史中只有滋养体时期的原虫是（　　　）
    A. 蓝氏贾第鞭毛虫　　　　　B. 溶组织内阿米巴　　　C. 杜氏利什曼原虫
    D. 阴道毛滴虫　　　　　　　E. 结肠内阿米巴

5. 内脏利什曼病引起的免疫力所具有的特点是（　　　）
    A. 典型的带虫免疫现象　　　B. 无获得性免疫　　　　C. 无自愈倾向
    D. 治愈后产生稳固的获得性免疫　E. 典型的伴随免疫现象

6. 对疑似蓝氏贾第鞭毛虫感染，而多次粪检阴性者，还应检查（　　　）
    A. 外周血　　　　　　　　　B. 尿道分泌物　　　　　C. 阴道后穹窿分泌物
    D. 十二指肠引流液　　　　　E. 痰液

7. 蓝氏贾第鞭毛虫的主要致病作用是（　　　）
    A. 对宿主组织的溶解性破坏作用
    B. 破坏巨噬细胞
    C. 虫体增殖吸附并覆盖肠上皮阻碍营养吸收
    D. 侵袭并破坏红细胞
    E. 在肠上皮细胞内大量繁殖导致细胞破裂

8. 滴虫阴道炎的防治措施中，下列哪项与此无关（　　　）
    A. 治疗患者和带虫者　　　　B. 口服药物为甲硝唑　　C. 注意饮食卫生
    D. 注意个人卫生及经期卫生　E. 改进公共卫生设施

9. 布氏冈比亚锥虫与布氏罗得西亚锥虫寄生于人体的阶段是（　　　）
    A. 前鞭毛体期　　　　　　　B. 滋养体期　　　　　　C. 无鞭毛体期
    D. 裂殖体期　　　　　　　　E. 锥鞭毛体期

10. 布氏冈比亚锥虫与布氏罗得西亚锥虫对人最严重的损害是（　　　）
    A. 侵入消化系统引起肠炎
    B. 侵入循环系统引起溶血
    C. 侵入呼吸系统引起咯血　D. 侵入皮肤引起溃烂
    E. 侵入中枢神经系统引起脑膜脑炎

11. 人毛滴虫可寄生于（　　　）
    A. 口腔　　　　　　　　　　B. 肠道　　　　　　　　C. 泌尿系统
    D. 生殖系统　　　　　　　　E. 支气管

12. 包囊作为感染阶段的鞭毛虫是（　　　）
    A. 利什曼原虫　　　　　　　B. 布氏冈比亚锥虫　　　C. 蓝氏贾第鞭毛虫
    D. 脆弱双核阿米　　　　　　E. 人毛滴虫

13. 传播枯氏锥虫的昆虫媒介是（　　　）
    A. 蚤　　　　　　　　　　　B. 螫蝇　　　　　　　　C. 舌蝇
    D. 斑蝥　　　　　　　　　　E. 锥蝽

二、填空题

1. 鞭毛虫的运动细胞器主要是_____，供给能量的细胞器是_____。

2. 由于贾第虫病在旅游者中多见，故又称_____。

3. 蓝氏贾第鞭毛虫寄生在胆道系统，可能引起_____或_____。

4. 根据传染源不同，黑热病在流行病学上可分为_____、_____和_____三种类型。黑热病病原学诊断最有效的方法是_____。

5. 杜氏利什曼原虫完成生活史需要两个宿主，即_____和_____。

6. 阴道毛滴虫的致病阶段为_____。

7. 口腔毛滴虫为口腔_____，一般不_____，预防感染的主要方法是保持_____。

三、名词解释

1. 利杜体　2. 阴道的自净作用

四、问答题

1. 简述杜氏利什曼原虫造成人体全血细胞减少性贫血的原因。

2. 蓝氏贾第鞭毛虫感染可引起哪些症状？

3. 简述阴道毛滴虫的致病阶段、在人体的寄生部位和所致疾病。

参考答案

一、选择题

1. E　2. C　3. C　4. D　5. E　6. D　7. C　8. C
9. E　10. E　11. B　12. C　13. E

二、填空题

1. 鞭毛　动基体

2. 旅游者腹泻

3. 胆囊炎　胆管炎

4. 人源型　犬源型　自然疫源型　骨髓穿刺涂片法

5. 白蛉　人(或哺乳动物)

6. 滋养体

7. 共栖原虫　致病　口腔清洁

三、名词解释

1. 利杜体：又称无鞭毛体，寄生于人或哺乳类动物的单核巨噬细胞中，光镜下呈圆形或椭圆形，约为红细胞直径的1/2~1/3，通常经瑞氏染色或吉姆萨染色后可见细胞质染成淡蓝色，并可见红色的核和紫红色的动基体各一个，核大而圆，位于虫体的一侧，动基体小，呈杆状在核的对侧。

2 阴道的自净作用：在正常情况下，健康妇女的阴道环境因乳酸杆菌的作用而保持酸性(pH为3.8~4.4)，可抑制虫体和其他细菌生长繁殖，这称为阴道的自净作用。

四、问答题

1. 答：杜氏利什曼原虫可造成人体全血细胞减少性贫血，即各类血细胞都减少，贫血的原因有以下几点。

（1）脾大可引起脾功能亢进，血细胞在脾内大量被破坏，血液内红细胞、白细胞及血小板都减少。

（2）骨髓有感染的巨噬细胞浸润，影响骨髓的造血功能。

（3）免疫溶血　①患者的红细胞表面附有杜氏利什曼原虫的抗原；②虫体代谢产物中有1~2种抗原与人的红细胞抗原相同。因此机体针对杜氏利什曼原虫产生的抗体可与红细胞结合，在补体参与下溶解红细胞。

2. 答：人体感染蓝氏贾第鞭毛虫后，对于免疫力低的人可引起的症状主要为腹痛、腹泻、腹胀、呕吐、发热和厌食。典型的患者表现为以腹泻为主的吸收不良综合征，腹泻呈水样粪便，量大、恶臭、无脓血。儿童患者可由于腹泻引起贫血及营养不良，导致生长滞缓。若不及时治疗，多发展为慢性，表现为周期性稀便，反复发作，大便甚臭，病程可长达数年。当虫体寄生在胆道系统时，可能引起胆囊炎或胆管炎，如出现上腹疼痛、食欲缺乏、肝大以及脂肪代谢障碍等。

3. 答：阴道毛滴虫是寄生在人体阴道及泌尿道的鞭毛虫，主要引起滴虫阴道炎，是以性传播为主的一种传染病，全球性分布，人群感染较普遍。阴道毛滴虫生活史简单，仅有滋养体期。虫体以纵二分裂法繁殖，以吞噬和吞饮摄取食物。滋养体既是感染阶段，又是传播和致病阶段，通过直接或间接接触方式而传染。主要寄生在女性阴道，以阴道后穹隆多见，也可在尿道内发现，引起滴虫阴道炎和尿道炎；男性感染者一般寄生于尿道、前列腺，也可在睾丸、附睾或包皮下寄生，引起滴虫男性尿道炎和前列腺炎。

第十一章　孢子虫

📖 **学习目标**

1. 掌握 疟原虫的生活史及其各期虫体形态特征、致病机制、临床表现以及病原学检查；刚地弓形虫的生活史及其各期虫体形态特征、致病机制及实验诊断。

2. 熟悉 疟原虫的免疫学特点、流行及常用疟疾治疗药物；刚地弓形虫的防治原则。

3. 了解 疟原虫和刚地弓形虫的流行；隐孢子虫及其他孢子虫的基本知识。

📖 **内容精讲**

孢子虫属顶复门的孢子虫纲，均营寄生生活。生活史较复杂，具有无性的裂体增殖和有性的配子生殖两种生殖方式。这两种生殖方式可以在一个宿主或分别在两个不同宿主体内完成。

第一节　疟原虫

寄生于人体的疟原虫有五种：间日疟原虫（*Plasmodiumvivax*，*P.v*）、恶性疟原虫（*Plasmodium. falciparum*，*P.f*）、三日疟原虫（*Plasmodium. malariae*，*P.m*）、卵形疟原虫（*Plasmodium. ovale*，*P.o*）和诺氏疟原虫（*Plasmodium. knowlesi*，*P.k*）。其中以间日疟原虫和恶性疟原虫较为常见。疟原虫在人体的寄居部位为肝细胞和红细胞内，在红细胞内的寄生时期为主要致病阶段，引起的疾病叫疟疾。我国科学家屠呦呦因发现菁蒿素并应用于疟疾的治疗于2015年获诺贝尔生理学或医学奖。

一、形态

五种疟原虫在人体红细胞内期有各种不同的形态，掌握其在外周血红细胞内寄生阶段的形态（用吉姆萨染色），可为病原学诊断提供重要依据。

1. 间日疟原虫

（1）早期滋养体（环状体）　是疟原虫侵入红细胞发育的最早时期，虫体呈指环状，细胞质呈蓝色环形，细胞核呈红色点状，核较小，位于环的一侧，虫体占红细胞直径的1/3。所寄生红细胞的形态没有明显变化。

（2）晚期滋养体（大滋养体）　由环状体发育而来，细胞核变大，胞质增多，有伪足伸出，形状不规则，常含空泡，胞质中出现棕褐色疟色素。被寄生的红细胞胀大，颜色变浅，可见呈红色颗粒状的薛氏小点。

（3）裂殖体　晚期滋养体继续发育，疟色素增多，核开始分裂，细胞质逐渐变为椭圆形，空泡消失。受染的红细胞进一步胀大，颜色变浅，有薛氏小点，此时是未成熟裂殖体。核分裂完成，每个核由一部分胞质包裹，成为12～24个裂殖子，疟色素集中成团块，此时称为成熟裂殖体。

（4）配子体　红细胞内的疟原虫经过几次裂体增殖后，部分裂殖子侵入红细胞后发育为大、小配子体。配子体呈圆形或椭圆形，细胞质无空泡，内含均匀分布的疟色素。大配子体（又称雌配子体）胞质深蓝，细胞核小、致密，偏于一侧；小配子体（又称雄配子体）胞质浅蓝，细胞核大、疏松，位于中央。

2. 恶性疟原虫

（1）早期滋养体（环状体） 环纤细，约为红细胞直径的 1/5，核 1~2 个，1 个红细胞内常有 2 个以上的虫体寄生，虫体常位于红细胞的边缘，呈"鸟飞状"。

（2）晚期滋养体和裂殖体 集中在内脏毛细血管，一般不出现在外周血。

（3）配子体 雄配子体呈腊肠形，细胞质蓝而略带红色，核疏松、淡红色、位于虫体中央，疟色素分布在核周围；雌配子体呈月牙形，细胞质蓝色，核致密、深红色。

二、生活史

各种寄生人体的疟原虫生活史基本相似。包括在人体内及在蚊体内两个主要生活史过程。

1. 在人体内的生活史过程 包括红细胞外期和红细胞内期。

（1）红细胞外期

① 雌性按蚊刺吸人血时，子孢子随唾液进入人体，约 30min 后随血流侵入肝细胞。

② 在肝细胞内，子孢子→滋养体→裂体增殖→红细胞外期裂殖体→裂殖子→裂殖子小体以出芽方式从肝细胞内逸出→血窦，一部分裂殖子被巨噬细胞吞噬，一部分则侵入红细胞内发育。

③ 目前认为间日疟原虫和卵形疟原虫的子孢子有速发型和迟发型。速发型子孢子先完成红细胞外期裂体增殖，然后侵入红细胞，引起疟疾的发作；迟发型子孢子则经过一段休眠期后，才完成红细胞外期的裂体增殖，侵入红细胞，引起疟疾的复发。

（2）红细胞内期

① 基本过程：环状体→晚期滋养体→未成熟裂殖体→成熟裂殖体→裂殖子→健康红细胞，重复上述过程几次，部分裂殖子在红细胞内不再进行裂体增殖，而发育为配子体。

② 红细胞内期增殖周期：间日疟原虫和卵形疟原虫为 48h/代；三日疟原虫为 72h/代；恶性疟原虫为 36~48h/代。

2. 在蚊体内的生活史过程 包括配子生殖和孢子生殖。

（1）配子生殖 雌性按蚊刺吸疟疾患者血液，疟原虫随血入蚊胃，仅雌、雄配子体存活而其他各期疟原虫均被消化。雌、雄配子体在蚊胃内进一步发育形成雌、雄配子，雌、雄配子受精形成合子及动合子。

（2）孢子生殖 动合子穿过蚊的胃壁，形成卵囊后即开始孢子生殖，形成大量的子孢子。子孢子经血、淋巴集中于蚊唾液腺内，当雌蚊刺吸人血时，可随唾液进入人体。

3. 生活史要点

（1）感染阶段 子孢子、裂殖子（输血时）。

（2）感染途径与方式 蚊虫叮咬、输血或经胎盘。

（3）人体寄生部位 肝细胞、红细胞。

（4）致病阶段 红细胞内期疟原虫。

（5）两个宿主 人是中间宿主，蚊是终宿主。

（6）生殖方式 世代交替。

三、致病

致病与虫种、虫株毒力、虫体的数量及宿主免疫状态有关。

1. 潜伏期 间日疟原虫：11~25 天（短）/6~12 个月（长）；恶性疟原虫：7~27 天；三日疟原虫：18~35 天；卵形疟原虫：11~16 天。

2. 疟疾发作 疟疾的一次典型发作表现为寒战、高热和出汗退热三个连续阶段。周期性发作是疟疾典型症状之一。发作是由红细胞内期的裂体增殖所致。间日疟隔日发作一次，恶性疟起初隔日发作一次，以后每日发作或间歇期不规则。红细胞内期成熟裂殖体胀破红细胞后，大量的裂殖子、疟原虫代谢产物及红细胞碎片进入血液，其中部分被巨噬细胞、中性粒细胞吞噬刺激这些细胞产生内源性热原质，它与疟原虫的代谢产物共同作用于宿主下丘脑体温中枢，引起发热。

3. 疟疾的再燃和复发　疟疾初发停止后，患者无再感染，体内残存的红细胞内期疟原虫在一定条件下重新大量繁殖引起疟疾的再次发作，称为疟疾的再燃。疟疾初发停止后血内疟原虫已被消灭，而肝细胞内迟发型子孢子发育为红细胞外期的裂殖子，它们侵入红细胞引起临床症状的再次发作，称复发。恶性疟原虫和三日疟原虫都不引起复发，只有再燃；而间日疟原虫和卵形疟原虫则既有再燃，又有复发。

4. 贫血　疟疾发作数次后，可出现贫血。贫血的原因有：①疟原虫直接破坏红细胞；②脾功能亢进；③免疫病理的损害；④骨髓造血功能受抑制。

5. 脾大　主要原因是脾充血和单核-巨噬细胞的增生。

6. 凶险型疟疾　是常见的致死原因。发病特点为来势凶猛，病情险恶，病死率高。临床类型有脑型疟、超高热型、休克型等，其中以恶性疟引起的脑型疟最常见。

四、免疫

免疫机制复杂。天然免疫由宿主的遗传背景所决定，获得性免疫包括抗体（主要是 IgM）介导的体液免疫和细胞免疫；人类感染疟原虫可表现为带虫免疫和疟原虫的免疫逃避现象。

五、实验诊断

1. 病原学检查　外周血查见红细胞内期疟原虫可作为确诊依据。采用厚、薄血膜涂片法，吉姆萨或瑞氏染色，应在发作开始（恶性疟）或发作后数小时至 10h（间日疟、三日疟）采血。

2. 免疫学诊断　检测循环抗原、抗体。

3. 分子生物学诊断　PCR、核酸探针。

六、流行

疟疾分布在热带、亚热带和温带。传染源为外周血中带配子体；传播媒介为中华按蚊、嗜人按蚊。人群普遍易感。流行因素：与社会因素和自然因素（温度和雨量）有关。

七、防治

1. 预防　灭蚊、防蚊，预防性服药。

2. 治疗　药物是治疗疟疾的最主要手段。常用的药物有：①杀红细胞外期裂殖体及休眠子的抗复发药，如伯氨喹等；②杀红细胞内期裂殖体有抗临床发作药，如氯喹、青蒿素等。目前抗疟药的使用采用 WHO 推荐的青蒿素联合用药策略。

第二节　刚地弓形虫

刚地弓形虫（*Toxoplasma gondii* Nicolle & Manceaux，1908）是引起人兽共患的弓形虫病的病原体。宿主免疫功能低下时，可造成严重后果，属机会致病原虫。

一、形态

弓形虫发育过程有滋养体、包囊、裂殖体、配子体和卵囊等 5 个不同阶段。

1. 滋养体　假包囊中速殖子和包囊中缓殖子统称为滋养体。弓形或月牙形，长 4~7μm，核位于虫体中央。

2. 包囊　圆形或椭圆形，有包囊和假包囊之分。假包囊是由宿主细胞膜包绕的虫体集合体，含数个至 20 多个虫体（速殖子）；包囊有坚韧囊壁，含数个、数千个缓殖子，可不断增殖。

3. 裂殖体　仅在猫肠绒毛上皮细胞内出现。长椭圆形，内含裂殖子。

4. 配子体　仅在猫肠绒毛上皮细胞内出现。圆形，有雌雄之分。

5. 卵囊 仅在猫肠绒毛上皮细胞内出现。卵圆形，囊壁二层。成熟卵囊内含 2 个孢子囊，分别含有 4 个新月形的子孢子。

二、 生活史

刚地弓形虫生活史复杂，需要 2 个宿主。

1. 终宿主（猫和猫科动物）体内的发育 包括有性生殖期（肠内期发育）和无性生殖期（肠外期发育）。卵囊随粪便排出后，在适宜条件下发育为成熟卵囊。

2. 中间宿主（人和其他动物）体内的发育 寄生在有核细胞内，进行无性生殖。在免疫功能正常的宿主内形成包囊，为隐性感染；在免疫功能低下的宿主内形成假包囊，出现临床症状。

3. 在人体内的寄生部位 淋巴结、脑、眼、肌肉等。

4. 感染阶段 包囊、假包囊（动物肌肉中）；卵囊（猫粪中）。

5. 感染方式 垂直感染（经胎盘）及水平感染（经口、伤口、输血）。

6. 传播方式 虫体可在终宿主之间、中间宿主之间、终宿主与中间宿主之间传播。

三、 致病

1. 致病机制 弓形虫的致病作用与虫株毒力、宿主的免疫状态有关。弓形虫在组织细胞内增生与破坏，代谢产物引起变态反应。速殖子期是弓形虫的主要致病阶段，包囊内缓殖子是引起慢性感染的主要形式。

2. 临床表现

（1）先天性弓形虫病 通过母婴传播，表现为畸胎、死胎、脑积水、大脑钙化灶、视网膜脉络膜炎等。

（2）获得性弓形虫病 免疫力正常时多为隐性感染；免疫力低下时出现急性弓形虫病，可引起淋巴结炎、弓形虫脑炎、弓形虫眼病等。

四、 实验诊断

1. 病原学检查 组织穿刺物、体液涂片找虫体；动物或细胞培养法查虫体，有确诊意义。

2. 血清学检查 目前广泛应用的重要诊断参考依据如 DT、IHA、IFA 和 ELISA，可检测特异抗体和循环抗原。

3. 其他 近年来 PCR 和 DNA 探针技术已应用于检测弓形虫感染，更特异、更敏感，为重要辅助诊断手段。

五、 流行与防治

1. 流行 弓形虫呈世界性分布，人和多种哺乳动物都可感染，人群感染率为 25%～50%，多数属于隐性感染。

2. 预防 不食未煮熟肉类；接触家畜的工作人员严格遵守个人及食品卫生，防止与猫等接触；孕妇应作产前检查。

3. 治疗 磺胺嘧啶＋乙胺嘧啶为目前治疗本病最常用方法，孕妇应使用螺旋霉素治疗。

第三节　隐孢子虫

隐孢子虫（*Cryptosporidium* Tyzzer，1907）为体积微小的球虫类寄生虫，寄生于人和动物的主要为微小隐孢子虫，可引起腹泻，该虫是机会性致病寄生虫。

一、 形态

隐孢子虫发育过程有 4 种不同形态的阶段：滋养体、裂殖体、配子体和卵囊。卵囊为本虫的唯一感染阶段。呈圆形或椭圆形，成熟卵囊内含 4 个子孢子和由颗粒物组成的残留体，用改良抗酸染色可使卵囊呈玫瑰红色。

二、生活史要点

（1）生活史简单，整个发育过程不需转换宿主。

（2）生活史包括无性生殖（裂体增殖和孢子生殖）及有性生殖（配子生殖）两种方式，均在同一宿主体内完成。

（3）寄生在小肠上皮细胞膜与胞质间形成的纳虫空泡内，严重的可扩散到整个消化道。

（4）感染阶段为卵囊。卵囊有两种类型：薄壁卵囊（其内子孢子在肠腔中逸出，直接侵入肠上皮细胞，在宿主体内重复感染）和厚壁卵囊（随粪便排出，为感染阶段）。

（5）感染途径为经口感染。

三、致病

（1）隐孢子虫寄生在肠黏膜，引起肠黏膜上皮细胞受损，肠黏膜萎缩、变粗、脱落，影响营养和水分吸收，发生腹泻。

（2）临床症状的严重程度与机体免疫状态有关。

四、实验诊断

主要用粪便涂片、染色（用单克隆抗体做免疫荧光，或用金胺-酚染色法、改良抗酸染色法）检查卵囊。

五、流行与防治

1. 流行　隐孢子虫呈世界性分布，人畜共患。WHO 将隐孢子虫感染作为艾滋病患者的一项怀疑指标。

2. 防治原则　注意个人饮食卫生，提倡喝开水；避免与患者、病畜接触。

3. 治疗　尚无理想有效抗虫药物，可用螺旋霉素、巴龙霉素、阿奇霉素、红霉素等。防止脱水、纠正电解质紊乱。硝唑尼特可以用于治疗婴儿隐孢子虫感染。

第四节　其他孢子虫

一、肉孢子虫

该虫主要寄生于草食动物。寄生于人体的肉孢子虫有 3 种：猪人肉孢子虫（中间宿主为猪）、人肉孢子虫（中间宿主为牛）和林氏肉孢子虫（中间宿主为人，终宿主不确定）。

（1）肉孢子虫生活史有卵囊和肉孢子囊 2 个时期。

（2）肉孢子虫的生活史为双宿主型　①中间宿主体内发育：食入被终宿主粪便中卵囊污染的食物或饮水后，子孢子在小肠逸出，穿过肠壁进入血流，在血管内皮细胞进行裂体增殖，产生的裂殖子侵入肌肉组织，发育为肉孢子囊。②终宿主体内发育：食入中间宿主肌肉中的肉孢子囊后，缓殖子侵入小肠固有层，进行配子生殖，形成卵囊。

（3）侵入途径　主要是经口食入含有肉孢子囊的猪肉、牛肉而引起。

（4）致病　人感染肉孢子虫的主要症状有食欲缺乏、恶心、腹痛和腹泻等消化系统症状。

（5）诊断　从粪便中检查出卵囊或肉孢子囊；从肌肉组织中检查出肉孢子虫囊为诊断依据。

（6）防治　改变不良的饮食习惯（不食生的或未煮熟的猪肉、牛肉）是预防本病的关键。目前尚无特效药治疗，磺胺嘧啶、复方磺胺甲噁唑和吡喹酮有一定的疗效。

二、贝氏囊等孢球虫

贝氏囊等孢球虫为寄生于人体的一种肠道寄生虫，与贝氏等孢球虫是同物异名。

贝氏囊等孢球虫寄生在小肠上皮细胞，进行裂体增殖和配子生殖，形成卵囊，随粪便排出体外。贝氏囊等孢球虫破坏肠黏膜，引起持续性或脂肪性腹泻等消化系统症状，免疫功能低下者感染率高。用粪便检查卵囊为主要病原学诊断方法，必要时可做十二指肠活检，检查各发育时期的虫体。注意饮食卫生是预防本虫的关键。治疗用药有乙胺嘧啶和磺胺嘧啶。

三、 微孢子虫

微孢子虫以往认为是一种寄生在昆虫、哺乳动物中的寄生虫，近年来认识到它具有感染人的能力，引起微孢子虫病。成熟孢子为卵圆形，其大小因虫种而异。消化道微孢子虫感染是由于成熟孢子被吞入后侵入肠壁细胞所致。其他部位的感染则是微孢子虫经消化道进入人体后，通过血循环而到达不同部位，如肝、肾、脑、肌肉等。微孢子虫所致典型特异性病变为局灶性肉芽肿、脉管炎及脉管周围炎。消化道微孢子虫感染好发部位为空肠，其次为十二指肠远端。该病患者多无特异性症状和体征，但在 HIV 感染者或艾滋病患者常出现症状，是引起 HIV 感染者或艾滋病患者腹泻的重要病原体。电镜检查病原体是目前最可靠的诊断方法，利用染色的活组织印片、涂片或切片光镜检查，也具有诊断价值。此病尚无比较满意的治疗方法，目前常用的药物有阿苯达唑和烟曲霉素等。

四、 人芽囊原虫

人芽囊原虫是一种寄生在人与动物肠道中的原虫。感染呈世界性分布，主要分布于热带地区和发展中国家。该虫形态多变、大小悬殊，体外培养有空泡型、颗粒型、阿米巴型和复分裂型 4 种类型虫体，粪便中常见为空泡型。人芽囊原虫生活史和致病机制尚不完全清楚，临床表现轻重不一，多数表现为带虫者，重者可有腹痛、腹泻等消化道症状。常用的检查方法有生理盐水涂片法、碘液染色法和改良酸醚离心沉淀法等。无特异性预防，治疗可用甲硝唑等。

五、 巴贝虫

巴贝虫主要寄生于哺乳动物和鸟类等脊椎动物的红细胞内，引起红细胞破坏溶解。该虫感染人体可引起巴贝虫病，巴贝虫病是一种由蜱传播的人兽寄生虫病。巴贝虫在红细胞内形态多样，可呈逗点状、阿米巴状等，其生活史学未完全明了，包括在媒介蜱体内的有性生殖和哺乳动物红细胞内的无性生殖。典型临床表现有寒战、发热、大汗、头痛、肌肉和关节疼痛、贫血和脾大等症状，严重者有贫血、黄疸、蛋白尿、血尿及肾功能障碍等。常用末梢血涂片染色查虫体诊断。目前常用治疗药物有克林霉素和奎宁。

➤➤ 同步练习 ➤➤

一、选择题

1. 疟原虫进入蚊体内能继续发育的时期是（　　　）
   - A. 子孢子
   - B. 环状体
   - C. 晚期滋养体
   - D. 裂殖体
   - E. 雄配子体

2. 疟色素的产生来自（　　　）
   - A. 疟原虫细胞核
   - B. 疟原虫细胞质
   - C. 红细胞膜
   - D. 患者血清
   - E. 红细胞中的血红蛋白

3. 疟原虫生活史是（　　　）
   - A. 蚊唾腺—人肝细胞—人红细胞—蚊胃—蚊唾腺
   - B. 蚊唾腺—蚊胃—人肝细胞—人红细胞—蚊唾腺
   - C. 人肝细胞—蚊胃—蚊唾腺—人红细胞—蚊唾腺
   - D. 人红细胞—人肝细胞—蚊唾腺—蚊胃—蚊唾腺

     E. 人肝细胞—人红细胞—蚊唾腺—蚊胃—蚊唾腺

4. 因输血不当，疟原虫被输入健康人体内，其结果为（　　）

     A. 不会造成疟原虫感染

     B. 可能感染疟原虫，仅呈带虫状态

     C. 疟原虫在肝细胞中休眠

     D. 可能呈带虫状态或疟疾发作

     E. 疟原虫进入肝细胞迅速发育

5. 间日疟患者血涂片经吉姆萨或瑞氏染色后，下列哪项描述是不正确的（　　）

     A. 疟原虫细胞核染成红色或紫色

     B. 疟原虫细胞质染成蓝色

     C. 红细胞胞质内疟色素染成棕褐色

     D. 受染红细胞颜色变浅

     E. 受染红细胞肿大并出现浅红色小点

6. 下列哪种物质不是疟疾发作的致病因素（　　）

     A. 裂殖子　　　　　　　　　　B. 红细胞　　　　　　　　　　C. 疟原虫代谢产物

     D. 变性血红蛋白　　　　　　　E. 疟色素

7. 在一个红细胞内，哪种疟原虫最常见多个环状体（　　）

     A. 恶性疟原虫　　　　　　　　B. 间日疟原虫　　　　　　　　C. 三日疟原虫

     D. 卵形疟原虫

     E. 三日疟原虫和恶性疟原虫

8. 疟疾患者可产生（　　）

     A. 伴随免疫　　　　　　　　　B. 带虫免疫　　　　　　　　　C. 终身免疫

     D. 先天性免疫　　　　　　　　E. 以上都不是

9. 疟原虫在人体内的发育包括（　　）

     A. 红细胞外期　　　　　　　　B. 红细胞内期　　　　　　　　C. 配子体形成

     D. 子孢子形成　　　　　　　　E. A＋B＋C

10. 间日疟原虫完成一代红细胞内裂体增殖周期所需时间为（　　）

     A. 48h　　　　　　　　　　　 B. 36～48h　　　　　　　　　 C. 72h

     D. 24～36h　　　　　　　　　 E. 24h

11. 刚地弓形虫寄生在人体的阶段有（　　）

     A. 仅有滋养体　　　　　　　　B. 裂殖体　　　　　　　　　　C. 仅有包囊

     D. 仅有假包囊　　　　　　　　E. 滋养体、包囊、假包囊

12. 刚地弓形虫的终宿主是（　　）

     A. 猫科动物　　　　　　　　　B. 食草动物　　　　　　　　　C. 啮齿类动物

     D. 人　　　　　　　　　　　　E. 爬行动物

13. 刚地弓形虫的感染阶段有（　　）

     A. 卵囊　　　　　　　　　　　B. 假包囊　　　　　　　　　　C. 包囊

     D. 滋养体　　　　　　　　　　E. 以上都是

14. 人仅作为中间宿主的原虫是（　　）

     A. 刚地弓形虫　　　　　　　　B. 卡氏肺孢子虫　　　　　　　C. 隐孢子虫

     D. 结肠小袋纤毛虫　　　　　　E. 以上都不是

15. 刚地弓形虫在中间宿主之间、中间宿主与终宿主之间相互传播的主要发育阶段（　　）

     A. 滋养体　　　　　　　　　　B. 包囊　　　　　　　　　　　C. 裂殖体

    D. 配子体   E. 卵囊

16. 隐孢子虫在人体的主要寄生部位是（　　　）

    A. 肝   B. 肺   C. 脑

    D. 小肠   E. 血液

17. 隐孢子虫感染者的病原学诊断为（　　　）

    A. 粪便中查卵囊   B. 粪便中查滋养体   C. 粪便中查合子

    D. 粪便中查配子体   E. 粪便中查裂殖体

18. 隐孢子虫感染阶段与侵入途径是（　　　）

    A. 滋养体，经口   B. 卵囊，经口   C. 裂殖体，经飞沫

    D. 卵囊，经飞沫   E. 裂殖体，经口

19. 隐孢子虫卵囊经改良抗酸染色后卵囊呈（　　　）

    A. 蓝绿色   B. 黄色   C. 不着色

    D. 玫瑰红色   E. 黑色

20. 猪肉孢子虫和人肉孢子虫寄生在人、猪的部位是（　　　）

    A. 肌肉   B. 肠壁组织   C. 肝

    D. 血液   E. 淋巴液

二、填空题

1. 间日疟原虫子孢子存在遗传性不同的两种类型，即_____和_____。

2. 凶险型疟疾多见于_____疟原虫感染，_____疟原虫感染患者偶见。

3. 间日疟原虫在蚊胃腔的发育时期是_____，在蚊胃壁的发育时期是_____，在蚊涎腺内的发育时期是_____。

4. Duffy血型阴性基因型者对_____有天然抵抗力，镰状细胞贫血患者或红细胞内缺乏葡萄糖-6-磷酸脱氢酶（G6PD）对_____有抵抗力。

5. 疟原虫寄生于人体的_____细胞及_____细胞内，刚地弓形虫寄生于人体的_____细胞内。

6. 弓形虫在_____细胞内增殖可形成假包囊，在各器官组织细胞内缓慢增殖可形成_____。

7. 隐孢子虫生活史中_____、_____、和_____三个生殖阶段均在同一宿主的_____细胞表面完成。

三、问答题

1. 简述疟原虫的生活史特点。

2. 疟疾的发作、再燃、复发各是怎样引起的？

3. 试述疟疾贫血的发生机制。

4. 为什么疟疾会出现周期性发作？

5. 疟疾的病原学诊断方法有哪些？简述其优缺点。

6. 简述疟疾的临床发作和复发与疟原虫生活史的关系。

7. 刚地弓形虫感染广泛流行的原因是什么？人感染弓形虫的方式和途径有哪些？

8. 为什么弓形虫感染多为隐性感染？转为急性弓形虫病的条件有哪些？

9. 隐孢子虫为什么能引起宿主（人）腹泻？

参考答案

一、选择题

1. E　2. E　3. A　4. D　5. A　6. B　7. A　8. B

9. E　10. A　11. E　12. A　13. E　14. A　15. E
16. D17. A　18. B　19. D　20. A

二、填空题

1. 迟发型子孢子　速发型子孢子
2. 恶性　间日
3. 合子及动合子　卵囊　子孢子
4. 间日疟原虫　恶性疟原虫
5. 肝　红　有核
6. 有核细胞　包囊
7. 裂体增殖　配子生殖　孢子生殖　消化道上皮

三、问答题

1. 答：①完成生活史需要两个宿主(按蚊、人)，经世代交替。 ②在按蚊体内进行有性生殖(配子生殖)及无性生殖(孢子生殖)；孢子生殖产生子孢子，子孢子有速发型和迟发型两种类型，前者与疟疾的临床发作和复发有关，后者与疟疾的再燃有关。 ③在人体内先后入肝细胞(红细胞外期)和红细胞(红细胞内期)进行裂体增殖。 ④人体感染主要是由某种按蚊叮咬，子孢子经皮肤感染，红细胞内期患者可经输血或胎盘传播。

2. 答：疟疾发作的原因是红细胞内期疟原虫裂殖子胀破红细胞，裂殖子和疟原虫的代谢产物、残余和变性的血红蛋白以及红细胞碎片等一并进入血流；其中相当一部分可被多形核白细胞及单核吞噬细胞系统的细胞吞食，刺激这些细胞产生内源性热原质，与疟原虫代谢产物共同作用于下丘脑的体温调节中枢引起发热。 典型的疟疾发作表现为周期性的寒战、高热和出汗退热三个连续阶段。

再燃与复发：急性疟疾患者在疟疾发作停止后，如体内仍有少量残存的红细胞内期疟原虫，在一定条件下又大量增殖，经过数周或年余，在无再感染的情况下，又可出现疟疾发作临床症状，称为再燃。 疟疾初发后，红细胞内期疟原虫已被消灭，未经蚊媒传播感染，但经过一段时间的潜隐期，又出现疟疾发作，称为复发，与肝细胞内迟发型子孢子有关。

3. 答：贫血的原因除了疟原虫直接破坏红细胞外，还与下列因素有关：①脾功能亢进，吞噬大量正常的红细胞。 ②免疫病理的损害。 疟原虫寄生于红细胞，使红细胞隐蔽抗原暴露，刺激机体产生自身抗体，导致红细胞的破坏。 此外宿主产生特异抗体后，容易形成抗原抗体复合物，附着在红细胞上的免疫复合物可与补体结合，使红细胞膜发生显著变化而具有自身免疫原性，并引起红细胞溶解或被吞噬细胞吞噬。 疟疾患者的贫血程度常超过疟原虫直接破坏红细胞的程度。 ③骨髓造血功能受到抑制。

4. 答：红细胞内期成熟裂殖体胀破寄生的红细胞，逸出的部分裂殖子迅速侵入新的红细胞，继续进行裂体增殖，经环状体、大滋养体发育为成熟的裂体增殖，再胀破寄生的红细胞，引起发作，如此循环，形成典型的周期性发作。 疟疾发作周期与疟原虫红细胞内裂体增殖所需时间一致。 间日疟原虫和卵形疟原虫红细胞内裂体增殖周期为48h，故间日疟和卵形疟隔日发作一次；三日疟原虫为72h，隔二日发作一次；恶性疟为36～48h发作一次。

5. 答：疟疾的病原学诊断方法有薄血膜和厚血膜涂片。 经吉姆萨或瑞氏染色，显微镜检查疟原虫。 或经荧光染色法，用荧光显微镜检查疟原虫。 在间日疟、三日疟和卵形疟患者血涂片上可查见环状体、大滋养体、裂殖体和配子体，而在恶性疟患者主要检查环状体和配子体。

厚、薄血膜涂片的优缺点：在薄血膜涂片上，染色后疟原虫清晰，形态完整，容易辨认疟原虫的种类和各发育阶段的形态特征。 但由于血膜薄，虫数较少，容易漏诊。 厚血膜涂片在染色过程中，红细胞被溶解，疟原虫皱缩变形，致使疟原虫形态不典型，鉴别有困难，但由于血膜厚，原虫较集中，可提高检出率。

6. 答：（1）临床发作与生活史的关系 ①红细胞内期成熟裂殖体胀破被寄生的红细胞，逸出的部分裂殖子迅速侵入新的红细胞，继续进行裂体增殖，经环状体、大滋养体、裂殖体，再胀破红细胞，引起发作，如此循环，形成典型的周期性发作。 ②疟原虫发作周期与在疟原虫红细胞内的裂体增殖所需时间一致，间日疟原虫和卵形疟原虫红细胞内裂体增殖周期为48h，故隔日发作一次；三日疟原虫为72h，三日发作一次；恶性疟为36～48h发作一次。

（2）复发与疟原虫生活史的关系 ①间日疟原虫和卵形疟原虫的子孢子在遗传学上分为速发型和迟发型。 ②迟发型子孢子侵入肝细胞后需经过数月或1年左右的休眠后方可进行红细胞外期裂体增殖，引起疟疾的临床发作。

7. 答：（1）广泛流行的原因 ①刚地弓形虫对宿主选择性不强，中间宿主广泛，人和动物都能感染，能引起人兽共患寄生虫病。 ②生活史中含多个感染阶段(卵囊、包囊、假包囊)。 ③刚地弓形虫可在终宿主之间、中间宿主之间以及中间宿主和终宿主之间传播。 ④包囊、卵囊对外界抵抗力强，在中间宿主的组织内存活时间长。 ⑤卵囊排放量大，对外界环境污染重。 ⑥感染方式简单，主要经口感染。

（2）感染途径和感染方式 ①先天性感染：速殖子经胎盘感染。 ②误食被卵囊污染的水源和食物。 ③经口食入未煮熟的被包囊和假包囊污染的肉类。 ④含滋养体的血液经输血感染或含包囊的组织经器官移植感染。 ⑤接触含滋养体的感染动物血液或脏器，经破损的皮肤、黏膜感染。 ⑥节肢动物携带卵囊传播，经口感染。

8. 答：人是刚地弓形虫的中间宿主，对刚地弓形虫普遍易感，但弓形虫是机会性致病寄生虫，所以免疫功能正常者大多无明显症状，不致病，为隐性感染。 转为急性弓形虫病的条件有先天性免疫功能缺陷或后天性免疫功能缺陷，如艾滋病、长期使用激素或免疫抑制剂导致免疫功能低下等。

9. 答：隐孢子虫引起腹泻的原因：隐孢子虫主要寄生于肠黏膜，使肠绒毛萎缩、变短、变粗，或融合、移位和脱落，由于虫体的寄生而破坏了肠绒毛的正常功能，影响消化吸收而出现腹泻。 另外，由于肠黏膜表面积缩小，多种黏膜酶减少，可能也起重要作用。

免疫功能正常感染者主要表现为急性水样腹泻，一般无脓血。 免疫功能受损者感染本虫时，症状明显，病情重，以持续性霍乱样水泻最为常见，日排便数次或数十次。

第十二章　纤毛虫

 学习目标

本章为了解内容，主要了解结肠小袋纤毛虫的形态、生活史及防治。

内容精讲

纤毛虫属纤毛虫门动基裂纲，其最显著的特征是大多数纤毛虫在生活史的各个阶段都有纤毛，是以纤毛作为运动细胞器。与医学有关的仅有结肠小袋纤毛虫。

结肠小袋纤毛虫是人体最大的寄生原虫。生活史中有滋养体和包囊两个阶段。滋养体呈椭圆形，无色透明或淡灰略带绿色，全身披有纤毛，可借纤毛的摆动迅速旋转前进。包囊圆形，淡黄或淡绿色，囊壁厚而透明，染色后可见胞核。包囊随污染的食物、饮水经口感染宿主，在胃肠道脱囊逸出滋养体。滋养体在结肠内以淀粉颗粒、细菌和细胞为食，以横二分裂法增殖，还可侵犯肠壁。在繁殖过程中部分滋养体变圆，并分泌囊壁形成包囊，包囊随粪便排出体外。结肠小袋纤毛虫寄生于人的结肠中，可侵犯宿主的肠壁组织引起结肠小袋纤毛虫病，其病理变化颇似阿米巴痢疾。急性患者可有腹痛、腹泻、黏液血便伴里急后重等症状。本病主要流行于热带和亚热带地区，猪是重要的保虫宿主。结肠小袋纤毛虫病的防治原则与溶组织内阿米巴相同，可用甲硝唑或黄连素等治疗。

同步练习

填空题

1. 结肠小袋纤毛虫感染阶段和侵入途径分别是_____和_____。
2. 结肠小袋纤毛虫感染者粪便检查时，可发现_____和_____。
3. 结肠小袋纤毛虫滋养体借_____和分泌的_____侵入肠壁。

参考答案

填空题

  1. 包囊　经口

2. 滋养体　包囊
3. 机械作用　透明质酸酶作用

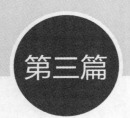

第三篇

医学蠕虫学

第十三章　吸虫

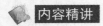

学习目标

1. 掌握　常见人体寄生吸虫（华支睾吸虫、 布氏姜片吸虫、 卫氏并殖吸虫和日本血吸虫） 形态、 生活史特点、 致病与防治。
2. 熟悉　常见人体寄生吸虫的实验诊断、 流行因素。
3. 了解　吸虫的一般形态结构、 生活史特点。

内容精讲

第一节　概论

吸虫 （trematoda） 属扁形动物门的吸虫纲。在人体中寄生的吸虫均隶属于复殖目，称为复殖吸虫。

一、 吸虫的形态特点

①虫体两侧对称，背腹扁平，呈叶状或长舌状；②无体腔；③固着器官：吸盘；④消化系统不完整；⑤雌雄同体：血吸虫例外。

二、 生活史的特点

复杂。①虫卵须入水才能发育；②需二个以上的宿主，其中第一中间宿主为淡水螺类，终宿主大多为脊椎动物和人；③多个虫期，在幼虫期进行无性增殖，有世代交替现象；④属生物源性蠕虫；⑤保虫宿主广泛。

第二节　华支睾吸虫

华支睾吸虫 （*Clonorchis sinensis*） 又称肝吸虫。成虫寄生于人体的肝胆管内，可引起华支睾吸虫病（肝吸虫病）。

一、 形态

1. 成虫　体形狭长，背腹扁平，前端稍窄，后端钝圆，状似葵花子，体表无棘，大小一般为 （10～25） mm× （3～5） mm。口吸盘稍大于腹吸盘。肠支分两支，延伸到虫体后端。生殖系统中受精囊和劳氏管明显，睾丸分支状，在虫体后 1/3 处，前后排列。

2. 虫卵　大小为（27～35）$\mu m \times$（12～20）μm，低倍镜下似芝麻，淡黄褐色。卵壳中等厚，卵一端较窄且有盖，卵盖周围形成肩峰，另端有小疣状突起，内含毛蚴。

二、 生活史

华支睾吸虫的成虫寄生于人体肝胆管内，并产出虫卵。

虫卵随粪便排出体外，进入水中，被淡水螺（第一中间宿主）吞食。在螺体内，毛蚴从卵内孵出，经胞蚴、雷蚴、尾蚴的发育，释放出大量尾蚴，进入第二中间宿主鱼、虾的体内。发育成囊蚴。人经口食入而感染。

生活史要点：①生活史复杂，第一中间宿主为淡水螺、第二中间宿主为淡水鱼或虾；②成虫的寄生部位为宿主的肝胆管，感染期为囊蚴；③感染途径与方式：经口感染；④幼虫经体内移行才能达寄生部位。

三、 致病

主要致病阶段为成虫。轻度感染可无任何症状，重度感染时可导致患者的肝受损，病变主要发生在肝的次级胆管。

1. 致病机制

（1）虫体的分泌物、代谢产物和机械刺激等诱发超敏反应，引起胆管内膜和胆管周围的炎症，导致胆管局限性扩张和胆管上皮增生，继之管腔狭窄、阻塞，胆汁流出受阻，导致胆管炎、胆囊炎和阻塞性黄疸。

（2）胆汁流出不畅易合并细菌感染，导致胆管炎、胆囊炎。

（3）虫体碎片、虫卵、胆管上皮脱落细胞可作为胆石的核心，引起胆结石。

（4）晚期可因纤维组织增生导致肝硬化。

（5）肝吸虫的感染引起胆管上皮细胞增生可能导致癌变。

2. 临床表现　以消化道症状为主，如乏力、上腹部不适、纳差、厌油、腹痛、腹泻等，有肝大。

（1）轻度感染者无明显症状。

（2）重度感染者除消化道症状外，可发生肝硬化，有肝功能损害和门静脉高压的表现，甚至因肝昏迷、消化道大出血而死亡；在少数患者可致侏儒症。

四、 实验诊断

1. 病原学方法　粪便中检出虫卵即可确诊，其中醛醚离心沉淀法（沉淀集卵法）为最适合的方法。也可用改良加藤厚涂片法。直接涂片法检出率低，不常用。另外，十二指肠引流胆汁检查虫卵的阳性率较高。

2. 免疫学方法　方法多，ELISA 较常用。

五、 流行与防治

本病流行于亚洲各国，我国以台湾、广东和广西壮族自治区感染率最高。流行的三个环节为：传染源、传播途径和易感人群。

防治原则：①治疗患者和感染者，首选药物为吡喹酮；②加强粪便管理；③做好宣传教育，不吃生鱼、虾。

第三节　布氏姜片吸虫

布氏姜片吸虫（*Fasciolopsis buski*）简称姜片虫，是寄生于人体小肠中的大型吸虫，可致姜片虫病。

一、 形态

1. 成虫 长椭圆形，背腹扁平，姜片状，活体为肉红色，长 20～75mm，宽 8～20mm，厚为 0.5～3mm。腹吸盘呈漏斗状，较口吸盘大 4～5 倍。肠支分两支。睾丸 2 个，高度分支，前后排列。

2. 虫卵 大小为 （130～140）μm×（80～85）μm，呈椭圆形，淡黄色。卵壳薄，均匀，卵盖较小不明显，内含卵细胞 1 个，卵黄细胞 20～40 个。

二、 生活史

成虫寄生在终宿主小肠上段。虫卵随粪便排出，在水中孵出毛蚴，主动侵入中间宿主扁卷螺体内，先后形成胞蚴、母雷蚴、子雷蚴与尾蚴，尾蚴从螺体逸出，在水生植物或其他物体的表面形成囊蚴。人或猪生食含有囊蚴的水生植物而感染。在终宿主上消化道内，附着于十二指肠和空肠上段的黏膜上吸取营养，经 1～3 个月发育为成虫。

生活史要点：①寄生部位：成虫寄生于宿主的小肠；②中间宿主：扁卷螺；③传播媒介：水生植物，如茭白、菱角和荸荠等；④保虫宿主：猪；⑤感染阶段：囊蚴；⑥感染途径与方式：经口感染，因生食含活囊蚴的水生植物而感染；⑦成虫寿命：最长可达 4 年半。

三、 致病

姜片虫成虫的致病作用包括机械性损伤及虫体代谢产物引起的超敏反应。

① 虫体吸盘发达，吸附力强，可造成肠黏膜机械性损伤。

② 肠黏膜病变，如炎症、出血、水肿、坏死、溃疡等。

③ 消化道症状，如腹痛和腹泻、营养不良、消化功能紊乱、腹泻与便秘交替出现。

④ 偶有肠梗阻。

四、 实验诊断

粪便直接涂片法找虫卵，因虫卵大，产卵量大，故检出率高，易诊断；改良加藤法可作定性检查。免疫学方法可作为辅助诊断。

五、 流行与防治

姜片虫病是人、猪共患的寄生虫病，流行于亚洲的一些国家。防治措施包括不喝生水、不生食水生植物、加强粪便管理。治疗药物首选吡喹酮。

第四节　肝片形吸虫

肝片形吸虫 （*Fasciola hepatica*） 是一种寄生在牛、羊和其他哺乳动物胆管内的常见寄生虫。人亦可感染。

一、 形态与生活史

肝片形吸虫与姜片虫在成虫、虫卵的形态及生活史方面都十分相似。不同之处：①成虫寄生在牛、羊及其他草食动物和人的肝脏胆管内；②中间宿主为椎实螺类。

二、 致病

病理变化的程度主要与穿过小肠壁和侵入肝胆管的虫数有关。童虫在体内移行可引起组织损伤性的炎症性改变。成虫进入胆管后可能引起阻塞性黄疸。另外，肝片形吸虫还可引起异位寄生，以皮下组织较为多见。

三、 实验诊断

粪便或十二指肠引流液沉淀检查发现虫卵为确诊肝片形吸虫病的依据。

四、 流行与防治

肝片形吸虫病呈世界性分布。预防人体感染主要是注意饮食卫生，勿生食水生植物或饮生水。治疗药物可用三氯苯达唑、碘醚柳胺等。

第五节　并殖吸虫

并殖吸虫（Paragonimus）的成虫主要寄生于宿主的肺内，故又称肺吸虫（lung fluke）。并殖吸虫以寄生人体吸虫中种类繁多、致病性最复杂为特征。在我国，重要的虫种有卫氏并殖吸虫和斯氏并殖吸虫两种。

一、 卫氏并殖吸虫

1. 形态

（1）成虫　虫体肥厚，背凸腹平，静止时外形椭圆。活体呈暗红色，大小（7～12）mm×（4～6）mm×（2～4）mm。口吸盘和腹吸盘大小相近。子宫与卵巢左右并列；一对睾丸分支如指状，左右并列。

（2）虫卵　金黄色，椭圆形，左右多不对称，大小（80～118）μm×（48～60）μm。前端较宽，有扁平卵盖（大，常略倾斜），后端稍窄。卵壳厚薄不均，后端增厚明显。内含十多个卵黄细胞，一个卵细胞常位于正中央。

2. 生活史　卫氏并殖吸虫成虫寄生于肺，虫卵随痰或粪便排出，入水后发育为毛蚴、侵入川卷螺，在其体内发育并进行无性生殖，经胞蚴、母雷蚴、子雷蚴发育为尾蚴，再逸出螺体入水，侵入溪蟹、蝲蛄，形成囊蚴，终宿主因食入含有活囊蚴的溪蟹、蝲蛄而感染；囊蚴在其小肠脱囊形成后尾蚴；再穿过肠壁进入腹腔，穿过膈肌进入胸腔而入肺，发育为成虫。

生活史要点：①终宿主：人和多种肉食哺乳动物（犬、猫、虎、豹等）；②转续宿主：野猪、猪、兔、鼠、蛙、鸟等；③第一中间宿主为川卷螺；第二中间宿主为溪蟹、蝲蛄；④成虫寄生部位：肺（形成囊肿）；⑤感染阶段：囊蚴；⑥感染方式：经口感染。

3. 致病　肺吸虫病主要是童虫或成虫在人体组织与器官内移行、窜扰造成的机械性损伤，及其代谢物引起的免疫病理反应。急性期为童虫移行，游窜引起，可于感染后第 2 天即出现症状，全身症状可轻可重。慢性期童虫进入肺引起病变。病变以在器官或组织内形成互相沟通的多房性小囊肿为特点。

（1）根据病变过程分　急性期和慢性期。

（2）根据病理变化的发展过程分　脓肿期、囊肿期、纤维瘢痕期。

（3）根据侵犯部位与临床表现分

① 胸肺型：以咳嗽、胸痛、咳果酱样或铁锈色痰为主。

② 腹型：可以导致腹痛、腹泻、大便带血、腹腔炎症、腹膜炎，可以引起肝损害。

③ 皮下包块型：可以导致游走性皮下结节，好发于腹壁、胸背、头颈等。

④ 脑脊髓型：可以导致头痛、癫痫、瘫痪等。

⑤ 亚临床型：无明显损害，免疫检查阳性。

⑥ 其他型：可以导致其他部位病变。

4. 实验诊断　粪便或痰液检出虫卵即可确诊；皮下结节手术摘除后活组织镜检；免疫学诊断中 ELISA 较常用。

二、 斯氏并殖吸虫

1. 形态

（1）成虫　虫体狭长，两端较尖，大小（11.0～18.5）mm×（3.5～6.0）mm。腹吸盘在体前 1/3 处，大于口吸盘。

（2）虫卵　椭圆形，大多左右不对称，卵壳厚薄不均匀。虫卵结构和卫氏并殖吸虫相似。

2. 生活史

①终宿主：猫科、犬科、灵猫科等动物，如果子狸、猫、犬等；②第一中间宿主为圆口螺科的小型及微型螺，第二中间宿主为溪蟹和石蟹；③人是非适宜宿主，在人体内一般不能发育为成虫；④转续宿主：蛙、鸟、鸡等。

3. 致病　本虫是人兽共患、以兽为主的致病虫种。侵入人体的虫体大多仍处于童虫状态，到处游窜，引起幼虫移行症。①皮肤幼虫移行症：占大多数，主要表现为游走性皮下包块和结节，常见于腹部、胸部、腰背部等；②内脏幼虫移行症：占少数，因侵犯的器官不同而出现不同的损害及表现。

4. 实验诊断　皮下结节出现时，活组织检查是最可靠的诊断方法。免疫学检查为最常用检查方法。

三、 流行与防治

卫氏并殖吸虫在世界上的分布以亚洲地区为最多，并以中国为主。最有效的预防措施是不生食或半生食溪蟹、蝲蛄，不饮生水。常用治疗药物是吡喹酮。斯氏并殖吸虫目前只在我国被发现，国外尚未见报道，其流行与防治原则与卫氏并殖吸虫相似。

第六节　裂体吸虫（血吸虫）

裂体吸虫（*Schistosome*）成虫寄生于哺乳动物（包括人）的静脉血管内，亦称血吸虫或住血吸虫。寄生人体的血吸虫主要有 6 种，在我国流行的是日本血吸虫病。

一、 形态

1. 成虫　雌雄异体，雌雄虫体呈合抱状态。

（1）雄虫　乳白色，长 12～20mm，宽 0.5～0.55mm，虫体短粗、背腹扁平，自腹吸盘以下虫体形成抱雌沟，睾丸多为 7 个，呈卵圆形，串珠样排列。

（2）雌虫　褐色，长 12～28mm，宽 0.1～0.3mm，虫体细长，前细后粗，长椭圆形的卵巢1 个，位于虫体中部，子宫位于虫体前端，开口于腹吸盘下方的生殖孔。

2. 虫卵　椭圆形，平均 $89\mu m \times 67\mu m$，淡黄色，卵壳厚薄均匀，无卵盖，卵壳一侧有小棘，表面常附有宿主组织残留物。卵壳内含毛蚴，油滴状的毛蚴分泌物（可溶性虫卵抗原）位于毛蚴和卵壳间。

3. 毛蚴　游动时呈长椭圆形，静止后呈梨形，周身被有纤毛，平均大小为 $99\mu m \times 35\mu m$。前端有 1 顶突。

4. 尾蚴　属叉尾型，长约 $280\sim360\mu m$，分体部和尾部，尾部又分尾干和尾叉。

二、 生活史

虫体在人体内的移行、发育过程：尾蚴侵入皮肤后即成为童虫，经短暂的停留后，侵入血管，顺血流经右心至肺脏，再入左心，进入大循环，经肠系膜动脉至肝门静脉发育。成熟后逆血流至肠系膜静脉寄生发育为成虫。成虫产出的虫卵沉积在肝脏和结肠壁。在组织中经 10 天左右，卵内毛蚴发育成熟。毛蚴的分泌物通过卵壳渗入组织，引起周围组织发生炎症、坏死。在肠蠕动增强、腹内压增高及血管内压力增高的情况下，沉积在肠壁的虫卵可随坏死组织脱落至肠腔，随粪便排出。

虫卵入水后毛蚴孵出，遇到其中间宿主钉螺，钻入钉螺体内。经母胞蚴和子胞蚴的发育、繁殖。在子胞蚴体内发育成很多的尾蚴，尾蚴自钉螺逸出。

生活史要点：①宿主：钉螺是中间宿主，人是终宿主，牛、羊、猪等是保虫宿主；②感染阶段：尾蚴；③感染途径与方式：经皮肤感染，在湖塘游泳、捕鱼等；④寄生部位：成虫寄生于宿主门脉-肠系膜静脉系统；⑤异位寄生部位：肺、脑、皮肤、甲状腺等处；⑥成虫寿命：平均4.5年。

三、致病

1. 致病机制

（1）尾蚴致病　导致尾蚴性皮炎。为小米粒样的红色丘疹，发痒。属于Ⅰ型和Ⅳ型超敏反应。

（2）童虫致病　童虫在宿主体内移行时，所经过的器官可因机械性损伤而出现一过性血管炎，毛细血管栓塞、破裂，局部细胞浸润和点状出血。患者可出现发热、咳嗽、痰中带血、嗜酸性粒细胞增多、哮喘。

（3）成虫致病　成虫寄生血管内，因口、腹吸盘的吸附导致静脉内膜炎。成虫的代谢物、分泌物、排泄物引起Ⅲ型超敏反应。

（4）虫卵致病　致病最严重，是主要致病阶段。虫卵内成熟毛蚴→可溶性虫卵抗原（soluble egg antigen，SEA）→卵壳微孔缓慢释放→T细胞→致敏T细胞，当相同抗原再次刺激致敏的T细胞产生各种淋巴因子→吸引巨噬细胞、嗜酸性粒细胞及成纤维细胞等汇集到虫卵周围，形成肉芽肿。

何博礼现象：虫卵周围出现的嗜酸性辐射样棒状物，系抗原抗体复合物沉积于肉芽肿内。

2. 临床表现

（1）急性血吸虫病　高热、腹痛、腹泻、肝脾大、脓血便，粪检血吸虫卵阳性。

（2）慢性血吸虫病　占90%。多无明显症状或可有间断性腹泻、脓血便、肝脾大、贫血和消瘦等。粪检虫卵常为阴性，直肠黏膜活检虫卵阳性。

（3）晚期血吸虫病　是指血吸虫病患者在肝硬化后出现的门脉高压综合征、严重生长发育障碍或结肠显著肉芽肿性增生。可分为巨脾型、腹水型、结肠增殖型和侏儒型。

（4）异位寄生与异位损害　常见的异位损害部位在脑和肺。

四、免疫

伴随免疫：血吸虫感染早期产生的针对血吸虫特异性抗原的获得性免疫应答，与宿主抵抗再感染的免疫保护力有关，主要表现为对再次入侵的童虫具有一定的杀伤作用，而对原发感染的成虫不起杀伤作用，这种原发感染继续存在，而对再感染具有一定免疫力的现象称为伴随免疫。

五、实验诊断

急性期宜采用粪便直接涂片法或毛蚴孵化法检虫卵；慢性期宜采用直肠黏膜活检虫卵。免疫学检查包括皮试、环卵沉淀试验、间接血清试验、ELISA等。

六、流行与防治

1. 流行环节　①患者、带虫者及保虫宿主；②含血吸虫卵的粪便污染水源、钉螺的存在、接触疫水；③易感人群：人群普遍易感。

2. 防治原则　①积极治疗患者、病畜，常用治疗药物是吡喹酮；②控制和消灭钉螺，管理粪便，安全用水；③加强健康教育，引导人们改变自己的行为和生产、生活方式；④研究疫苗。

同步练习

一、选择题

1. 寄生于人体的吸虫生活史中，幼虫（　　　）

    A. 不繁殖　　　　　　　B. 进行配子生殖　　　　　　　C. 进行接合生殖

    D. 进行幼体增殖　　　　E. 进行孢子生殖

2. 吸虫生活史的中间宿主必须有（　　　）

    A. 食肉类哺乳动物　　　B. 食草类哺乳动物　　　　　　C. 淡水螺

    D. 水生植物　　　　　　E. 淡水鱼、虾

3. 除下列哪项外，均为吸虫的发育阶段（　　　）

    A. 毛蚴　　　　　　　　B. 胞蚴　　　　　　　　　　　C. 雷蚴

    D. 尾蚴　　　　　　　　E. 囊尾蚴

4. 以下哪项不属于吸虫的形态结构特征（　　　）

    A. 有口吸盘和腹吸盘　　B. 多为雌雄同体　　　　　　　C. 虫体两侧对称

    D. 无消化道　　　　　　E. 无体腔

5. 华支睾吸虫成虫寄生于人体（　　　）

    A. 肝脏　　　　　　　　B. 肠系膜静脉　　　　　　　　C. 腹腔

    D. 肝胆管　　　　　　　E. 肺脏

6. 布氏姜片吸虫的保虫宿主主要是（　　　）

    A. 牛　　　　　　　　　B. 猪　　　　　　　　　　　　C. 猫

    D. 犬　　　　　　　　　E. 羊

7. 卫氏并殖吸虫的感染阶段为（　　　）

    A. 虫卵　　　　　　　　B. 囊蚴　　　　　　　　　　　C. 尾蚴

    D. 囊尾蚴　　　　　　　E. 毛蚴

8. 卫氏并殖吸虫病的传染源是（　　　）

    A. 患者　　　　　　　　B. 带虫者　　　　　　　　　　C. 虎、狼

    D. 猫、犬　　　　　　　E. 以上均是

9. 卫氏并殖吸虫病的病原学诊断为（　　　）

    A. 痰液查成虫　　　　　B. 粪便查成虫　　　　　　　　C. 痰液和粪便查虫卵

    D. 尿液查虫卵　　　　　E. 十二指肠液查虫卵

10. 人是以下何种寄生虫的转续宿主（　　　）

    A. 华支睾吸虫　　　　　B. 布氏姜片吸虫　　　　　　　C. 斯氏并殖吸虫

    D. 日本血吸虫　　　　　E. 以上均不是

11. 尾蚴尾部分叉的吸虫为（　　　）

    A. 华支睾吸虫　　　　　B. 布氏姜片吸虫　　　　　　　C. 卫氏并殖吸虫

    D. 斯氏并殖吸虫　　　　E. 日本血吸虫

12. 没有卵盖的吸虫卵为（　　　）

    A. 日本血吸虫卵　　　　B. 华支睾吸虫卵　　　　　　　C. 卫氏并殖吸虫卵

    D. 布氏姜片吸虫卵　　　E. 斯氏并殖吸虫卵

13. 日本血吸虫的保虫宿主是（　　　）

    A. 急性血吸虫病患者　　B. 慢性血吸虫病患者　　　　　C. 牛、猪、羊等哺乳动物

    D. 鸡、鸭等禽类　　　　E. 以上均不是

14. 华支睾吸虫主要引起（　　　）

    A. 十二指肠炎　　　　　B. 肝胆管炎　　　　　　　　　C. 胰腺炎

    D. 胃肠炎　　　　　　　E. 腹膜炎

15. 人感染日本血吸虫是由于皮肤接触（　　　）

    A. 急性血吸虫病患者的粪便

B. 慢性血吸虫病患者的粪便

C. 晚期血吸虫病患者的粪便

D. 水中的日本血吸虫尾蚴

E. 水中的日本血吸虫毛蚴

16. 日本血吸虫引起人肝硬化为（　　　）

　A. 淤血性肝硬化　　　　　B. 干线型肝硬化　　　　　　　C. 胆汁型肝硬化

　D. 门脉性肝硬化　　　　　E. 坏死性肝硬化

17. 日本血吸虫感染人体后产生的免疫力能杀伤再进入人体内的（　　　）

　A. 雌虫　　　　　　　　　B. 雄虫　　　　　　　　　　　C. 童虫

　D. 虫卵　　　　　　　　　E. 以上均正确

18. 肠黏膜活组织检查可用于确诊（　　　）

　A. 布氏姜片吸虫病　　　　B. 日本血吸虫病　　　　　　　C. 斯氏并殖吸虫病

　D. 华支睾吸虫病　　　　　E. 卫氏并殖吸虫病

19. 急性期血吸虫患者排（　　　）

　A. 水样便　　　　　　　　B. 糊状便　　　　　　　　　　C. 脓血便

　D. 软便　　　　　　　　　E. 果酱样便

20. 50% 以上晚期血吸虫病患者的死亡原因是（　　　）

　A. 腹水　　　　　　　　　B. 肝昏迷　　　　　　　　　　C. 贫血

　D. 心力衰竭　　　　　　　E. 上消化道出血

二、填空题

1. _____卵是人体寄生虫中最大的蠕虫卵。

2. 引起人兽共患寄生虫病的吸虫有_____、_____、_____、_____。

3. 治疗华支睾吸虫病常用的药物是_____。

4. 卫氏并殖吸虫成虫寄生肺脏引起的基本病理变化过程为_____、_____、_____。

5. 斯氏并殖吸虫引起的皮肤幼虫移行症的病原学诊断方法为_____。

6. 日本血吸虫的致病阶段有_____、_____、_____、_____。其中对人危害最大的是_____。

7. 日本血吸虫虫卵沉积在组织器官中引起的基本病理变化为_____。

8. 尾蚴性皮炎属_____型和_____型超敏反应，重复感染者的临床症状较初次感染者_____。

9. 能引起人肺部损害的吸虫有_____、_____、_____。

三、名词解释

1. 伴随免疫　2. 幼体增殖　3. 异位血吸虫病　4. 虫卵肉芽肿

四、问答题

1. 华支睾吸虫是如何感染人体的？怎样对其进行预防？

2. 哪些吸虫不寄生在肠道，但可在粪便中检查到这些虫卵？为什么？

3. 简述卫氏并殖吸虫对人的致病机制。

4. 毛蚴孵化法为什么只能用于诊断血吸虫病，而不能诊断其他吸虫病？

参考答案

一、选择题

1. D　2. C　3. E　4. D　5. D　6. B　7. B　8. E

9. C　10. C　11. E　12. A　13. C　14. B　15. D

16. B　17. C　18. B　19. C　20. E

二、填空题

1. 布氏姜片吸虫

2. 华支睾吸虫　卫氏并殖吸虫(斯氏并殖吸虫)布氏姜片吸虫　日本血吸虫

3. 吡喹酮

4. 脓肿期　囊肿期　纤维瘢痕期

5. 皮下包块的活组织检查

6. 成虫　童虫　尾蚴　虫卵　虫卵

7. 虫卵肉芽肿

8. Ⅰ　Ⅳ　出现迅速且严重

9. 卫氏并殖吸虫　斯氏并殖吸虫　日本血吸虫

三、名词解释

1. 伴随免疫：人体感染蠕虫后能够产生一定的免疫力，这种免疫力对再感染的童虫有杀伤作用，但对体内已寄生的成虫无作用。体内无寄生虫就无免疫力，这种现象称为伴随免疫。如日本血吸虫感染人体产生的免疫即为伴随免疫。

2. 幼体增殖：为吸虫幼虫无性增殖的一种方式。吸虫的毛蚴在淡水螺体内发育为胞蚴。一个胞蚴能形成许多个雷蚴，一个雷蚴能分化发育为很多尾蚴。幼虫数量的大量增加是由于胞蚴和雷蚴体内的胚细胞团分化发育增殖形成。这种现象称为幼体增殖。

3. 异位血吸虫病：日本血吸虫虫卵沉积在门脉系统以外的组织、器官形成虫卵肉芽肿引起的损害称为异位损害，所患的疾病称为异位血吸虫病。异位血吸虫病常导致肺、脑的损害。

4. 虫卵肉芽肿：沉积在组织内的血吸虫虫卵发育成熟后，经卵壳上的微孔渗透到宿主组织中的可溶性虫卵抗原，通过巨噬细胞呈递给辅助性T细胞(Th)，致敏的Th细胞再次受到同种抗原刺激后产生各种淋巴因子，引起淋巴细胞、巨噬细胞、嗜酸性粒细胞、中性粒细胞及浆细胞集中于虫卵周围，形成虫卵肉芽肿。

四、问答题

1. 答：人因生食或半生食含有华支睾吸虫感染阶段囊蚴的淡水鱼虾而感染华支睾吸虫。预防华支睾吸虫感染首先应作好卫生宣传教育工作，提高人们对华支睾吸虫病传播途径的认识。改变烹饪方法和生食或半生食鱼虾的饮食习惯，不混用切生、熟食砧板及器皿，是预防感染的关键。

2. 答：华支睾吸虫、卫氏并殖吸虫、日本血吸虫的成虫均不寄生于肠道，但粪便中能查到虫卵。

华支睾吸虫成虫寄生于肝胆管中，虫卵随胆汁进入肠腔，经粪便排出。卫氏并殖吸虫成虫寄生于肺脏，虫卵随痰咽下进入消化道排出。日本血吸虫成虫寄生于肠系膜静脉，虫卵沉积在结肠壁使肠黏膜组织坏死脱落进入肠腔，随粪便排出。

3. 答：卫氏并殖吸虫对人的致病可引起：①肺部的病变。成虫在肺组织中移行及代谢产物的作用，患者肺部出现脓肿、囊肿，囊肿内容物被排出或吸收后，肉芽组织纤维化形成瘢痕。患者出现胸痛、咳嗽、咳铁锈色痰，全身症状有低热、食欲缺乏、消瘦。②其他组织器官的病变。肺吸虫童虫及少数成虫移行于肺以外的组织、器官引起的病变，包括：腹型患者出现腹痛、腹泻、血便等；脑脊髓型患者表现为头痛、癫痫、偏瘫；③皮下包块型患者出现游走性皮下包块、结节。

4. 答：血吸虫病患者粪便中的虫卵里为成熟毛蚴。虫卵在外界清水中，20～30℃的条件下经4～6h可孵出毛蚴。毛蚴呈直线匀速运动，用肉眼或放大镜可观察。因此用毛蚴孵化法可诊断血吸虫病。其他几种吸虫不能用此法诊断，这是由于华支睾吸虫患者粪便中的虫卵虽含有毛蚴，但虫卵需被豆螺、长角涵螺等淡水螺吞食后才能孵出毛蚴；卫氏并殖吸虫和布氏姜片吸虫虫卵的内容物均为卵细胞和卵黄细胞，需经数周才能发育为毛蚴，且在实验室难以完成。

第十四章 绦虫

学习目标

1. **掌握** 链状带绦虫和肥胖带绦虫成虫(头节、孕节)、虫卵的形态结构；链状带绦虫的致病作用(猪带绦虫病和囊尾蚴病)、防治原则。
2. **熟悉** 绦虫成虫、虫卵的一般形态结构、致病作用；链状带绦虫和肥胖带绦虫的生活史及实验诊断。
3. **了解** 其他人体寄生绦虫。

 内容精讲

第一节 概论

一、分类

寄生于人体的绦虫（cestode）隶属于扁形动物门绦虫纲，常见种类分属于圆叶目和假叶目。

1. 圆叶目绦虫 多见，包括链状带绦虫、肥胖带绦虫、细粒棘球绦虫、微小膜壳绦虫等。

2. 假叶目绦虫 较少寄生人体，主要种类有曼氏迭宫绦虫、阔节裂头绦虫等。

二、基本形态结构

1. 成虫 ①虫体扁长，如带状，体分节（头节、颈部、链体），绝大多数雌雄同体；②链体节片根据生殖器官的成熟度不同分幼节、成节和孕节；③无口及消化道，完全靠体表吸取营养；④无体腔，体壁由皮层（外有绒毛）和皮下层（表肌层）组成；⑤固着器官集中在头端（吸盘、小钩、吸槽）。

2. 虫卵 ①假叶目虫卵与吸虫虫卵相似，椭圆形，卵壳薄，有小盖，卵内含一个卵细胞和若干个卵黄细胞；②圆叶目虫卵为圆形，外层为卵壳和很厚的胚膜，卵内为已发育成熟的幼虫（六钩蚴）。

三、生活史特点

1. 圆叶目绦虫 虫卵→六钩蚴→囊尾蚴→成虫；完成生活史需要一个中间宿主（个别除外）。

2. 假叶目绦虫 虫卵→钩球蚴→原尾蚴→裂头蚴→成虫；完成生活史需要两个中间宿主。

3. 中绦期（metacestode） 绦虫幼虫在中间宿主体内发育的时期。

四、致病

1. 成虫 寄生在宿主肠道，引起症状相对不严重。固着器官对宿主肠道的刺激和损伤，以及代谢产物的刺激，可引起腹部不适、消化不良、腹泻、贫血（如阔节裂头绦虫）等。

2. 幼虫 在人体寄生造成的危害远较成虫严重。囊尾蚴和裂头蚴可在皮下和肌肉引起结节，亦可侵入眼、脑等重要器官；棘球蚴囊液可诱发超敏反应而致休克。

第二节　曼氏迭宫绦虫

曼氏迭宫绦虫（*Spirometra mansoni*）成虫主要寄生在猫科动物，偶然寄生人体；中绦期裂头蚴可在人体内寄生，导致曼氏裂头蚴病（sparganosis mansoni），其危害远大于成虫。

一、形态

1. 成虫　长 60～100cm，宽 0.5～0.6cm，头节细小，呈指状，其背、腹各有一条纵行的吸槽。成节和孕节的结构基本相似，均有发育成熟的雌雄生殖器官各一套。

2. 虫卵　椭圆形，两端稍尖，浅灰褐色，长 52～76μm，宽 31～44μm。卵壳较薄，一端有卵盖，内含一个卵细胞和若干卵黄细胞。

3. 裂头蚴　长带形，白色，约 300mm×0.7mm，头端膨大，中央有一明显凹陷（与成虫头节相似）。虫体不分节，但具不规则横皱褶，活时伸缩能力较强。

二、生活史

1. 生活史过程　卵（粪）→钩球蚴→原尾蚴→裂头蚴→成虫。

2. 生活史要点

（1）需要三个宿主　①终宿主：猫、犬及虎、豹、狐等食肉动物（小肠）；②第一中间宿主：剑水蚤；③第二中间宿主：蛙（肌肉、腹腔、皮下等）。

（2）转续宿主　蛇、鸟、猪等多种脊椎动物。

（3）人可成为第二中间宿主、转续宿主或终宿主。

（4）感染期　原尾蚴、裂头蚴。

三、致病

成虫较少寄生人体，对人的致病力不大，可因机械和化学刺激引起中、上腹不适。裂头蚴寄生人体引起曼氏裂头蚴病，危害远较成虫大，其严重性与其寄生和移行的部位有关。被寄生的部位形成嗜酸性肉芽肿囊包。根据临床表现，可归纳为以下 5 型。

1. 眼裂头蚴病　最常见，多累及单侧眼睑或眼球，表现为眼睑红肿，结膜充血，畏光，流泪，微痛，奇痒或有虫爬感等。眼裂头蚴病在临床上常误诊为睑腺炎、急性葡萄膜炎、眼眶蜂窝织炎、肿瘤等，往往在手术后才被确诊。

2. 皮下裂头蚴病　多累及四肢躯干表浅部，可能有游走性皮下结节，大小不一，局部可有瘙痒，有虫爬感等，常被误诊为肿瘤。

3. 口腔颌面部裂头蚴病　常在口腔黏膜或颊部皮下出现硬结，患处红肿、发痒或有虫爬感，并多有小白虫（裂头蚴）逸出史。

4. 脑裂头蚴病　临床表现酷似脑瘤，常有阵发性头痛史，严重时昏迷或伴喷射状呕吐，视物模糊，间歇性口角抽搐，肢体麻木、抽搐，甚至瘫痪等，极易误诊。

5. 内脏裂头蚴病　罕见。

四、实验诊断

曼氏迭宫绦虫成虫感染可以用粪检虫卵确诊。曼氏裂头蚴病则主要靠询问病史、手术从局部检出虫体、CT 及免疫辅助诊断。

五、流行与防治

成虫在人体感染不多见，曼氏裂头蚴病较多见（东亚、东南亚），多因局部敷贴生蛙肉，吞食生的或未煮熟的蛙、蛇、鸡或猪肉，误食感染的剑水蚤等途径感染裂头蚴或原尾蚴所引起。

预防主要是加强卫生宣传，改变不良习俗。成虫可用吡喹酮、阿苯达唑等药驱除。裂头蚴主要靠手术摘除，也可用药物杀虫。

第三节　阔节裂头绦虫

阔节裂头绦虫（*Diphyllobothrium latum*）成虫主要寄生于犬科食肉动物，也可寄生于人，引起阔节裂头绦虫病。

一、　形态

成虫外形与结构均与曼氏迭宫绦虫基本相似，但虫体较大，头节呈匙形。虫卵近卵圆形，大小为（55～76）μm×（41～56）μm，浅灰褐色，卵壳较厚，一端有卵盖，另一端有小棘，内含一个卵细胞和若干个卵黄细胞。

二、　生活史

阔节裂头绦虫的生活史与曼氏迭宫绦虫基本相似。不同点在于第二中间宿主是鱼类，人仅作为终宿主。终宿主食入带有裂头蚴的鱼时，裂头蚴在其小肠发育为成虫寄生。

三、　致病

成虫在肠内寄生多无明显症状或有轻微症状，有2%的感染者并发绦虫性贫血。偶有肠道、胆道阻塞，甚至肠穿孔。

四、　实验诊断

粪便检查虫卵或节片。

五、　流行与防治

阔节裂头绦虫主要分布在寒温带地区，我国仅有数例报道。人体感染是因为误食了生的或未熟的含裂头蚴的鱼所致。

防治的关键为不吃生鱼或未煮熟的鱼；加强对犬、猫的粪便管理，避免污染河水。驱虫方法同其他绦虫。

第四节　链状带绦虫

链状带绦虫（*Taenia solium*）又称猪肉绦虫、猪带绦虫或有钩绦虫，是我国主要的人体寄生绦虫。成虫寄生在人的小肠内引起绦虫病，其幼虫（囊尾蚴）也可寄生在人体引起囊尾蚴病。

一、　形态

1. 成虫　①乳白色，扁长如带，长2～4m；②链体由700～1000个节片组成，节片较薄，略透明；③头节：近球形，具4个吸盘、顶突和小钩；④幼节：细小，外形宽而短；⑤成节：每节含发育成熟的雌雄生殖器官各一套，睾丸150～200个，卵巢分三叶；⑥孕节：子宫内充满虫卵，分支不整齐，每侧约7～13支。

2. 虫卵　①完整虫卵：卵壳薄而脆弱，多已脱落，成不完整虫卵；②不完整虫卵：圆球形，直径31～43μm，外层为厚的胚膜，棕黄色，上具放射状条纹，内含六钩蚴。

3. 幼虫　称猪囊尾蚴或囊虫。白色，半透明，卵圆形囊状体。大小（8～10）mm×5mm，囊内充满透明囊液。囊壁外为皮层，内为间质层，间质层向内形成翻卷收缩的头节。

二、　生活史

1. 猪（中间宿主）体内的发育　猪吞食人粪内孕节（或虫卵）→在十二指肠孵出六钩蚴→各种组织（肌肉等）发育为囊尾蚴。此过程需要60～70天，有囊尾蚴寄生的猪肉称"米猪肉"。

2. 人体内发育

（1）人作为终宿主　人吞食囊尾蚴→囊尾蚴在小肠翻出头节→经2～3个月发育为成虫。

（2）人作为中间宿主　人吞食或自体内感染虫卵→在十二指肠孵出六钩蚴→钻入血管经血循环→各种组织（肌肉等）发育为囊尾蚴。

3. 生活史要点　①人是唯一终宿主，成虫寄生于人小肠；②猪和野猪是主要的中间宿主，人也可作为其中间宿主；③猪带绦虫病是因人误食猪肉内含囊尾蚴引起，而囊尾蚴病则是食入虫卵而感染；④囊尾蚴可寄生于人体多个组织器官，尤以皮下及肌肉、脑、眼多见。

三、致病

1. 成虫　猪带绦虫病，患者多因从肛门排出节片而就诊，主要表现为消化道症状。

2. 幼虫　囊尾蚴病（囊虫病），主要因囊尾蚴的压迫、占位和化学刺激所致。危害程度取决于囊尾蚴的寄生部位、数量及宿主反应。

临床分型：①皮下及肌肉囊尾蚴病：酸痛、无力、假性肌肥大症、皮下包块或结节；②脑囊尾蚴病：癫痫发作、颅内压增高和精神症状；③眼囊尾蚴病：视力障碍、失明。

四、实验诊断

1. 猪带绦虫病　粪便检查孕节或虫卵（注意与牛带绦虫病鉴别）。

2. 囊尾蚴病　①活检皮下包块或结节；②眼底镜检查囊尾蚴；③影像学检查；④免疫学检查。

五、流行与防治

1. 人体感染囊虫病的三种方式　①自体内感染；②自体外感染；③异体感染。

2. 流行因素　猪的饲养方式致猪感染囊尾蚴；人食肉的习惯或方法不当，吃未熟或生吃含囊尾蚴的猪肉。

3. 防治　①治疗猪带绦虫病：槟榔-南瓜子法、吡喹酮或甲苯达唑；②治疗囊尾蚴病：手术摘除虫体；③管理厕所、猪圈，杜绝猪的放养；④加强肉类检查；⑤加强卫生宣传教育，不吃生肉或半生肉，切生猪肉和熟食的刀、砧板要分开。

第五节　肥胖带绦虫

肥胖带绦虫（*Taenia saginata*）又称牛带绦虫、牛肉绦虫或无钩绦虫，在我国古籍中也被称作白虫或寸白虫。它与猪带绦虫同属于带科、带属。

一、形态

成虫外观与猪带绦虫很相似。但虫体大小和结构有差异，两种带绦虫卵的形态在光镜下难以区别，鉴别要点见表14-1。

表 14-1　猪带绦虫与牛带绦虫的形态鉴别要点

区别点	猪带绦虫	牛带绦虫
虫体长	2～4m	4～8m
节片	700～1000节,较薄、略透明	1000～2000节,较厚、不透明
头节	近球形,具顶突和2圈小钩	略呈方形,无顶突及小钩
孕节	子宫分支不整齐,每侧约7～13支	子宫分支整齐,每侧约15～30支

二、生活史

人是牛带绦虫唯一的终宿主，而人不能作为它的中间宿主。牛带绦虫的中间宿主主要为牛科动物。牛带绦虫生活史与猪带绦虫基本相同。

三、 致病

成虫寄生于人体小肠引起牛带绦虫病。患者一般无明显症状。几乎所有患者都能自己发现排出的节片（节片可从肛门逸出）。人对牛带绦虫的六钩蚴具有先天免疫力，从而不患牛囊尾蚴病。

四、 实验诊断

粪检可找到虫卵或孕节，肛门拭子法查虫卵效果较好。

五、 流行与防治

牛带绦虫是世界性分布，在喜食牛肉尤其是有吃生的或不熟牛肉习惯的地区和民族中形成流行，一般地区仅有散在的感染。防治与猪带绦虫相似。

第六节 亚洲带绦虫

一、 形态与生活史

亚洲带绦虫（*aenia asiatica*）的成虫与牛带绦虫在形态上非常相似，但前者虫体稍短，节片数略少一些。

两者区别主要在囊尾蚴阶段。亚洲带绦虫囊尾蚴体积较小，且头节上具有两圈发育不良的小钩。

生活史与牛带绦虫相似，但其中间宿主是家猪、野猪、牛、羊等。囊尾蚴主要分布在中间宿主的肝脏，人因食入含囊尾蚴的内脏而感染。

二、 致病

与牛带绦虫相似。

三、 实验诊断

询问患者有无吃生的或不熟的猪或野生动物内脏的习惯以及排节片史。病原学检查仅检获虫卵而无法确定感染的虫种，近年来可采用分子生物学方法来鉴别虫种。

四、 流行与防治

亚洲带绦虫主要流行于亚太地区，本病的感染表现出一定的家庭聚集性。防治原则同猪带绦虫。

第七节 微小膜壳绦虫

微小膜壳绦虫（*Hymenolepis nana*）又称短膜壳绦虫，该虫寄生于人或鼠类的小肠，引起微小膜壳绦虫病。

一、 形态

1. 成虫 纤细，乳白色，长 5～80mm，宽 0.5～1mm。由 100～200 个节片组成。头节呈球形，具有 4 个吸盘和 1 个可自由伸缩的顶突，顶突上有 20～30 个小钩，排成一圈。

2. 虫卵 圆形或椭圆形，无色透明，大小 $(48～60)$ $\mu m \times (36～48)$ μm。卵壳很薄，其内具有较厚的胚膜，其两端隆起并发出 4～8 根丝状物，弯曲地延伸在卵壳和胚膜之间，胚膜内有一个六钩蚴。

二、 生活史

1. 需要中间宿主完成生活史 虫卵→蚤类、面粉甲虫、拟谷盗→六钩蚴孵出→似囊尾蚴→终宿主（人或鼠）小肠内→成虫。

2. 不需要中间宿主完成生活史（且可在同一宿主体内完成生活史） 孕节或虫卵→经口至宿主小肠→六钩蚴孵出，钻入肠绒毛→似囊尾蚴→成虫（成虫寿命仅数周）。

三、 致病

微小膜壳绦虫病主要是由于成虫头节上的小钩和体表微毛对宿主肠壁的机械性损伤及虫体毒性分泌物所致。感染数量少时无症状，感染严重者特别是儿童可出现胃肠和神经系统症状，如恶心、呕吐，食欲缺乏，以及头晕、头痛、烦躁和失眠等。

四、 实验诊断

粪检虫卵或孕节即可确诊，采用水洗沉淀法或饱和盐水浮聚法可提高检出率。

五、 流行与防治

微小膜壳绦虫呈世界性分布。国内分布也很广泛，10 岁以下儿童感染率较高。

防治原则如下：①治疗患者，以防传播和自身感染，驱虫可用吡喹酮和阿苯达唑；②加强健康教育，养成良好的个人卫生习惯；③注意环境卫生，消灭鼠类、蚤类。

第八节　缩小膜壳绦虫

缩小膜壳绦虫（*Hymenolepis diminuta*）又称长膜壳绦虫，主要寄生于鼠类，偶然寄生于人体，引起缩小膜壳绦虫病。

一、 形态

与微小膜壳绦虫基本相同，两者形态的主要区别是：①缩小膜壳绦虫虫体较大，节片数较多；②缩小膜壳绦虫头节发育不良，无小钩；③缩小膜壳绦虫卵稍大，胚膜两端无丝状物。

二、 生活史

与微小膜壳绦虫生活史相似，但发育过程必须经过昆虫中间宿主。

三、 致病

感染者一般无明显的临床症状，或有轻微的胃肠和神经系统症状。

四、 实验诊断

诊断方法同微小膜壳绦虫。

五、 流行与防治

缩小膜壳绦虫在人体感染比较少见，多数为散发的儿童病例。人体感染主要因误食到混杂在粮食中的含有似囊尾蚴的昆虫而感染。防治同微小膜壳绦虫。

第九节　细粒棘球绦虫

细粒棘球绦虫（*Echinococcus granulosus*）又称包生绦虫。成虫寄生于犬科动物小肠内，幼虫（称棘球蚴）可寄生于人和多种食草动物（主要为家畜）的组织器官内，引起棘球蚴病（echinococcosis），或称包虫病（hydatid disease）。

一、 形态

1. 成虫　长 2～7mm，链体有幼节、成节和孕节各一节。头节有顶突（上有两圈小钩）和 4 个吸盘，为吸附器官。成节的结构与带绦虫略相似。孕节最长大，其生殖孔开口于节片一侧中部，子宫有不规则的分支和侧囊，含虫卵 200～800 个。

2. 虫卵　与猪、牛带绦虫卵相似，在光镜下难以区别。

3. 幼虫　即棘球蚴，为圆形囊状体，由囊壁和内含物（生发囊、原头蚴、子囊、孙囊和囊液等）组成。囊壁外有宿主的纤维组织包绕。腔内充满液体，称棘球蚴液，具有抗原性。从壁上脱落的原头蚴、生发囊及小的子囊悬浮在囊液中，称为棘球蚴砂。有的棘球蚴囊无原头蚴、生发囊等，称为不育囊。

二、 生活史

成虫寄生于犬、狼等食肉动物的小肠上段，以顶突的小钩和吸盘固着在肠绒毛上，孕节及虫卵随宿主粪便排出体外。孕节或虫卵→污染牧草水源、动物皮毛→被中间宿主食入，在其小肠内孵出六钩蚴→钻入肠壁血管至血循环→肝、肺等器官形成棘球蚴→被终宿主食入，囊内原头蚴散出，吸附于肠壁形成成虫。虫卵被人误食，在人体内发育成棘球蚴，引起棘球蚴病。

三、 致病

1. 局部压迫和刺激症状 棘球蚴生长压迫周围组织，造成组织萎缩坏死，引起压迫和刺激症状。

2. 过敏反应 囊内虫体蛋白不断渗出或囊肿破裂、囊液外溢，发生过敏反应，甚至过敏性休克。

3. 继发性感染和继发性棘球蚴病 棘球蚴破裂，囊液外溢，引起炎症（胆管炎、腹膜炎），同时棘球蚴砂落入体腔又可引起继发性棘球蚴病。

四、 实验诊断

1. 病原学诊断 对患者痰液、尿液、腹水或胸水镜检可发现棘球蚴砂或手术摘除后进行棘球蚴鉴定。

2. 免疫学试验 常用皮试、ELISA 等检测特异性抗原或抗体，有重要的辅助诊断价值。

五、 流行与防治

细粒棘球绦虫和棘球蚴病呈世界性分布，畜牧业发达的地方往往是此病流行区。流行环节包括：①有成虫寄生的犬、狼等食肉动物；②人接触犬、剪羊毛、挤羊奶、加工皮毛等过程中误食虫卵，或误食虫卵污染的食物、水。

加强卫生宣教，养成良好的个人卫生饮食习惯。不用病畜及其内脏喂狗，严禁乱扔，提倡深埋或焚烧。定期为家犬、牧犬驱虫。治疗患者一般以手术治疗为主，术中应注意避免囊液外溢，防止发生过敏性休克和继发感染。对于早期较小的棘球蚴可试用阿苯达唑或吡喹酮等药物治疗。

第十节　多房棘球绦虫

多房棘球绦虫（*Echinococcus multilocularis*）成虫主要寄生在狐，幼虫期为多房棘球蚴，寄生于人体引起严重的泡球蚴病，亦称泡型包虫病。

一、 形态与生活史

成虫外形和结构都与细粒棘球绦虫相似，但虫体更小。虫卵形态两者相似，光镜下难以区别。

多房棘球蚴主要寄生在啮齿类动物体内。孕节或虫卵→被中间宿主食入，在其小肠内孵出六钩蚴→钻入肠壁血管至血循环→肝、肺等器官形成泡球蚴→被终宿主食入，囊内原头蚴散出，吸附于肠壁上发育为成虫。虫卵被人误食，因人为非适宜中间宿主，囊泡内含有胶状物而无原头蚴。泡球蚴多以外生性出芽生殖不断产生新囊泡，长入组织，呈弥漫性浸润生长，被寄生的器官可全被葡萄状囊泡占据。

二、 致病

人泡球蚴病通常比细粒棘球蚴病更严重。泡球蚴病几乎 100% 原发于肝脏，其他部位的继发感染多由血循环转移而来。由于在肝组织中的浸润性生长，对肝的破坏特别严重，可引起肝昏迷，或诱发肝硬化引起门静脉高压，病死率较高。

三、 实验诊断

了解患者是否来自或去过流行地区，有否与狐狸、狗及其皮毛接触史，体检发现肝脏肿块应高度警惕。实验室检查同细粒棘球蚴病。

四、 流行与防治

分布地区局限，我国有中部和西部两个地理流行区。多房棘球绦虫在野生动物中的存在，形成了自然疫源地。虫卵污染环境或人在狩猎、加工皮毛等过程中误食虫卵而感染。

防治包括：①捕杀病狐、病犬或定期驱虫，消灭野鼠；②加强卫生宣教，注意个人饮食卫生；③早发现、早治疗，以手术治疗为主。

第十一节　犬复孔绦虫

犬复孔绦虫（*Dipylidium caninum*）是犬和猫的常见寄生虫。偶可感染人体，引起犬复孔绦虫病。

一、 形态与生活史

成虫为小型绦虫，头节近似菱形，具4个吸盘和1个棒状的顶突，其上有4圈小钩。虫卵圆球形，直径为35～50μm，具两层薄的卵壳，内含1个六钩蚴。

成虫寄生于犬、猫小肠内，孕节或虫卵→被中间宿主食入，在其小肠内孵出六钩蚴→钻入肠壁血管至血循环，形成似囊尾蚴→被终宿主食入，在小肠发育为成虫。

二、 致病与实验诊断

轻度感染者一般无症状，重度感染者可有消化道症状。有时因孕节自肛门逸出引起肛门瘙痒。诊断依靠粪检，发现虫卵或孕节即可确诊。

三、 流行与防治

犬复孔绦虫分布广泛，犬和猫感染率很高，人体感染少见。防治原则包括治疗患者，避免与犬、猫接触，灭蚤和讲究卫生。

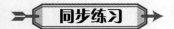

一、选择题

1. 关于绦虫形态的描述，错误的是（　　　）

    A. 虫体背腹扁平　　　　　　　B. 虫体分节　　　　　　　C. 雌雄异体

    D. 无消化道　　　　　　　　　E. 头节上有吸盘或吸槽等固着器官

2. 绦虫成虫具有生长能力的是（　　　）

    A. 头节　　　　　　　　　　　B. 颈部　　　　　　　　　C. 幼节

    D. 成节　　　　　　　　　　　E. 孕节

3. 通过夺取营养造成人体损害的寄生虫主要是（　　　）

    A. 链状带绦虫囊尾蚴　　　　　B. 肥胖带绦虫　　　　　　C. 华支睾吸虫

    D. 斯氏并殖吸虫童虫　　　　　E. 卫氏并殖吸虫

4. 链状带绦虫对人危害最大的阶段（　　　）

    A. 成虫　　　　　　　　　　　B. 虫卵　　　　　　　　　C. 囊尾蚴

    D. 似囊尾蚴　　　　　　　　　E. 六钩蚴

5. 人既可作为中间宿主，又可作为终宿主的寄生虫是（　　　）

　　A. 链状带绦虫　　　　　　　　B. 肥胖带绦虫　　　　　　C. 华支睾吸虫

　　D. 布氏姜片吸虫

　　E. 日本血吸虫

6. 引起皮下包块的寄生虫是（　　　　）

　　A. 华支睾吸虫　　　　　　　　B. 链状带绦虫　　　　　　C. 肥胖带绦虫囊尾蚴

　　D. 链状带绦虫囊尾蚴

　　E. 肥胖带绦虫

7. 引起人脑部病变的寄生虫为（　　　　）

　　A. 链状带绦虫　　　　　　　　B. 肥胖带绦虫　　　　　　C. 链状带绦虫囊尾蚴

　　D. 肥胖带绦虫囊尾蚴

　　E. 布氏姜片吸虫

8. 确诊猪带绦虫病的诊断方法主要是（　　　　）

　　A. 粪便直接涂片法查虫卵

　　B. 饱和盐水漂浮法查虫卵

　　C. 粪便水洗沉淀法查虫卵

　　D. 检获粪便中的孕节，观察子宫侧支数

　　E. 以上均不是

9. 关于链状带绦虫和肥胖带绦虫的描述，不正确的是（　　　　）

　　A. 两种绦虫的虫卵相似

　　B. 成虫均可寄生于人的小肠

　　C. 囊尾蚴均可寄生于人体

　　D. 成虫的头节均有吸盘

　　E. 均属圆叶目绦虫

10. 吡喹酮可用于治疗（　　　　）

　　A. 猪带绦虫病　　　　　　　　B. 囊虫病　　　　　　　　C. 牛带绦虫病

　　D. 华支睾吸虫病　　　　　　　E. 以上均可

11. 除哪种绦虫外，均可通过孕节或虫卵检查诊断（　　　　）

　　A. 细粒棘球绦虫　　　　　　　B. 牛带绦虫　　　　　　　C. 微小膜壳绦虫

　　D. 猪带绦虫　　　　　　　　　E. 曼氏迭宫绦虫

12. 棘球蚴病禁忌诊断性穿刺的主要原因是容易引起（　　　　）

　　A. 出血、感染　　　　　　　　B. 感染、继发性棘球蚴病　　C. 过敏性休克、出血

　　D. 发热、黄疸　　　　　　　　E. 过敏性休克、继发性棘球蚴病

13. 除经口感染人体外，还可经其他途径进入人体的绦虫有（　　　　）

　　A. 猪带绦虫　　　　　　　　　B. 细粒棘球绦虫　　　　　C. 牛带绦虫

　　D. 曼氏迭宫绦虫

　　E. 微小膜壳绦虫

14. 曼氏迭宫绦虫的感染阶段是（　　　　）

　　A. 裂头蚴、囊尾蚴　　　　　　B. 裂头蚴、似囊尾蚴　　　C. 裂头蚴、原尾蚴

　　D. 棘球蚴、原尾蚴　　　　　　E. 裂头蚴、六钩蚴

15. 狗的粪便污染了食物，人食入后可感染下列哪种绦虫（　　　　）

　　A. 猪带绦虫　　　　　　　　　B. 牛带绦虫　　　　　　　C. 细粒棘球绦虫

　　D. 微小膜壳绦虫　　　　　　　E. 曼氏迭宫绦虫

16. 带绦虫病驱虫治疗时，下面哪项处理是不正确的（　　　　）

A. 若虫体未全部排出时，可用温水坐浴

B. 切勿将虫子拉出，免将虫体拉断

C. 仔细检查有无头节排出

D. 将排出的粪便和虫体倒入厕所内

E. 用过的便具要消毒

17. 生活史需两个中间宿主的绦虫是（　　　）

A. 猪带绦虫　　　　　　　B. 牛带绦虫　　　　　　C. 微小膜壳绦虫

D. 细粒棘球绦虫　　　　　E. 曼氏迭宫绦虫

18. 局部贴敷生肉，可能感染（　　　）

A. 猪带绦虫病　　　　　　B. 曼氏迭宫绦虫病　　　　C. 曼氏裂头蚴病

D. 细粒棘球绦虫病　　　　E. 微小膜壳绦虫病

19. 在人体棘球蚴最常见的寄生部位是（　　　）

A. 肝脏　　　　　　　　　B. 肺脏　　　　　　　　C. 脑

D. 腹腔　　　　　　　　　E. 脾脏

20. 下列哪种绦虫的中绦期幼虫基本不寄生在人体（　　　）

A. 猪带绦虫　　　　　　　B. 牛带绦虫　　　　　　C. 细粒棘球绦虫

D. 微小膜壳绦虫　　　　　E. 曼氏迭宫绦虫

二、填空题

1. 人食入_____而患猪带绦虫病，食入_____患囊虫病。

2. 人是细粒棘球绦虫的_____宿主，狗、狼等食肉动物是_____宿主。

3. 微小膜壳绦虫对人体的主要致病阶段是_____。

4. 曼氏迭宫绦虫的第一中间宿主是_____，第二中间宿主是_____。

5. 人体感染裂头蚴可引起_____，如有曼氏迭宫绦虫成虫寄生，可引起_____。

6. 棘球蚴对人体的危害程度取决于其体积_____、数量及寄生_____，通过_____压迫和毒素的作用致病。

7. 人若误食含有似囊尾蚴的蚤类、甲虫等昆虫，可感染_____。

8. 绦虫的成虫通常寄生于脊椎动物的_____。

9. 牛带绦虫病的诊断因牛带绦虫孕节可_____，故用_____法查虫卵的检出率高。

10. 人体感染囊虫病的方式有_____、_____、_____。

三、名词解释

1. 圆叶目绦虫　2. 囊虫病　3. 棘球蚴砂　4. 中绦期

四、问答题

1. 简述链状带绦虫和肥胖带绦虫生活史的异同点。

2. 哪几种绦虫的虫卵相似？如患者粪便中发现了带绦虫卵，应考虑患有何种寄生虫病？

3. 链状带绦虫与肥胖带绦虫相比，哪个对人的危害大？为什么？

4. 为什么患猪带绦虫病的患者应及时治疗？

5. 棘球蚴对人体有哪些危害？

6. 裂头蚴侵入人体有哪些途径？

参考答案

一、选择题

1. C　2. B　3. B　4. C　5. A　6. D　7. C　8. D

9. C　10. E　11. A　12. E　13. D　14. C　15. C

16. D　17. E　18. C　19. A　20. B

二、填空题

1. 链状带绦虫囊尾蚴　链状带绦虫虫卵
2. 中间　终
3. 成虫
4. 剑水蚤　蛙
5. 裂头蚴病　曼氏迭宫绦虫病
6. 大小　部位　机械性
7. 微小膜壳绦虫
8. 消化道
9. 蠕动逸出肛门　肛门拭子法或透明胶纸法
10. 自体内感染　自体外感染　异体感染

三、名词解释

1. 圆叶目绦虫：圆叶目绦虫的头节上有吸盘，孕节无子宫孔，成节与孕节的形态差别大，孕节脱落随粪便排出。圆叶目绦虫只需一个中间宿主。包括链状带绦虫、肥胖带绦虫、细粒棘球绦虫等。

2. 囊虫病：是由链状带绦虫的囊尾蚴寄生在人体的不同部位而引起的疾病。依寄生部位分为皮下及肌肉囊虫病、脑囊虫病、眼囊虫病。主要临床表现是皮下结节、头痛、癫痫、视力障碍等。囊虫病是由食入链状带绦虫虫卵引起的寄生虫病。

3. 棘球蚴砂：细粒棘球绦虫在幼虫阶段(即棘球蚴阶段)，棘球蚴囊内由生发层脱落的原头蚴、生发囊及小的子囊悬浮在囊液中，被统称为棘球蚴砂。

4. 中绦期：绦虫在中间宿主体内发育的时期称为中绦期。

四、问答题

1. 答：链状带绦虫与肥胖带绦虫生活史的异同点有：①成虫均寄生于人的小肠，人是这两种绦虫的唯一终宿主。②链状带绦虫的中间宿主为人和猪；肥胖带绦虫的中间宿主仅为牛。③链状带绦虫的感染阶段有2个，即虫卵和囊尾蚴，人食入虫卵导致囊虫病，食入猪囊尾蚴导致猪带绦虫病；肥胖带绦虫的感染阶段为囊尾蚴，人食入牛囊尾蚴可患牛带绦虫病。

2. 答：链状带绦虫、肥胖带绦虫和细粒棘球绦虫的虫卵相似，都呈圆球形，胚膜上有放射状条纹，内含六钩蚴。这些虫卵在显微镜下不易鉴别。猪带绦虫病和牛带绦虫病患者的肠道有成虫寄生，孕节中的虫卵可随粪便排出。因此，如果在患者的粪便中发现有带绦虫卵，可考虑患有猪带绦虫病或牛带绦虫病，但还需查孕节的子宫侧支数或头节才能确诊是哪

种绦虫的感染。细粒棘球绦虫的成虫寄生在犬、狼体内而不寄生于人体，因此，人的粪便中不会出现细粒棘球绦虫卵。

3. 答：链状带绦虫对人的危害大。这是由于链状带绦虫不仅成虫寄生于人体肠道，而且其囊尾蚴能够在人体的不同部位寄生，特别是寄生在一些重要的组织、器官，如脑、眼的囊尾蚴可引起严重的损害。肥胖带绦虫成虫寄生于人的小肠，囊尾蚴不寄生于人体，因此，肥胖带绦虫对人的危害小。此外，链状带绦虫和肥胖带绦虫寄生于人小肠均可引起肠黏膜的损伤，由于链状带绦虫的头节上有顶突和小钩，对肠黏膜的损伤较大，故链状带绦虫引起的消化道症状较为明显。

4. 答：猪带绦虫病的患者易于合并出现囊虫病，这是由于：①自体内感染：即呕吐时孕节反流到胃中感染。②自体外感染：患者因不良卫生习惯，误食自己排出的虫卵。另外因猪带绦虫病患者可导致患者本身及他人患囊虫病，并可感染猪造成猪带绦虫的流行，因此猪带绦虫病患者应及时治疗。

5. 答：棘球蚴对人体的危害如下。

① 机械性损害：棘球蚴不断地增大，压迫周围组织、器官，使得组织细胞萎缩、坏死，引起脏器的机械性压迫症状。如压迫胆道，可出现黄疸；寄生于肺脏，可引起咳嗽、胸痛。

② 变态反应：棘球蚴破裂后，囊液外溢，由于棘球蚴液具有很强的变应原性，可使患者产生变态反应，如大量囊液进入血液，可引起严重的过敏性休克，甚至死亡。

③ 合并症：棘球蚴囊壁破裂，囊液溢出，原头蚴、生发囊及子囊可发育为新的棘球蚴，造成继发性感染。

6. 答：裂头蚴侵入人体有以下三种途径。

① 局部贴敷生蛙肉为主要侵入途径。用生蛙肉敷贴在伤口或脓肿上，蛙肉中如有裂头蚴，可自伤口或正常的皮肤、黏膜侵入组织。

② 吞食生的或未煮熟的蛙、蛇或猪肉：民间有用吞食活蛙治疗疮疖或疼痛的习惯，或吃未煮熟的蛙、蛇、猪肉，肉中如有裂头蚴，可穿过肠壁进入腹腔，并移行到达全身各部位。

③ 误食感染性的剑水蚤，或原尾蚴直接从皮肤、黏膜侵入感染。

第十五章　线虫

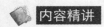 学习目标

1. **掌握**　线虫的一般形态特征；蛔虫、鞭虫、蛲虫、钩虫、旋毛虫和丝虫的形态、生活史、致病、实验诊断、流行与防治。
2. **熟悉**　粪类圆线虫、广州管圆线虫的形态、生活史、致病、实验诊断、流行与防治。
3. **了解**　其他线虫如东方毛圆线虫、美丽简线虫、广州管圆线虫等的基本知识。

内容精讲

第一节　概论

线虫隶属于线形动物门的线虫纲，种类较多，对人体健康危害较严重的约 10 余种。

一、形态

1. 成虫　呈圆柱状或线状，两侧对称，体表光滑不分节，雌雄异体，雌虫大于雄虫。雌虫尾端尖直，雄虫尾端卷曲或膨大，有交合刺。虫体最外层为体壁，由角皮层、皮下层和肌肉层组成。在体壁与消化道之间的腔隙，无上皮细胞，故称原体腔。腔内充满液体，内部器官浸浴其中，是组织器官间物质交换的重要介质。虫体消化系统完整。雌虫生殖系统多为双管型，雄虫的生殖系统为单管型。

2. 虫卵　多为卵圆形，淡黄色、棕黄色或无色，无卵盖。卵壳主要由卵黄膜（受精膜）、壳质层（几丁质）和脂层（蛔苷层）三层组成。

二、生活史

线虫基本发育过程包括虫卵、幼虫、成虫 3 个阶段。卵内细胞发育程度、线虫对人的感染期因虫种而异。幼虫在发育过程中最显著的特征是蜕皮，线虫幼虫一般蜕皮 4 次。根据生活史中是否需要中间宿主，分为土源性线虫（直接发育型）和生物源性线虫（间接发育型），前者不需中间宿主，而后者需中间宿主。

三、致病

线虫对人体的危害程度与寄生虫的种类、数量、发育阶段、寄生部位、虫体的机械和化学作用，以及宿主的免疫状态等有关。幼虫致病，是指线虫幼虫进入宿主体内并在宿主体内移行过程中所致的损害。成虫致病，是指线虫成虫在寄生部位因机械性损害和化学性刺激以及免疫反应等导致组织出现损伤、出血、炎症等病变。

第二节　似蚓蛔线虫

似蚓蛔线虫（*Ascaris lumbricoides*）简称蛔虫，是寄生在人体肠道线虫中最大的寄生虫，也是最常见的寄生虫之一。

一、 形态

1. 成虫 长圆柱形，形似蚯蚓，雌虫长 20～35cm，雄虫长 15～31cm。活虫略带粉红色，体表有横纹和侧线。口孔位于头端，周围有三片品字形排列唇瓣。雌虫尾端钝圆，雄虫尾端向腹面卷曲，有交合刺一对。

2. 虫卵 有受精蛔虫卵和未受精蛔虫卵两种。受精蛔虫卵呈宽椭圆形，中等大小，约为 (45～75) μm×（35～50）μm，外覆一层蛋白质膜，内含一圆形卵细胞，两端有新月形间隙；未受精蛔虫卵比受精蛔虫卵狭长，壳质层与蛋白质膜均较受精蛔虫卵薄，卵内充满卵黄颗粒。若蛔虫卵的蛋白质膜脱落，易与钩虫卵混淆。

二、 生活史

1. 生活史过程 感染期卵→在小肠内孵出幼虫→侵入肠黏膜和黏膜下层→入血，沿血循环→肝、右心→肺、肺泡（停留 10 天左右）→支气管、气管、咽喉部，咽下→胃→小肠（发育为成虫）。

2. 生活史要点 ①感染阶段：感染期卵；②感染方式：经口感染；③寄生部位：小肠；④幼虫在宿主体内移行；⑤雌虫产卵量大，每天约 24 万个；⑥成虫寿命：1 年左右。

三、 致病

蛔虫幼虫和成虫都有致病作用，主要表现为机械性损伤、掠夺人体营养、虫体的代谢产物引起毒性和超敏反应等。

1. 幼虫致病 主要导致蛔虫性哮喘、蛔虫性肺炎，其致病机制与幼虫在体内的移行造成肺泡壁及毛细血管的损伤和免疫变态反应有关。此外，幼虫还可侵入脑、肝、脾、肾和甲状腺等器官引起异位寄生，造成异位损害。

2. 成虫致病 主要表现为消化不良和营养吸收功能障碍，其致病机制与成虫以人体小肠内半消化物为食物及损伤肠黏膜有关。病情严重时会出现各种并发症，最常见的是胆道蛔虫病，另外，还有肠梗阻、阑尾炎等。其致病机制与蛔虫有钻孔、扭曲成团等特性有关。

四、 实验诊断

粪便检查虫卵（未受精卵或受精卵）即可确诊，常用的方法有直接涂片法、沉淀集卵法、饱和盐水浮聚法和改良加藤法。如在粪便中查不到虫卵，可用驱虫治疗性诊断，根据成虫形态特征进行鉴别。对于肺蛔虫病或蛔虫幼虫引起的过敏性肺炎也可从痰中查蛔蚴。

五、 流行与防治

蛔虫感染呈世界性分布。蛔虫感染率，农村高于城市，儿童高于成人。蛔虫病之所以流行范围广，感染率高，可归纳为四个字：大、强、广、简。"大"指蛔虫产卵量大，24 万个/天；"强"指虫卵对外界的抵抗力强，主要是卵壳和蛔苷层的保护作用；"广"指传播途径广，虫卵可通过施肥、随地大小便污染土壤或周围环境，人们由于卫生意识差可通过污染的食物、水、蔬菜水果等经口感染。"简"指蛔虫生活史简单，不需要中间宿主。

蛔虫病的防治应采用综合措施，包括查治患者及带虫者、管理粪便和通过健康教育来预防感染。目前常用的驱虫药为阿苯达唑、甲苯达唑、伊维菌素等。

第三节 毛首鞭形线虫

毛首鞭形线虫（*Trichuris trichiura*）简称鞭虫，是人体常见的寄生虫之一。成虫寄生于人体盲肠，引起鞭虫病。

一、 形态与生活史

成虫前细后粗，外形似马鞭。体长约 3～5cm，雌虫大于雄虫。雌虫尾端钝圆，阴门位于虫体粗大部前方的腹面。雄虫尾端卷曲，有交合刺一根。两种成虫的生殖系统均为单管型。

虫卵呈纺锤形，大小为（50～54）μm×（22～23）μm，黄褐色。卵壳较厚，两端各具一透明塞状突起，内含一个长椭圆形卵细胞。

生活史与蛔虫相似，但幼虫无体内移行。

二、 致病与诊断

成虫是主要致病因素。成虫以其较细的头端钻进肠黏膜内以宿主的体液、血液为食，引起肠炎、直肠脱垂等。病原学诊断方法同蛔虫。

三、 流行与防治

鞭虫在流行病学上与蛔虫相似，但感染率不及蛔虫高。防治同蛔虫病。

第四节 蠕形住肠线虫

蠕形住肠线虫（*Enterobius vermicularis*）又称蛲虫。主要寄生人体小肠末端、盲肠和结肠，引起蛲虫病。

一、 形态

1. 成虫 乳白色，细小如线头。虫体前端的角皮膨大形成头翼，咽管末端膨大呈球形，称咽管球。雌虫长约 1cm，尾部尖直；雄虫较小，长约 0.2～0.5cm，尾部向腹面卷曲，不易见到。

2. 虫卵 无色透明，长椭圆形，大小为（50～60）μm×（20～30）μm。卵壳厚，两侧不对称，一侧稍扁，一侧略凸，内含一胚胎期幼虫。

二、 生活史

1. 生活史过程 虫卵在肠道内孵化→幼虫在结直肠道内发育为成虫（蜕皮 3 次）→成虫寄生在人体肠道→雌虫肛周皮肤产卵→虫卵在外界发育为感染性虫卵（蜕皮 1 次）→感染性虫卵被摄入人体。

2. 生活史要点 ①寄生部位：主要为回盲部；②感染阶段：感染期卵；雌虫在肛周皮肤产卵，虫卵发育 6h 即有感染性；③感染方式：经口感染、吸入咽下感染、逆行感染，可自体感染和异体感染；④成虫寿命：雌虫 1 个月。

三、 致病

1. 肛门或会阴部瘙痒 雌虫在肛周产卵刺激局部皮肤引起瘙痒，皮肤抓破引起继发感染。患儿有夜惊、失眠、烦躁不安等。

2. 异位寄生 蛲虫异位寄生，可致蛲虫性阑尾炎、蛲虫性泌尿生殖系统和盆腔炎。

四、 实验诊断

1. 查获成虫 夜间儿童睡眠时，在肛周检出成虫可确诊。

2. 查虫卵 透明胶纸法和棉签拭子法，应在清晨便前检查。

五、 流行与防治

蛲虫感染呈世界性分布。流行特点为城市高于农村，儿童高于成人，尤以学龄前儿童感染率为高。人是蛲虫病的唯一传染源，感染方式为：①肛门-手-口的直接感染；②间接接触感染和吸入感染；③逆行感染。

防治重点为防止重复感染。①普查普治：药物有阿苯达唑、甲苯达唑、噻嘧啶等；②加强个人公共卫生，如勤剪指甲，饭前便后洗手等；③加强室内特别是幼儿园的教室、寝室和玩具、衣被的消毒。

第五节　十二指肠钩口线虫和美洲板口线虫

钩虫（hookworm）是钩口科线虫的统称，寄生人体的钩虫主要为十二指肠钩口线虫（*Ancylostoma duodenale*）和美洲板口线虫（*Necator americanus*），为人体肠道线虫中对人体危害最严重的虫种之一。

一、形态

1. 成虫　成虫细长，长约 1cm，活时淡红色，半透明，死后灰白色。虫体前端较细，略向背侧弯曲；顶端有 1 个发达的角质口囊，呈圆形或椭圆形。虫体前端有三种单细胞腺体：头腺 1 对，主要分泌抗凝素；咽腺 3 对，主要分泌乙酰胆碱酯酶等；排泄腺 1 对，主要分泌蛋白酶。十二指肠钩虫与美洲钩虫的形态鉴别要点见表 15-1。

表 15-1　十二指肠钩虫与美洲钩虫的形态鉴别要点

鉴别要点	十二指肠钩虫	美洲钩虫
体形	头尾均背曲，呈"C"形	头端背曲，尾端腹曲，呈"S"形
口囊	2 对钩齿	1 对半月形板齿
交合伞	撑开时略呈圆形	撑开略呈扁圆形
交合刺	两刺呈长鬃状，末端分开	一刺末端呈倒钩状，被包裹于另一刺的凹槽内
背辐肋	远端分两支，每支再分三小支	基部先分两支，每支远端再分两小支
尾刺	有	无

2. 虫卵　椭圆形，壳薄，无色透明。大小为（56～76）$\mu m \times$（36～40）μm，新鲜粪便中卵内含 2～4 个卵细胞，卵壳与细胞间有明显的空隙。若患者便秘或粪便放置过久，虫卵内细胞可继续分裂为多细胞期。两种钩虫卵极为相似，不易区别。

二、生活史

两种钩虫生活史相同。

1. 生活史过程　成虫寄生于人体小肠内，产出的虫卵随粪便排出后，虫卵在条件适宜的土壤中发育成杆状蚴，蜕皮 2 次再发育成丝状蚴，当于宿主表皮接触时，可钻入皮肤而导致感染。虫体进入体内后，其移行过程与蛔虫的这一段生活史相似。

2. 生活史要点　①感染阶段：丝状蚴；②感染方式：经皮肤感染；③寄生部位：小肠；④幼虫在宿主体内移行；⑤发育期：4～6 周；⑥十二指肠钩虫成虫一般可存活 7 年，美洲钩虫成虫可存活 5 年以上。

三、致病

钩虫幼虫和成虫都可对人体造成损害。

1. 幼虫致病　钩蚴性皮炎（俗称"粪毒"）、肺部的损害。

2. 成虫致病　成虫为主要致病因素，可致贫血及相关症状。①贫血：呈低色素小细胞性贫血，此乃钩虫病的突出症状表现。引起贫血原因有以下几点：钩虫吸入的血液迅速经其消化道排出体外造成宿主失血；钩虫头腺分泌抗凝素，使肠黏膜伤口渗血不易凝固，其渗血量与虫体吸血量大致相当；虫体不断更换咬附部位，造成多个部位出血，原伤口在凝血前仍可继续渗出少量血液；此外，钩虫对肠黏膜的损伤，影响营养物质吸收，可加重贫血程度。②消化道病变：成虫咬附和机械损伤，致宿主肠功能紊乱，表现为恶心、呕吐、腹泻等。少数患者出现异嗜症，原因可能是一种神经精神变态反应，似与患者体内铁的耗损有关。③婴儿钩虫病：多由十二指肠钩虫引起，可能是幼虫经胎盘或乳汁感染。最常见的症状为急性便血性腹泻。④嗜酸性粒细胞增多症。

两种钩虫的致病作用相似。十二指肠钩蚴引起皮炎者较多，成虫导致的贫血亦较严重，同时还是引起婴儿钩虫病的主要虫种，因此，十二指肠钩虫较美洲钩虫对人体的危害更大。

四、 实验诊断

粪便检查中检出钩虫卵或孵化出钩蚴为确诊的依据。常用的方法有直接涂片法、饱和盐水浮聚法、改良加滕法、钩蚴培养法等。

五、 流行与防治

钩虫病呈世界性分布，我国分布尤为广泛。流行因素与自然环境、种植作物种类、生产方式及生活条件等因素有关。

对钩虫病的防治要采用综合性防治措施，主要包括治疗患者、加强粪便管理、加强个人防护。治疗常用的驱虫药物有：甲苯达唑、阿苯达唑等。对于贫血严重患者需服用铁剂以纠正贫血。对于钩蚴性皮炎患者可在幼虫钻入皮肤 24h 内用皮肤透热疗法。

第六节　粪类圆线虫

粪类圆线虫（*Strongyloides stercoralis*）是一种兼性寄生虫。生活史复杂，包括自生世代和寄生世代。在寄生世代中，成虫主要在宿主（如人、狗、猫等）小肠内寄生，幼虫可侵入肺、脑、肝、肾等组织器官，引起粪类圆线虫病（strongyloidiasis）。

一、 形态

粪类圆线虫在宿主体内的生活阶段包括成虫、虫卵、杆状蚴和丝状蚴。寄生世代罕见雄虫，雌虫大小约为 $2.2mm×（0.04～0.06）mm$，虫体半透明，体表具细横纹，尾部尖细，末端略呈锥形。虫卵形似钩虫卵（但较小）。杆状蚴头端钝圆，尾部尖细，长约 0.2～0.45mm，具双球形咽管。丝状蚴即感染期幼虫，虫体细长，长约 0.6～0.7mm，咽管约为体长的 1/2，尾端分叉，生殖原基位于虫体后部。粪类圆线虫的丝状蚴与钩虫和东方毛圆线虫的幼虫极为相似。

二、 生活史

生活史包括两世代：自生世代，在土壤中进行；寄生世代，在人体内进行。

1. 自生世代　外界生活的成虫在温暖潮湿的土壤中产卵，数小时内孵出杆状蚴，再经 4 次蜕皮后发育为自生世代的成虫。环境适宜时自生世代可循环多次，此过程称为直接发育。

2. 寄生世代　当外界环境不适宜时，杆状蚴蜕皮 2 次→丝状蚴（感染阶段）→经人体皮肤钻入→入血、右心、肺、肺泡、支气管、咽→小肠，钻入小肠黏膜后再蜕皮 2 次→成虫→卵（数小时）→杆状蚴（随粪便排出）。此过程又称直接发育。

3. 生活史要点　①感染阶段：丝状蚴；②感染方式：经皮肤、黏膜、口感染；亦可经体内自身感染；③寄生部位：成虫寄生在宿主的小肠；幼虫可侵入人的肺、脑、肝、肾等组织器官；④保虫宿主：狗、猫等；⑤终宿主：人。

三、 致病

致病作用与其感染程度及人体机体免疫功能状态关系密切。

1. 皮肤过敏症状　由丝状蚴侵入皮肤所致，患者常有小出血点、丘疹等。

2. 肺部损害　幼虫移行至肺，穿破肺泡所致，患者常有咳嗽、发热等肺炎症状。

3. 消化道病变　为幼虫及成虫对宿主肠黏膜机械性刺激和毒性作用所致，患者可出现恶心、腹痛、腹泻、发热等。

4. 弥漫性粪类圆线虫病　幼虫可进入脑、肝、肺、肾等器官，出现相应症状。

四、　实验诊断

粪类圆线虫病由于缺乏特有的临床表现，故常致临床误诊。主要从粪便、痰、胃、肠液、尿或脑积液检出幼虫或培养出丝状蚴为确诊依据。

五、　流行与防治

呈散发感染。

防治原则基本同钩虫。应尽量避免发生自身感染。

第七节　旋毛形线虫

旋毛形线虫（*Trichinella spiralis*）简称旋毛虫，所致旋毛虫病是危害严重的人畜共患病，严重感染时常能致人死亡。

一、　形态

1. 成虫　线状，微小，雌虫 3.0～4.0mm，产新生幼虫，为卵胎生；雄虫 1.4～1.6mm。两性成虫的生殖器官均为单管型。

2. 幼虫　新生幼虫大小约为 $124\mu m \times 6\mu m$。寄生在宿主横纹肌细胞内的幼虫，长约 1mm，卷曲于梭形的囊包中，称之为幼虫囊包。

二、　生活史

成虫寄生在宿主十二指肠和空肠上段，幼虫寄生在同一宿主横纹肌内，对新宿主有感染性。生活史中无外界发育阶段，但完成生活史必须转换宿主。成虫在小肠上段肠黏膜内产出幼虫，幼虫入血随血循环到达全身，只有到达横纹肌内的才能继续发育为囊包；新的囊包若无进入新宿主的机会，多数半年后囊包两端开始钙化，幼虫死亡。

生活史要点：①寄生部位：成虫寄生在小肠，幼虫在横纹肌内；②感染阶段：幼虫囊包；③感染途径与方式：经口感染，吃了含活囊包的肉类及其制品；④致病阶段：幼虫、成虫；⑤诊断阶段：幼虫、囊包；⑥成虫寿命：雌虫寿命 1～2 个月。

三、　致病

旋毛虫的主要致病阶段是幼虫，病情轻重与幼虫囊包的数量、活力和侵犯部位以及人体对旋毛虫的免疫力等诸多因素有关。轻者可无症状，重者可致死亡。其致病过程可分为连续的三个过程。

1. 侵入期（肠道期）　幼虫在小肠内脱囊并钻入肠黏膜发育为成虫的过程。主要病变部位在十二指肠和空肠，故又称为肠型期。表现为恶心、呕吐、腹痛、腹泻等急性胃肠炎的症状。

2. 幼虫移行期（肠外期）　指新生幼虫侵入肌肉组织引起血管炎和肌炎的过程。主要病变部位在肌肉，又称肌型期。幼虫移行时所经之处可发生炎症反应。临床表现为发热、水肿、全身肌肉酸痛、压痛，以腓肠肌、肱二头肌、肱三头肌疼痛最明显，有的还可出现吞咽困难和语言障碍，还可表现为肺炎、胸膜炎和心肌炎等。患者可因心力衰竭、呼吸道并发症而死亡。

3. 囊包形成期（恢复期）　为受损肌细胞修复过程。患者全身症状逐渐减轻或消失，但肌肉疼痛仍可持续数月。

四、　实验诊断

病原诊断靠横纹肌活检，镜检幼虫，但阳性检出率仅 50% 左右，所以旋毛虫病的诊断常参考免疫学检查方法。

五、 流行与防治

旋毛虫病是一种动物源性疾病。多种哺乳动物有自然感染。动物之间的广泛传播是通过相互残食的"食物链"来完成的。而人类的感染主要因为食入不熟的肉类。

预防的关键是把住病从口入关，不吃生的或不熟的肉类。治疗本病首选的药物是阿苯达唑。

第八节　丝虫

丝虫（filaria）是由吸血昆虫传播的一种寄生性线虫，虫体细长形如丝线而得名。寄生于人体的丝虫有 8 种，其中以班氏丝虫及马来丝虫引起的淋巴丝虫病和盘尾丝虫所致的河盲症对人体危害严重。丝虫病是我国五大寄生虫病之一。

一、 班氏吴策线虫和马来布鲁线虫

班氏吴策线虫（*Wuchereria bancrofti*）简称班氏丝虫，马来布鲁线虫（*Brugia malayi*）简称马来丝虫。

1. 形态

（1）成虫　两种丝虫形态基本相同，乳白色，细长如丝线，体表光滑。雌虫 6～10cm，尾部略向腹面卷曲，雌虫产微丝蚴，为卵胎生；雄虫 2～4cm，尾端向腹面卷曲 2～3 圈。

（2）幼虫（微丝蚴）　班氏微丝蚴与马来微丝蚴形态鉴别见表 15-2。

表 15-2　班氏微丝蚴与马来微丝蚴形态鉴别

鉴别要点	班氏微丝蚴	马来微丝蚴
体态	柔和，弯曲较大	硬直，大弯中有小弯
头间隙（长∶宽）	较短（1∶1 或 1∶2）	较长（2∶1）
体核	圆形或椭圆形，各核分开，排列整齐，清晰可数	椭圆形，大小不等，排列紧密，常相重叠，不易分清
尾核	无	有 2 个，前后排列

2. 生活史　两种丝虫的生活史基本相似，都需要经过幼虫在蚊体内和成虫在人体内的两个发育过程。

（1）在中间宿主蚊体内的发育　当蚊叮吸含有微丝蚴的人血时，微丝蚴随血液进入蚊体内发育，最后形成感染期丝状蚴。

（2）在终宿主人体内的发育　当体内有丝状蚴的蚊叮人吸血时，丝状蚴输入人体，移行致人体淋巴系统内发育为成虫。

生活史要点：①感染阶段：丝状蚴；②感染方式：经媒介昆虫（蚊）叮咬传播；③寄生部位：淋巴系统，其中班氏丝虫除寄生于四肢浅部淋巴系统外，还可寄生于深部淋巴系统；马来丝虫寄生于四肢浅部淋巴系统；④成虫食物：淋巴液；⑤传播媒介：班氏丝虫的传播媒介是淡色库蚊和致倦库蚊；马来丝虫的传播媒介是中华按蚊和嗜人按蚊；⑥寿命：成虫寿命一般 4～10 年；微丝蚴寿命 2～3 月，具有夜现周期性。

夜现周期性。①概念：微丝蚴在外周血液中的夜多昼少现象称微丝蚴的夜现周期性；②时限：班氏微丝蚴为晚 10 点至次晨 2 点，马来微丝蚴为晚 8 点至次晨 4 点；③机制：至今尚不清楚，与宿主的中枢神经系统、特别是迷走神经的兴奋、抑制有关。

3. 致病　丝虫的成虫、感染期蚴、微丝蚴对人体均有致病作用，但以成虫为主。

（1）机制　丝虫寄生引起淋巴组织的变态反应，使淋巴瓣膜受损，导致淋巴回流障碍，引起淋巴水肿，刺激组织增生、纤维化、变厚、变硬。局部血供减少，易合并细菌感染。

（2）临床表现

① 微丝蚴血症：一般无任何症状或仅有发热和淋巴管炎表现，但血液中微丝蚴阳性。

② 急性期过敏和炎症反应：丝虫热、淋巴结炎、逆行性淋巴管炎（包括精索炎、睾丸炎和附睾炎）。

③ 慢性期：象皮肿、乳糜尿及睾丸鞘膜积液。马来丝虫不寄生在深部淋巴组织，所以马来丝虫病仅表现有象皮肿。

④ 隐性丝虫病：指无典型丝虫病临床表现，微丝蚴不出现于外周血液，但可能存在于内脏器官和组织（肺、淋巴结）的丝虫感染。

4. 实验诊断　从患者外周血、乳糜尿液、抽出液或活检物中查出微丝蚴和成虫是诊断本病的依据。常用的方法有：厚血膜法（首选）、新鲜血滴法、乙胺嗪（海群生）白天诱出法。

5. 流行与防治　班氏丝虫病世界流行，马来丝虫病分布在亚洲。丝虫病是 WHO 重点控制的十大热带病之一。预防的重要措施是普查普治和防蚊灭蚊。治疗的首选药物为乙胺嗪（又名海群生，可杀成虫和微丝蚴）。此外，还有阿苯达唑、伊维菌素等。

二、 盘尾丝虫

盘尾丝虫是引起盘尾丝虫病的病原体。成虫线状，白色，两端渐细而钝圆。微丝蚴无鞘，头间隙长宽相等，尾端尖细而无核。中间宿主和传播媒介为蚋。成虫及微丝蚴均有致病作用。成虫寄生于皮下组织淋巴管汇合处。本病最基本病损发生于皮肤、淋巴结和眼组织。主要临床特征为眼部损害，可致失明，又称河盲症。治疗药物有乙胺嗪（海群生）、苏拉明和伊维菌素等。

三、 罗阿罗阿线虫

罗阿罗阿线虫简称罗阿丝虫，是非洲的"眼虫"，引起罗阿丝虫病，亦称游走性肿块或卡拉巴丝虫性肿块。成虫为白色线状，头端略细，口周围具有乳突，体中部有小圆顶状的突起。微丝蚴具鞘，头间隙长宽相等，体核分布至尾端，在尾尖处有一较大的核。中间宿主和传播媒介为斑虻。成虫主要寄生于人体背、胸、阴茎、头皮及眼等处的皮下组织，偶可侵入内脏。成虫是罗阿丝虫病的主要致病阶段，侵入皮下组织常出现游走性肿块。成虫亦常侵犯眼球前房，并在结膜下移行或横过鼻梁，引起严重的眼结膜炎。对该病的治疗药物和方法基本同班氏丝虫病。

第九节　广州管圆线虫

广州管圆线虫（*Angiostrongylus cantonensis*）寄生于鼠类肺部血管。人是非适宜宿主，常因生食含有第三期幼虫的螺肉等食物而感染。第三期幼虫可侵入中枢神经系统，引起嗜酸性粒细胞增多性脑膜脑炎或脑膜炎。本虫最早由陈心陶在广东家鼠及褐家鼠体内发现，命名为广州肺线虫。

一、 形态

1. 成虫　线状，细长，体表具细横纹。雄虫长 11～26mm，交合伞对称，呈肾形。雌虫长 17～45mm，子宫双管型，白色，与充满血液的肠管缠绕成红白相间的螺旋纹。

2. 幼虫　第三期幼虫为感染期幼虫，外形呈细杆状，大小为 $(0.462～0.525)$ mm $×(0.022～0.027)$ mm，虫体无色透明。头端稍圆，尾部顶端骤变尖细，食管比虫体长度的 1/2 稍短。

二、 生活史

生活史要点：①终宿主：鼠类（肺动脉分支内）；②中间宿主：陆生和淡水螺类（褐云玛瑙螺、福寿螺等）、蛞蝓等；③转续宿主：黑眶蟾蜍、虎皮蛙、金线蛙和蜗牛、鱼、虾、蟹等；④感染期：第三期幼虫；⑤感染途径：经口、皮肤（儿童）；⑥感染方式：人食入未熟的螺、蛞蝓、虾、蜗牛、蟹等，或生食了被第三期幼虫污染的蔬菜等。

三、 致病

广州管圆线虫对人体的损害主要是由于第三期幼虫在体内的移行和寄生时对局部的刺激所致，可造成肠壁、肝、肺、脑等部位的病变。最严重的病变是幼虫侵犯中枢神经，主要引起嗜酸性粒细胞增多性脑膜脑炎或脑膜炎。临床表现主要有急性剧烈头痛、颈项强直、恶心呕吐、低度或中度发热、感觉异常、视觉损害等。

四、 实验诊断

诊断本病的依据：有吞食或接触含本虫的中间宿主或转续宿主史；典型的症状体征；脑积液压力升高，白细胞总数明显增多，其中嗜酸性粒细胞数超过 10%；免疫学检查阳性或从脑积液中查出幼虫或发育期雌性成虫或雄性成虫，但一般病原检出率不高。

五、 流行与防治

广州管圆线虫病分布于热带和亚热带地区。我国主要在台湾、香港、广东、浙江、福建、海南、天津、黑龙江、辽宁、湖南等地，呈散在分布。

预防本病主要为不吃生或半生的螺类，不吃生菜，不喝生水；因幼虫可经皮肤侵入机体，故应防止在加工螺类的过程中受感染。治疗本病尚无特效药。用甲苯达唑可杀死实验感染鼠体内大部分成虫。

第十节　其他人体寄生线虫

一、 东方毛圆线虫

东方毛圆线虫是一种寄生于草食类动物（如绵羊、骆驼、马、牛及驴等）的胃和小肠内的寄生虫，也可寄生于人体。

1. 形态　成虫纤细，无色透明，口囊不明显，咽管为圆柱形。雄虫长 4.3～5.5mm，尾端交合伞明显。雌虫长 5.5～6.5mm，尾端为锥形，子宫内有虫卵 5～16 个。虫卵长椭圆形，一端较圆，另一端稍尖，无色透明，比钩虫卵略长，壳薄，卵膜与卵壳间空隙在两端较明显。新鲜粪便中的虫卵，内含分裂的胚细胞 10～20 个。

2. 生活史　虫卵随宿主粪便排出后在土壤中发育，幼虫孵出并蜕皮 2 次为感染期幼虫。人因食入含有感染期幼虫的生菜而经口感染。在宿主小肠内经第 3 次蜕皮后钻入肠黏膜，数日后逸出蜕皮，虫体头端插入肠黏膜发育为成虫。

3. 致病　本虫引起的腹痛症状较钩虫感染者稍重。常与钩虫感染混合发生，故不易对其所致症状与钩虫病区分。

4. 实验诊断　本病诊断以粪便中查见虫卵为准。粪检方法常用饱和盐水浮集法，亦可用培养法查丝状蚴。应注意与钩虫和粪类圆线虫的丝状蚴相区别。

5. 流行与防治　东方毛圆线虫主要分布于农村和牧区，呈散发性分布。防治原则与钩虫相同。

二、 美丽筒线虫

美丽筒线虫是一种主要寄生于哺乳动物（特别是反刍动物和猪、猴、熊等）口腔与食管的寄生虫。偶可寄生于人体引起筒线虫病。

1. 形态　成虫细长，乳白色，体表有纤细横纹。寄生人体的雄虫（21.5～62.0）mm×（0.1～0.3）mm，尾部有明显的膜状尾翼。雌虫（32～150）mm×（0.2～0.53）mm，尾部钝锥状，不对称，稍向腹面弯曲，子宫粗大，内含大量虫卵。虫卵呈椭圆形，卵壳厚而无色透明。

2. 生活史　成虫（寄生在终宿主的口腔、咽和食管）→含蚴卵（随粪便排出）→幼虫（昆虫消化道孵出）→感染性幼虫→终宿主吞食含此期幼虫的昆虫后，幼虫即破囊而出→十二指肠黏膜，→食管、咽或口腔黏膜内寄生→成虫。

3. 致病　美丽筒线虫成虫可在上下唇、颊、舌、腭、齿龈、扁桃体附近等处寄生，对人体的损害主要是虫体在体内的移行和寄生时对局部的刺激所致。患者口腔内有虫样蠕动感、异物感或发痒等。寄生在局部黏膜可出现水疱或血疱。

4. 实验诊断　根据口腔症状和病史可做出初步诊断，以针挑破有虫体移行处的黏膜，取出虫体进行虫种鉴定是确诊本病的依据。

5. 流行与防治　美丽筒线虫宿主广泛，终宿主包括牛、羊、马、驴、骡、骆驼等反刍类动物以及家猪、野猪、猴类、熊和犬科、鼠类等动物。人是偶然宿主。中间宿主包括甲虫、蜚蠊目的蜚蠊（蟑螂）。本病的治疗方法是挑破寄生部位黏膜取出虫体。预防措施为宣传教育，注意饮食卫生，不吃甲虫和蜚蠊，不喝生水和不吃不洁的生菜等。

三、　结膜吸吮线虫

结膜吸吮线虫又称东方眼虫病，成虫主要寄生在狗、猫等动物眼部，偶寄生于人的眼部致病。

1. 形态　成虫乳白色，线状，两端较细，头端口囊明显，体表角皮皱褶呈横纹，其边缘锐利呈锯齿状。雄虫体长（4.5～15.0）mm×（0.25～0.75）mm；雌虫体长（6.2～20.0）mm×（0.3～0.85）mm。雌虫直接产出幼虫。初产幼虫大小为（350～414）μm×（13～19）μm，外披鞘膜，尾部连一大鞘膜囊。

2. 生活史　生活史要点：①为卵胎生，雌虫直接产幼虫；②寄生部位：眼结膜囊等；③感染阶段：感染性幼虫；④感染方式：经媒介昆虫蝇传播；⑤中间宿主：冈田绕眼果蝇；⑥终宿主：犬、猫等动物及人。

3. 致病　成虫寄生于人眼结膜囊等部位，当活动时体表锐利横纹的机械损伤及虫体分泌物的化学刺激，患者可有眼部异物感、瘙痒、畏光、流泪、结膜充血、分泌物增多等症状。取出虫体后，症状即消失。

4. 实验诊断　自患者眼部取出虫体可确诊。

5. 流行与防治　本虫主要分布在亚洲。人体感染主要取决于感染机会，一般以婴幼儿较多，农村较城市多见。搞好环境卫生，加强犬、猫等动物的卫生管理，注意个人卫生，特别注意眼部清洁是预防感染的主要措施。治疗方法主要是取出虫体。

同步练习

一、选择题

1. 似蚓蛔线虫的感染阶段为（　　　）

　　A. 蛔虫受精卵　　　　　　B. 未受精蛔虫卵　　　　C. 感染期蛔虫卵

　　D. 丝状蚴　　　　　　　　E. 蛔虫受精卵、未受精卵

2. 蛔虫生活史中需蜕皮4次，蜕皮发生的场所依次为（　　　）

　　A. 卵内，宿主的小肠、肺泡、小肠

　　B. 卵内，宿主的肺泡、肺泡、小肠

　　C. 卵内，宿主的小肠、肝、小肠

　　D. 卵内，宿主的肝、肺泡、小肠

　　E. 卵内，宿主的小肠、肺泡、肺泡

3. 导致蛔虫病广泛流行的因素很多，但除外（　　　）

　　A. 蛔虫生活史简单，卵在外界环境中直接发育为感染期虫卵

    B. 虫卵对外界环境的抵抗力强

    C. 蛔虫产卵量大，每天每条雌虫产卵约 24 万个

    D. 粪便管理不当，不良的个人卫生和饮食卫生习惯

    E. 感染期虫卵可经多种途径进入人体

4. 对于已确诊为蛔虫病的患者应彻底治疗，否则除哪一项外，都有可能发生（   ）

    A. 胆道蛔虫病   B. 蛔虫性肠梗阻   C. 蛔虫性阑尾炎

    D. 蛔虫性肠穿孔   E. 蛔虫性哮喘

5. 蛔虫最常见的并发症是（   ）

    A. 贫血   B. 阑尾炎   C. 胆道蛔虫病

    D. 胰腺炎   E. 肠穿孔

6. 毛首鞭形线虫的主要致病机制为（   ）

    A. 夺取营养

    B. 幼虫移行时对组织造成的损害作用

    C. 虫体代谢产物所致变态反应

    D. 成虫的特殊产卵习性

    E. 成虫利用头端插入肠黏膜及黏膜下层，以组织液和血液为食，导致局部黏膜炎症

7. 寄生人体的钩虫中有迁延移行现象的是（   ）

    A. 美洲钩虫   B. 十二指肠钩虫   C. 巴西钩虫

    D. 锡兰钩虫   E. 犬钩

8. 俗称的"粪毒"是指（   ）

    A. 尾蚴性皮炎   B. 丹毒样皮炎   C. 昆虫性皮炎

    D. 钩蚴性皮炎   E. 丝虫引起的"流火"

9. 雄性美洲钩虫的交合伞背辐肋特征是（   ）

    A. 从基部分为两支，再各分为三小支

    B. 从远端分为两支，再各分为三支

    C. 从基部分为两支，再各分为两小支

    D. 从远端分为两支，再各分为两支

    E. 从远端分为三支，再各分两小支

10. 治疗严重贫血症的钩虫病患者应（   ）

    A. 立即驱虫，再纠正贫血

    B. 先纠正贫血，再驱虫

    C. 驱虫与治疗贫血同时进行

    D. 只需驱虫，不必治疗贫血

    E. 只需治疗贫血，不必驱虫

11. 下列哪项不是钩虫病的表现（   ）

    A. 营养不良   B. 生长发育障碍   C. 下肢水肿

    D. 血红蛋白降低   E. 中性粒细胞增多

12. 人既可作为中间宿主，又可作为终宿主的线虫有（   ）

    A. 旋毛形线虫   B. 似蚓蛔线虫   C. 钩虫

    D. 蠕形住肠线虫   E. 毛首鞭形线虫

13. 旋毛形线虫的诊断阶段为（   ）

    A. 囊包   B. 包囊   C. 囊尾蚴

    D. 囊蚴   E. 丝状蚴

14. 有流行病学意义而又被忽视的丝虫病传染源是 （　　　）
  A. 象皮肿患者　　　　　　　B. 乳糜尿患者　　　　　　　C. 微丝蚴血症的患者
  D. 鞘膜积液患者　　　　　　E. 隐性丝虫病患者

15. 结膜吸吮线虫的感染阶段为 （　　　）
  A. 虫卵　　　　　　　　　　B. 杆状蚴　　　　　　　　　C. 丝状蚴
  D. 感染期幼虫　　　　　　　E. 微丝蚴

16. 在尿液中可查到的寄生虫病原体有 （　　　）
  A. 丝虫微丝蚴　　　　　　　B. 蛲虫卵　　　　　　　　　C. 蛔虫卵
  D. 钩虫卵　　　　　　　　　E. 鞭虫卵

17. 既能过寄生生活，又能过自生活的线虫是 （　　　）
  A. 广州管圆线虫　　　　　　B. 美丽简线虫　　　　　　　C. 结膜吸吮线虫
  D. 粪类圆线虫　　　　　　　E. 东方毛圆线虫

18. 不能治疗线虫病的药物是 （　　　）
  A. 阿苯达唑　　　　　　　　B. 甲苯达唑　　　　　　　　C. 噻嘧啶
  D. 甲硝咪唑　　　　　　　　E. 左旋咪唑

19. 当考虑蛔虫和钩虫同时感染时，实验诊断最好采用 （　　　）
  A. 粪便直接涂片法　　　B. 粪便饱和盐水浮聚法　　　C. 粪便自然沉淀法
  D. 粪便离心沉淀法　　　E. 粪便沉淀孵化法

20. 下列线虫在人体的主要寄生部位，哪项是错的 （　　　）
  A. 钩虫寄生于小肠上段
  B. 鞭虫寄生于盲肠、结肠
  C. 蛔虫寄生于结肠
  D. 马来丝虫寄生在浅部淋巴系统
  E. 班氏丝虫寄生在深、浅两组淋巴系统

二、填空题

1. 线虫的生殖器官为长管状，很发达，雄虫为＿＿＿＿＿＿型，雌虫多为＿＿＿＿＿＿型。

2. 线虫与吸虫相比，线虫的消化道＿＿＿＿＿＿，吸虫的消化道＿＿＿＿＿＿，有＿＿＿＿＿＿无＿＿＿＿＿＿。

3. 蛔虫的寿命为＿＿＿＿＿＿，十二指肠钩虫的寿命为＿＿＿＿＿＿，蛲虫雌虫的寿命为＿＿＿＿＿＿。

4. 鞭虫卵与其他寄生虫卵不同的两点是＿＿＿＿＿＿和＿＿＿＿＿＿。

5. 由感染期幼虫主动经皮肤侵入人体的线虫有＿＿＿＿＿＿和＿＿＿＿＿＿。

6. 生活史过程中不需要中间宿主的线虫有＿＿＿＿＿＿、＿＿＿＿＿＿、＿＿＿＿＿＿和＿＿＿＿＿＿。

7. 蠕形住肠线虫成虫前端角皮膨大形成＿＿＿＿＿＿，咽管末端膨大呈球形，称为＿＿＿＿＿＿。

8. 蠕形住肠线虫成虫通常在宿主＿＿＿＿＿＿时在＿＿＿＿＿＿产卵，所以蛲虫病最常用的实验诊断为＿＿＿＿＿＿，检查时间应在＿＿＿＿＿＿。

9. 旋毛形线虫的＿＿＿＿＿＿和＿＿＿＿＿＿寄生在同一宿主体内，但完成生活史必须宿主＿＿＿＿＿＿。

10. 旋毛形线虫的成虫主要寄生在人体的＿＿＿＿＿＿内，幼虫寄生在人体的＿＿＿＿＿＿内。

11. 传播班氏吴策线虫的主要蚊种为＿＿＿＿＿＿和＿＿＿＿＿＿。

12. 结膜吸吮线虫寄生于人体＿＿＿＿＿＿内，通过＿＿＿＿＿＿传播。

13. 美丽简线虫寄生于人体＿＿＿＿＿＿、＿＿＿＿＿＿和＿＿＿＿＿＿。

三、名词解释

1. 钩蚴性皮炎　2. 蛔蚴性肺炎　3. 夜现周期性　4. 丝虫热　5. 隐性丝虫病

四、问答题

1. 线虫虫卵内细胞发育的程度可因虫种而异，请举例说明它们可以分为哪些阶段？

2. 线虫卵的卵壳一般分为哪几层？它们都有什么作用？

3. 比较似蚓蛔线虫与毛首鞭形线虫的生活史。

4. 说明蛲虫病的感染及流行特点，并解释其形成原因。

5. 蛲虫的寿命很短，但为什么蛲虫病很难根治？

6. 比较蛔虫与钩虫生活史的不同点。

7. 试述钩虫引起贫血的机制、钩虫贫血的特点。

8. 婴幼儿怎么会感染钩虫病？婴儿钩虫病的特点怎样？

9. 试述旋毛虫对人的致病过程及主要症状。

10. 简述班氏吴策线虫和马来布鲁线虫对人的危害有何异同。

11. 简述丝虫病患者慢性阻塞性病变的机制。

12. 丝虫病的病原学诊断方法有哪些？检查时应注意什么？

13. 输血能否传播丝虫病？为什么？

14. 简述广州管圆线虫病的临床诊断依据。

15. 肠道线虫的病原学检查方法有哪些？各有何优缺点？

➤➤ 参考答案 ➤➤

一、选择题

1. C 2. B 3. E 4. E 5. C 6. E 7. B 8. D
9. C 10. A 11. C 12. A 13. A 14. C 15. D
16. A 17. D 18. D 19. D 20. C

二、填空题

1. 双管 单管

2. 完整 不完整 口 肛门

3. 1年左右 约7年 1个月

4. 纺锤形 有塞状突起

5. 钩虫 粪类圆线虫

6. 似蚓蛔线虫 毛首鞭形线虫 蠕形住肠线虫 钩虫

7. 头翼 咽管球

8. 睡眠 肛门周围 透明胶纸法 清晨便前

9. 成虫 幼虫 转换

10. 十二指肠和空肠上段 横纹肌

11. 淡色库蚊 致倦库蚊

12. 眼结膜囊 蝇

13. 口腔 咽喉 食管

三、名词解释

1. 钩蚴性皮炎：钩虫感染期幼虫(丝状蚴)侵入皮肤后，足趾或手指间皮肤较薄处或足背部及其他暴露部位的皮肤处可出现充血斑点或丘疹，奇痒，搔破后常有继发感染，俗称"粪毒"。

2. 蛔蚴性肺炎：蛔虫的幼虫在人体内移行时在人体肺部引起的炎症。

3. 夜现周期性：丝虫成虫寄生于淋巴系统产微丝蚴，微丝蚴在人的外周血液中周期性出现，白天滞留于肺微血管内，夜晚则出现在外周血液中，微丝蚴在外周血液中的昼少夜多现象称为微丝蚴的夜现周期性。

4. 丝虫热：丝虫感染引起急性淋巴管炎、淋巴结炎的同时多伴有突然发热、寒战、全身不适、头痛、乏力、四肢酸痛和食欲缺乏等全身症状，称为丝虫热。

5. 隐性丝虫病：指无典型丝虫病临床表现，微丝蚴不出现于外周血液，但可能存在于内脏器官和组织(肺、淋巴结)的丝虫感染。

四、问答题

1. 答：自人体内排出时，虫卵内细胞发育的程度因虫种而异，有的线虫卵内的细胞尚未分裂，如受精蛔虫卵；有的已分裂为数个细胞，如钩虫卵；有的则已发育为蝌蚪期胚，如蛲虫卵；有的虫种，虫卵内的胚胎在子宫内即发育成熟，自阴门排出时为幼虫阶段，如丝虫。

2. 答：线虫卵的卵壳一般分为卵黄膜(个别虫种外而还有蛋白质膜)、壳质层和蛔苷层。卵黄膜有加固卵壳的作用，有些虫种，如蛔虫，当虫卵通过子宫时，卵壳外附加一层由子宫壁分泌的酸性黏多糖-鞣化蛋白复合物，称为蛋白质膜。壳质层有抵抗外来机械压力的作用。蛔苷层有调节渗透压的作用。

3. 答：似蚓蛔线虫和毛首鞭形线虫的生活史过程基本相同，其主要的相同点为：①人为终宿主；②生活史简单，虫卵均能在外界环境直接发育为感染期虫卵；③感染阶段为感染期虫卵；④感染方式为经口感染。

两者的主要区别是：①蛔虫成虫寄生在小肠，鞭虫成虫寄生在盲肠；②鞭虫幼虫在体内不需经过组织移行即可发育为成虫；蛔虫幼虫在体内需经组织移行后才能发育为成虫，其移行途径为：幼虫侵入肠黏膜或黏膜下层→入血→肝→右心肺、肺泡→支气管、气管→咽喉部→胃→小肠。

4. 答：蛲虫病感染的特点表现方式多样，包括：①自体重复感染：主要是由于蛲虫卵发育较快，虫卵在肛周约需6h即发育为感染期虫卵，通过"肛门-手-口"途径很易造成自体重复感染。②吸入感染：蛲虫卵比重较轻，可通过扫地、扫床单、被褥而漂浮于空气中，可随空气吸入咽下而感染。③逆行感染：蛲虫发育快，感染性虫卵在肛门周围孵化，幼虫也可经肛门逆行入肠并发育为成虫，这种方式称逆行感染。④相互接触，经口感染。

蛲虫病流行的特点有：①蛲虫病感染率儿童高于成人，主要是由于儿童个人卫生差或不良习惯(吸吮手指等)导致易感染。②有群居性，家庭群居和集体生活儿童的感染率高，主要是通过密切接触而相互感染。③无地方性流行，因为蛲虫卵在人体肛周发育为感染性卵，不受气候地理等外环境因素影响。

5. 答：蛲虫病的寿命虽然很短，但由于重复感染，因此很难根治。主要是由于蛲虫卵发育较快，虫卵在肛周约需6h即发育为感染期虫卵，通过"肛门-手-口"途径很易造成自体重复感染。其次，由于儿童个人卫生差或不良习惯(吸吮手指等)导致易感染。此外，家庭群居和集体生活儿童的感染率高，主要是通过密切接触而相互感染。

6. 答：蛔虫、钩虫生活史的不同点如下：①感染阶段不同，蛔虫感染阶段为含蚴卵，而钩虫是丝状蚴。②感染方式不同，蛔虫含蚴卵经口感染，而钩虫丝状蚴经皮肤或口腔黏膜感染。③幼虫在体内移行途径不同，蛔虫幼虫移行时需经过肝脏，而钩虫幼虫移行时不需经过肝脏。④寄生方式不同，蛔虫成虫在小肠内多处呈游离状态，而钩虫成虫以其口囊的钩齿和板齿咬附在肠黏膜。⑤营养来源不同，蛔虫以肠道内半消化的食物为食引起营养不良，钩虫成虫吸血引起患者慢性失血导致贫血。⑥虫卵在外界发育过程不同，蛔虫卵发育形成感染性虫卵，钩虫卵发育为杆状蚴、丝状蚴。

7. 答：由于钩虫成虫以口囊附着在肠黏膜上吸血；虫体分泌抗凝素使黏膜伤口不断渗血；虫体吸血后即迅速排出，增加失血量；以及虫体经常更换吸血部位，虫体活动造成血管损伤而流血等原因，导致慢性失血，加以铁和蛋白质不断耗损，引起明显贫血症状。

由于缺铁，血红蛋白的合成速度比细胞新生速度慢，使红细胞体积变小，着色变浅，所以钩虫贫血特点呈低色素小细胞性贫血。

8. 答：婴幼儿感染钩虫主要因使用了被钩蚴污染的尿布，或因穿了"土裤子"，或睡沙袋等方式；另外，也可能经胎盘或通过母乳感染。婴儿钩虫病的主要特征是：解黑便、腹泻、食欲减退；贫血严重；合并症多；死亡率高。最常见的死亡原因是贫血及急性肠出血。

9. 答：根据旋毛虫的生活史，将其对人的致病过程分为三期。

（1）侵入期 脱囊的幼虫和成虫侵入肠黏膜，引起炎症、充血、水肿甚至溃疡。持续约1周。

（2）幼虫移行期 发生在感染后2～6周，幼虫经血液循环移行至全身各器官及侵入横纹肌，而导致严重的危害：①幼虫在血管内移行引起血管炎，这是由于幼虫的机械刺激及分泌物毒性作用引起所经过之处组织的炎症反应，患者可出现全身中毒症状、高热、眼睑及面部水肿，血中嗜酸性粒细胞升高。②幼虫移行至全身肌肉，引起肌炎和肌纤维肿胀、排列紊乱、横纹消失，甚至肌细胞坏死崩解。患者突出而多发的症状为全身肌肉疼痛，尤以腓肠肌、肱二头肌明显。③幼虫移行到肺，损伤肺毛细血管，产生局灶性或广泛性肺出血、肺水肿。④幼虫侵犯心肌引起心肌炎，可导致心力衰竭，为旋毛虫病死亡的主要原因之一。

（3）囊包形成期(恢复期) 在感染后1个月，虫体周围形成梭形囊包，轻症患者急性症状消退，但肌痛可持续数月之久。严重患者出现恶病质、水肿、虚脱、毒血症和心肌炎等，甚至死亡。

10. 答：马来布鲁线虫主要寄生在人体的上、下肢浅部淋巴系统；班氏吴策线虫除寄生于上、下肢浅部淋巴系统外，还可寄生于深部淋巴系统。其致病既有相同处，又有不同之处。相同点为：①两者均可引起急性期淋巴管炎、淋巴结炎和丹毒样皮炎；②两者均可引起上、下肢象皮肿。不同点为：班氏吴策线虫可引起精索炎、睾丸炎、附睾炎、阴囊象皮肿、睾丸鞘膜积液和乳糜尿等症状，而马来布鲁线虫感染者却没有这些症状。

11. 答：急性期淋巴管炎、淋巴结炎反复发作以及以死亡成虫和微丝蚴为中心形成的肉芽肿最终导致局部淋巴管栓塞。阻塞部位远端的淋巴管内压力增高，造成淋巴管扩张，甚至破裂，淋巴液流入周围组织。阻塞部位不同，患者产生的临床表现也不同。①象皮肿：是由于表浅的淋巴管破裂，含蛋白质较高的淋巴液聚集于皮下组织，刺激纤维组织增生，使局部皮肤变粗变硬而形成。②鞘膜积液：精索睾丸淋巴管阻塞时，淋巴液可渗入鞘膜腔内，引起鞘膜积液，阴囊肿大。 ③乳糜尿：阻塞部位在主动脉前淋巴结或肠干淋巴结。 由于肠干淋巴压力增高，使从小肠吸收的乳糜液经侧支流入肾淋巴管，并经肾乳头黏膜破损处流入肾盂，混于尿中排出。

12. 答：丝虫的病原学诊断方法主要是查血，若血液中有微丝蚴即可确诊。 由于微丝蚴有夜现周期性，应注意采血时间，一般以晚上 9 点以后为宜。具体方法有：①新鲜血滴检查法可用作筛选患者，但不能鉴别虫种。 ②厚血膜涂片检出率高，且可鉴别虫种。 ③乙胺嗪(海群生)白天诱出法多用于夜间取血不方便者，但易漏诊。 ④微丝蚴浓集法阳性率较高。

13. 答：输血不能传播丝虫病，因为寄生于人体的微丝蚴不具有感染性。 微丝蚴必须在适宜的蚊体内经过一段时间的发育，才能变成感染期幼虫。

14. 答：广州管圆线虫病的临床诊断依据为：①有生吃、半生吃或接触本虫中间宿主或转续宿主史；②典型的症状体征；③脑脊液压力升高，白细胞数在 500×10^6/L 以上，其中嗜酸性粒细胞超过 10%；④从脑脊液、眼或身体其他部位检获本虫幼虫或幼龄成虫，但检获率很低(约 10%)；⑤免疫学辅助诊断，常用的有皮内试验，酶联免疫吸附试验(ELISA)，间接荧光抗体试验等，其中以 ELISA 的敏感性和特异性较好。

15. 答：①粪便直接涂片法：操作简便，出结果快，但虫卵少时易漏诊。 ②饱和盐水浮聚法：检出率比直接涂片法高，但只适于检查比重较轻的钩虫卵。 ③肛门拭子法：检出率较高，但只适于检查在肛周产卵的蛲虫。 ④试管滤纸培养法：检出率较高，结果观察方便，但费时较长(3～5 天)，只适用于钩虫病的检查。

第十六章 猪巨吻棘头虫

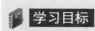 **学习目标**

本章为了解内容，主要了解猪巨吻棘头虫的生活史、致病性及防治。

 内容精讲

猪巨吻棘头虫（*Macracanthorhynchus hirudinaceus*）是猪小肠内常见寄生虫，偶寄生人体，引起人体猪巨吻棘头虫病。

一、 形态与生活史

1. 形态 猪巨吻棘头虫成虫呈乳白色或淡红色，分吻突、颈部和躯干三部分；吻突周围有5～6排尖锐透明的吻钩；雄虫体长5～10cm，雌虫体长20～65cm。虫卵呈椭圆形，棕褐色，大小为（67～110）μm×（40～65）μm，卵壳厚，内含1个具有小钩的幼虫。

2. 生活史主要过程 成虫（寄生在终宿主的小肠）→虫卵（随粪便排出）→棘头蚴（在中间宿主肠腔发育）→棘头体、感染性棘头体（在中间宿主血腔发育）→成虫（在终宿主的小肠发育）。

3. 生活史要点 ①寄生部位：猪与人的小肠；②感染阶段：感染性棘头体；③感染方式：经口感染；④中间宿主：鞘翅目昆虫如天牛、金龟子等；⑤人不是适宜宿主。

二、 致病

猪巨吻棘头虫主要是借吻突的吻钩固着于肠黏膜（回肠中下段），且经常更换附着部位，造成黏膜损伤和小出血点。吻腺分泌的毒素使寄生部位出现炎症、坏死和溃疡，并可形成棘头虫结节。虫体甚至穿破肠壁造成肠穿孔（是最常见的并发症，部位多在距回盲部1cm以内的小肠段），引起腹膜炎、腹腔脓肿、肠梗阻等。本病对人体危害主要是引起外科并发症。

三、 实验诊断

由于人为其非正常宿主，在粪便中很难查到虫卵，主要依据病史、临床症状和体征（如吃甲虫史、腹部包块和虫结等）来诊断。驱虫或手术检获虫体即可确诊。

四、 流行与防治

本病在国内分布于辽宁、山东、河北、天津等16个省（市、区），其中辽宁和山东的部分地区呈地方性流行。此病发生在8～11月份，系由于夏秋季节金龟子、天牛等中间宿主增多。猪是终宿主，为其重要传染源。

主要对儿童做好宣传教育，不要捕食甲虫；加强猪饲养管理，提倡圈养，对猪粪进行无害化处理。感染早期，服用阿苯达唑和甲苯达唑；出现并发症者，应及时手术治疗。

同步练习

一、选择题

1. 猪巨吻棘头虫的主要终宿主是（　　　）
   - A. 猪
   - B. 犬
   - C. 猫
   - D. 人
   - E. 昆虫

2. 下列哪个阶段不是猪巨吻棘头虫的发育阶段（　　　）
   - A. 虫卵
   - B. 棘球蚴
   - C. 棘头体
   - D. 感染性棘头体
   - E. 成虫

3. 猪巨吻棘头虫的感染阶段为（　　　）
   - A. 虫卵
   - B. 棘头蚴
   - C. 棘头体
   - D. 感染性棘头体
   - E. 棘头体和感染性棘头体

4. 下列哪项不是诊断猪巨吻棘头虫的依据（　　　）
   - A. 粪检虫卵
   - B. 询问流行病史
   - C. 临床表现
   - D. 免疫诊断
   - E. 诊断性驱虫

二、填空题

1. 猪巨吻棘头虫成虫产卵于终宿主的_____，卵随粪便排山体外，被_____宿主吞食，在其体内进一步发育为_____。

2. 猪巨吻棘头虫主要寄生在人体的_____，人是其_____宿主。

三、问答题

猪巨吻棘头对人体的危害有哪些？如何诊断和防治人体猪巨吻棘头虫病？

参考答案

一、选择题

1. A　2. B　3. D　4. A

二、填空题

1. 小肠　中间/鞘翅目昆虫　感染性棘头体
2. 小肠　非适宜

三、问答题

答：① 危害：寄生于人体的猪巨吻棘头虫大多数在回肠的中下部，一般为1～2条。成虫以吻突的吻钩固着于肠黏膜上，造成黏膜的机械性损伤。寄生处的黏膜出现炎症、坏死乃至溃疡，并可因结缔组织大量增生而形成特有的棘头虫结节。棘头虫结节常与大网膜或邻近肠管粘连，形成包块。患者出现腹痛、腹泻、食欲缺乏、贫血、消瘦，甚至出现黑便、肠穿孔。

② 诊断：可根据特有包块、虫结，并参考病史诊断。患者常自然排出虫体，或在服用驱虫药后排出虫体，或手术治疗后检获成虫，以鉴别虫体形态确诊。

③ 防治：改变炒食金龟或天牛幼虫的习俗是预防本病的关键。治疗上，目前尚无特效药，感染早期使用甲苯达唑、阿苯达唑等有一定疗效。出现并发症，应及时手术治疗。

第四篇

医学节肢动物

第十七章 医学节肢动物概论

 学习目标

1. **掌握** 医学节肢动物的概念、医学节肢动物对人体的危害、医学节肢动物传播病原体的方式。
2. **熟悉** 医学节肢动物的共同特征及防制。
3. **了解** 医学节肢动物的主要类群及判定。

 内容精讲

医学节肢动物是指与医学有关即危害人畜健康的节肢动物。医学节肢动物学是研究节肢动物的形态、分类、生活史、生态、地理分布、与传播疾病的关系及防制措施的科学。

一、 医学节肢动物的主要特征

① 躯体分节，左右对称，具分节的附肢。
② 体表骨骼化，由甲壳质和醌单宁蛋白组成，亦称外骨骼。
③ 循环系统开放式，整个循环系统的主体称为血腔，内含血淋巴。
④ 发育史大多经历蜕皮和变态。

二、 医学节肢动物的主要类群

危害人体健康的节肢动物分属以下 5 个纲，以昆虫纲和蛛形纲最为重要。

1. 昆虫纲 虫体分头、胸、腹 3 部。头部着生触角 1 对，胸部有足 3 对。常见的种类有蚊、蝇、蚤、虱等。

2. 蛛形纲 虫体分头胸和腹两部或头胸腹愈合成一个整体。成虫具足 4 对，无触角。常见的种类有蜱、螨等。

3. 甲壳纲 虫体分头胸和腹两部。触角 2 对，步足 5 对。常见的种类有淡水虾、蟹、蝲蛄、剑水蚤等。

4. 唇足纲 虫体窄长，腹背扁平，分头和躯干两部分。头部有触角 1 对，躯干除最后 2 节外，每一体节各有足 1 对。常见的种类有蜈蚣等。

5. 倍足纲 虫体呈长管形，多节，由头及若干形态相似的体节组成。头部有触角 1 对，除第一体节外，每节有足 2 对，所分泌的物质常引起皮肤过敏。常见的种类有马陆等。

三、 医学节肢动物对人体的危害

节肢动物对人体的危害是多方面的，大致可分为直接危害和间接危害两大类。

（一）直接危害

1. 骚扰和吸血　蚊、白蛉、虱等许多昆虫都可叮刺吸血。

2. 螫刺和毒害　有些种类有毒腺、毒毛，可将毒液注入人体。

3. 超敏反应　节肢动物的涎腺、分泌物、排泄物可引起超敏反应。

4. 寄生　蝇蛆、疥螨和蠕形螨等均可寄生人体。

（二）间接危害

传播疾病的节肢动物称传播媒介或病媒节肢动物或病媒昆虫。由节肢动物传播的疾病称虫媒病。节肢动物传播疾病的方式分为两类。

1. 机械性传播　节肢动物对病原体的传播只起携带输送的作用。病原体形态和数量均不发生变化，但仍保持感染力，借机转入另一个宿主。

2. 生物性传播　病原体在节肢动物体内经历了发育、繁殖或发育和繁殖的阶段，才能传播到新的宿主。根据病原体在节肢动物体内发育或繁殖的情况，可分为以下 4 种形式。

（1）**发育式**　病原体在节肢动物体内只有发育而没有繁殖过程。

（2）**繁殖式**　病原体在节肢动物体内经过繁殖，数量增多但无形态变化。

（3）**发育繁殖式**　病原体在节肢动物体内不但发育而且繁殖，数量增多，形态变化。

（4）**经卵传递式**　某些病原体不仅在节肢动物体内繁殖，而且能侵入卵巢，经卵传递到下一代并使之也具有感染性。

（三）病媒节肢动物的判定

可从四个方面判定是否为病媒节肢动物：①生物学的证据；②流行病学证据；③自然感染的证据；④实验室的证据。

四、 医学节肢动物的防制

采取综合防制是今后的发展趋势，以降低种群数量或缩短其寿命为目的，防制的方法如下。

1. 环境防制　通过合理的环境处理、改造，减少或清除媒介节肢动物赖以生存的滋生及栖息场所。

2. 物理防制　利用机械力、热、磁、声、光、波、放射线等方法，捕杀、隔离或驱走节肢动物。

3. 化学防制　使用天然或合成的化学物质，以不同的剂型和途径毒杀、驱避或诱杀节肢动物。

4. 生物防制　通过利用其他生物（如捕食性天敌、蠕虫和微生物等）或其代谢产物（如昆虫信息素等）来控制节肢动物的方法。

5. 遗传防制　通过不同方法改变或移换节肢动物的遗传物质，以降低其繁殖势能或生存竞争力，从而达到控制或消灭种群的目的。

6. 法规防制　利用法律、法规或条例，以防媒介节肢动物传入本国或携带至其他国家和地区。

同步练习

一、选择题

1. 下列哪项不是医学节肢动物对人的直接危害（　　　）

　　A. 吸血骚扰　　　　　　　　B. 毒害作用　　　　　　　　C. 致敏作用

　　D. 寄生　　　　　　　　　　E. 传播疾病

2. 丝虫幼虫在蚊体内的发育属（　　　）

A. 发育式　　　　　　B. 繁殖式　　　　　　C. 发育繁殖式

D. 经卵传递式　　　　E. 机械性传播

3. 在蚊体内既能发育又能繁殖的寄生虫为（　　）

A. 疟原虫　　　　　　B. 丝虫　　　　　　　C. 旋毛形线虫

D. 猪巨吻棘头虫　　　E. 杜氏利什曼原虫

4. 判定一个地区某种节肢动物是否为病媒节肢动物，必须具备以下条件（　　）

A. 生物学的证据　　　B. 流行病学的证据　　C. 自然感染的证据

D. 实验室的证据　　　E. 以上都是

5. 医学节肢动物的防制原则为（　　）

A. 环境防制　　　　　B. 化学防制　　　　　C. 生物防制

D. 遗传防制和法规防制　E. 以上都是

6. 下列医学节肢动物均属昆虫纲，但除外（　　）

A. 白蛉　　　　　　　B. 蝇　　　　　　　　C. 蚤

D. 虱　　　　　　　　E. 全沟蜱

7. 蚤传播鼠疫耶尔森菌的方式属（　　）

A. 发育式　　　　　　B. 机械性传播　　　　C. 经卵传递式

D. 繁殖式　　　　　　E. 发育繁殖式

二、名词解释

1. 医学节肢动物　2. 机械性传播　3. 生物性传播　4. 虫媒病

三、问答题

1. 医学节肢动物对人的直接危害包括哪些方面？

2. 医学节肢动物的生物性传播方式有几种？

参考答案

一、选择题

1. E　2. A　3. A　4. E　5. E　6. E　7. D

二、名词解释

1. 医学节肢动物：凡通过骚扰、刺螫、吸血、寄生及传播病原体等方式危害人类健康的节肢动物均称为医学节肢动物。

2. 机械性传播：病原体在医学节肢动物体内、体表时，无形态和数量的变化，但保持活力，节肢动物对病原体只起携带、传递作用。例如：蝇传播痢疾、伤寒和霍乱等。

3. 生物性传播：病原体必须在节肢动物体内进行发育、繁殖或完成生活史中某一个环节后才具感染性，通过各种途径传播给人。例如：蜱传播森林脑炎。

4. 虫媒病：传播疾病的节肢动物称为传播媒介或病媒节肢动物，由病媒节肢动物传播的疾病称为虫媒病。例如：蚊传播的流行性乙型脑炎。

三、问答题

1. 答：医学节肢动物对人的直接危害包括 4 个方面。

① 吸血和骚扰：例如蚊和臭虫在夜间吸血使人不安。

② 螫刺和毒害：蝎吸血时将毒液注入人体引起蝎瘫痪。

③ 超敏反应：节肢动物的唾液、分泌物、排泄物、皮壳等异性蛋白均可成为致敏原，引起宿主超敏反应。

④ 寄生：某些节肢动物本身可作为病原体寄生于人体。

2. 答：医学节肢动物的生物性传播方式有以下 4 种。

① 发育式：即病原体在节肢动物体内只有形态

变化，无数量改变。

②繁殖式：即病原体在节肢动物体内无形态变化，只有数量的增加。

③发育繁殖式：病原体在节肢动物体内既有形态变化，又有数量的增加。

④经卵传递式：病原体在节肢动物体内繁殖后侵入卵巢，再经卵传递给下一代。

第十八章　昆虫纲

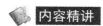

内容精讲

第一节　概论

昆虫纲（Insecta）是世界上种类最多、种群数量最大的一类动物，与人类经济和健康关系密切，也是医学节肢动物中最重要的组成部分。

一、形态

昆虫纲的主要特征：虫体分头、胸、腹 3 部分；头部有触角 1 对；胸部有足 3 对，故又称六足纲。

1. 头部　触角 1 对，为感觉器官，具有嗅觉和触觉功能；复眼 1 对，具有视觉功能；口器 1 个，由上唇、上颚、舌、下唇、下颚组成，具有摄食和刺吸功能。医学昆虫的口器可分为三种，即咀嚼式口器（如蜚蠊）、刺吸式口器[又称喙(如蚊)]、舐吸式口器（如蝇）。

2. 胸部　分为前胸、中胸、后胸 3 节。各胸节的腹面均有足 1 对，分别称为前足、中足、后足。各足分节，由基部向远端分别为：基节、转节、股节、胫节和附节，附节又有 1～5 个分节，附节末端有爪。中胸、后胸背侧各有翅 1 对（有的种类翅已退化），称为前翅和后翅。

3. 腹部　由 11 节组成。但第 1 腹节多已退化，甚至消失，最后数节变为外生殖器。

二、生活史

昆虫的个体发育从幼虫变为成虫要经过外部形态、内部结构、生理功能、生活习性及行为和本能上的一系列变化，这些变化过程的总和，称为变态。变态分为两类。

1. 完全变态　其生活史有卵、幼虫、蛹和成虫 4 个时期，各期之间的外部形态、生活习性差别显著，如蚊、蝇、白蛉及蚤等。

2. 不完全变态　其生活史有卵、若虫和成虫 3 个时期，无蛹期。若虫和成虫外部形态、生活习性均相似，只是若虫较小，生殖器官未成熟。如虱、臭虫等。

昆虫从卵孵出后，需蜕皮若干次方可发育为成虫。2 次蜕皮之间的虫体称为龄，其对应的发育时间称为龄期。昆虫的幼体（幼虫、若虫）破卵而出的过程称为孵化；幼虫发育为蛹的过程为化蛹；蛹自蛹壳（皮）脱出为成虫，称羽化。

三、与医学有关的主要类群

昆虫纲分 33 个目，与医学有关的有 9 个目：双翅目、蚤目、虱目、蜚蠊目、半翅目、磷翅目、鞘翅目、膜翅目、直翅目。

第二节 蚊

蚊（mosquito）是一类最重要的医学昆虫，与其他双翅目昆虫在形态上的区别是：①喙细长，比头部长好几倍；②翅脉特殊，翅脉与翅缘有鳞片；③足细长，覆有鳞片。

蚊的分布很广，凡有人类的地方几乎都有蚊类的活动。蚊的种类繁多，与医学有关的多为按蚊属、库蚊属和伊蚊属。属于体外暂时性寄生虫。

一、 形态

小型昆虫，分为头、胸、腹 3 部分。

1. 头部 似半球形，有复眼和触角各 1 对，喙 1 支。触角分 13 节，第 3 节以后称为鞭节。各鞭节具有轮毛，雌蚊的轮毛短而稀，雄蚊的轮毛长而密。鞭节上的短毛对二氧化碳和湿度尤其敏感，起寻找吸血对象的作用。

2. 胸部 分前胸、中胸、后胸 3 节，每胸节有足 1 对，中胸有翅 1 对，后胸有 1 对平衡棒。翅脉上覆盖鳞片，翅鳞可形成麻点、斑点或条纹，是分类的重要依据。

3. 腹部 有 10 节，节间的淡色横带、纵条或斑，是鉴别蚊种的重要依据。

二、 生活史

蚊的发育为完全变态，分卵、幼虫（孑孓）、蛹和成虫 4 个时期。前 3 个时期生活于水中，成虫生活于陆地上。完成一代生活史约 8～17 天，一年 7～8 代。

三、 生理与生态

1. 滋生习性 成蚊产卵的地点就是幼虫的滋生地，可分为五种类型：稻田型、缓流型、丛林型、污水型、容器型。

2. 交配与产卵 雌蚊交配后，多需吸血，卵巢发育，才能产卵。一般雌蚊均在傍晚或清晨到其滋生场所产卵。雌蚊一生仅交配 1 次，精子一生够用。

3. 吸血习性 雄蚊不吸血，只吸植物汁液或花蜜。雌蚊必须吸食人或动物的血液卵巢才能发育，繁殖后代。吸血时间也多在其活动的时间，吸血对象随蚊种而异。

4. 生殖营养周期和生理龄期 蚊每次从吸血到产卵的周期称为生殖营养周期。雌蚊的生殖营养周期的次数是蚊虫存活时间的一个度量指标，称为生理龄期。

5. 栖息习性 雌蚊吸血后多在阴暗、潮湿、避风处栖息，以待胃血消化和卵巢发育。成虫的栖息地可分为三类：家栖型、半家栖型、野栖型。

6. 季节消长和越冬 蚊的季节消长与温度、湿度和雨量等密切相关，同一地区的不同蚊种，或在不同地区同一蚊种也存在差别。通常外界温度低于 10℃ 时，蚊在阴暗、温暖的避风处越冬，次年春暖时复出。大多数蚊种以成虫越冬，伊蚊亦可以卵越冬。全年月均温度 10℃ 以上地区无越冬现象。

四、 重要传染病蚊种及与疾病的关系

蚊不仅吸血骚扰，而且传播多种疾病。

1. 丝虫病 班氏丝虫病：淡色库蚊、致倦库蚊、中华按蚊；马来丝虫病：中华按蚊、嗜人按蚊、东乡伊蚊。

2. 疟疾 微小按蚊、大劣按蚊、中华按蚊、嗜人按蚊。

3. 流行性乙型脑炎 三带喙库蚊、白纹伊蚊。

4. 登革热 埃及伊蚊、白纹伊蚊。

五、 防制

1. 环境防制 控制和消除幼虫滋生地。

2. 化学防制　杀虫剂室内外滞留喷洒灭蚊。

3. 生物防制　观赏鱼、苏云金杆菌、球形芽胞杆菌等。

4. 法规防制　利用法律或条例规定防止媒介蚊虫的传入、对蚊虫防制进行监督以及强制性灭蚊等。

第三节　白蛉

白蛉（sand fly）属是双翅目白蛉科，是一种与蚊相似的吸血昆虫，能够传播黑热病、东方疖、巴尔通体病等疾病。在我国主要是中华白蛉。

一、形态

成虫为黄白色或灰白色，有双翅，全身密布细毛，长约 3mm。口器为刺吸式。停息时两翅竖立，特征是多毛、竖翅、驼背、大眼。雌蛉受精囊和雄蛉外生殖器的形态是分类的依据。

二、生活史

白蛉为完全变态昆虫，生活史中有卵、幼虫、蛹和成虫 4 个阶段。雄蛉一生可交配 2～3 次，雌蛉通常一生仅交配一次。从卵发育至成虫需 6～8 周。雄蛉交配后不久死亡，雌蛉可存活 2～3 周。

三、生态

1. 滋生地　各期幼虫均生活在土壤中，以地面下 10～12cm 处为多见。隐蔽、温湿度适宜、土质疏松且富含有机物的场所，如房屋、畜舍、厕所、窑洞、墙缝或洞穴等，均适于幼虫滋生。

2. 食性　雌蛉吸人或动物血液，多在黄昏与黎明前进行。雄蛉不吸血，以植物汁液为食。

3. 栖息与活动　白蛉成虫家栖或野栖，多在阴暗避风处，其动能力较弱，活动范围一般在 30m 内。

4. 季节消长与越冬　与蚊相似。

四、重要蛉种

1. 中华白蛉指名亚种：成虫体长约 3.0～3.5mm，淡黄色，竖立毛类。该亚种是黑热病的重要传播媒介。

2. 中华白蛉长管亚种：国外分布广泛，国内仅限于新疆。

此外还有亚历山大白蛉和吴氏白蛉。

五、与疾病的关系

白蛉除了叮人吸血外，能传播多种疾病，在我国传播黑热病。

六、防制原则

白蛉的防制以控制成蛉为主，辅以改造环境以不利于幼虫滋生。杀灭成蛉的药剂有溴氰菊酯、顺式氯氰菊酯和马拉硫磷等。

第四节　蠓

蠓（biting midge）口器为刺吸式，种类繁多，库蠓、细蠓与人的关系较大。

一、形态

成虫头部近球形。复眼发达，刺吸式口器。

二、生活史与习性

蠓是完全变态昆虫，生活史包括卵、幼虫、蛹和成虫 4 个阶段。蠓生活史所需的时间与温度关系密切。在夏季约需 1 个月，一年可繁殖 2～4 代，视种类与地区不同而异。雄蠓交配后 1～2 天便死亡，雌蠓的寿命约 1 个月。

雄蠓吸食植物汁液；雌蠓吸血，吸血活动多是在白天、黎明或黄昏进行。成蠓多栖息于以草坪、树林、竹林、杂草、洞穴等避风和避光处。蠓的飞行能力不强，活动范围限于栖息地周围 300m 内。蠓以卵或幼虫越冬。

三、与疾病的关系

蠓叮吸人血，被刺叮处常有局部反应和奇痒，甚至引起全身过敏反应等，更主要的是可传播多种引起人类疾病的病原体，如蠕虫、鞭毛虫、纤毛虫、球虫、流行性乙型脑炎病毒等。

第五节　蚋

蚋（black fly）全世界已知 1270 余种，主要分布于北温带及亚北极地区，中国已有百余种，主要种为北蚋和毛足原蚋。

成虫形似蝇而小，深褐色或黑色，背驼，翅大，足短。雌蚋两复眼分离，雄蚋两复眼几乎相接。口器刺吸式。中胸背面隆起如驼背。

蚋为完全变态昆虫，卵、幼虫和蛹在水中发育，成虫在空中生活。完成生活史需 3～5 周到 5～6 个月。

成虫栖于滋生地附近的草丛和灌木丛里。雌蚋通常白昼吸血；雄蚋不吸血，以吸取植物的汁液生活。成虫飞行力强，白天活动。飞行距离达 2～10km。蚋出现于春、夏、秋三季，以 6～7 月份为活动高峰。蚋以卵或幼虫越冬。

蚋叮刺可引起皮炎、超敏反应及"蚋热"，严重者可发生过敏性休克。同时，蚋可传播盘尾丝虫病和欧氏丝虫病。

第六节　虻

虻（tabanid fly）成虫体型粗壮，体长 6～30mm，形状像蝇而略大，体黑绿色，飞翔力极强。刺吸式口器极锋利而发达。

虻为完全变态昆虫，幼虫一般为水生或半水生，雌虻寿命 3～4 周。

雌虻吸血，喜在强烈阳光下，以中午为最活跃；雄虻不吸血，以吸取植物的汁液生活，生活在草丛及树林中。虻以幼虫越冬。

蚋叮刺可引起荨麻疹样皮炎，某些虻能传播牛、羊等家畜的炭疽病、野兔热、丝虫病、睡眠病、脑炎等。

第七节　蝇

蝇（fly）属双翅目环裂亚目，全世界已知 10000 多种，我国记录有 1500 多种。与人类疾病有关者多属蝇科、丽蝇科、麻蝇科及狂蝇科。

一、形态

成蝇体长一般 5～10mm，呈暗灰、黑、黄褐、暗褐等色，许多科类带有金属光泽，全身被有鬃毛。

1. 头部　近似半球形，复眼 1 对，两眼间距离多以雄蝇较窄，雌蝇较宽。头顶有 3 个排成三角形的单眼。颜面中央有 1 对触角。非吸血蝇类的口器为舐吸式，吸血蝇类的口器为刺吸式。

2. 胸部　中胸有翅 1 对，前胸、中胸、后胸各有足 1 对，跗节末端两侧有爪 1 对，爪中间有爪垫 1 对，爪垫间有爪间突 1 个，爪垫上密布纤毛，可黏附病原体。

3. 腹部　由 10 节组成，后 5 节演化为外生殖器。雄蝇外生殖器是蝇种鉴定的依据。

二、 生活史

蝇为完全变态昆虫，除少数（如麻蝇）直接产幼虫外，均有卵、幼虫、蛹和成虫 4 个阶段。

整个生活史所需时间与蝇种、温度、湿度、食物等因素有关。蝇类的生长发育所需温度因种而异。成蝇寿命视蝇种而有不同，多为 1～2 个月。

三、 生态

1. 幼虫习性　蝇幼虫分为自生和寄生两类。营自生生活的幼虫以有机物为食，分为人粪类、畜禽粪类、腐败的动物质类、腐败的植物质类和垃圾类。蝇类适应性较强，往往对滋生地的要求不太严格。寄生于人和脊椎动物的幼虫根据寄生特性分为：专性寄生、兼性寄生、偶然寄生。

2. 食性　成蝇的食性分为 3 类：不食蝇类、吸血蝇类、非吸血蝇类。非吸血蝇类为杂食性，其取食频繁，且边吃、边吐、边排粪，该习性在蝇类机械性传播疾病方面具有重要意义。

3. 栖息与活动　蝇类夜间常停落于天花板、电线或悬空的绳索上，白天在有亮光处活动。蝇光活动受温度的影响较大。蝇善飞翔，可随车船等扩散。

4. 季节消长　蝇对气候有相对严格的选择性，我国蝇类分为春秋型、夏秋型、夏型和秋型，其中以夏秋型和秋型蝇类与夏秋季肠道传染病的关系尤为密切。

5. 越冬　大部分以蛹越冬。

四、 主要蝇种

1. 舍蝇　体长 5～8mm，灰褐色。胸部背面有 4 条黑色纵纹；第 4 纵脉末端向上急弯成折角；腹部橙黄色，在基部两侧尤明显，并具黑色纵条。舍蝇与各种疾病的关系密切。

2. 大头金蝇　体长 8～11mm，躯体肥大，头宽于胸，体呈青绿色金属光泽。复眼深红色，颊橙黄色。大头金蝇是夏秋肠道传染病的主要传播蝇种。

3. 巨尾阿丽蝇　体长 5～12mm，胸部灰黑色，中胸背板前部中央有 3 条黑色纵纹，中央的 1 条较宽，腹部背面有深蓝色金属光泽。

4. 丝光绿蝇　体长 5～10mm，呈绿色金属光泽，颊部银白色。

5. 棕尾别麻蝇　体长 6～12mm，暗灰色，胸背有 3 条黑色纵纹，腹部背面有黑白相间的棋盘状斑。

五、 与疾病的关系

蝇除骚扰人、污染食物外，更重要的是能传播多种疾病和引起蝇蛆病。

1. 传播疾病　蝇类传播疾病包括机械性传播和生物性传播两种方式。

（1）机械性传播　非吸血蝇类能携带各种病原体（细菌、病毒、寄生虫卵或包囊）传播消化道疾病，为主要传播方式。

（2）生物性传播　舌蝇能传播锥虫病。冈田绕眼果蝇为结膜吸吮线虫的中间宿主。

2. 蝇蛆病　为蝇幼虫寄生于人体和动物的组织和器官而引起的疾病，包括胃肠蝇蛆病，口腔、耳、鼻咽蝇蛆病，眼蝇蛆病，泌尿生殖道蝇蛆病，皮肤蝇蛆病，创伤蝇蛆病。

六、 防制原则

根本措施是搞好环境卫生，清除蝇的滋生场所。灭蝇常用药物有马拉硫磷、倍硫磷、溴氰菊酯、氯氰菊酯等。

第八节　蚤

蚤（flea）为体外寄生虫，成虫吸血，传播疾病。一些蚤类可寄生于人皮下，引起潜蚤病（tungiasis）

一、　形态

雌蚤长 3mm 左右，雄蚤稍短，体棕黄至深褐色，有眼或无眼，全身有鬃毛。体小而侧扁，善于在宿主毛、羽间迅速穿行。无翅，足长，其基节特别发达，善于跳跃。

二、　生活史与生态

蚤生活史为完全变态。蛹的羽化需外界刺激。蚤由卵发育为成虫一般约需 1 个月，寿命约 1～2 年。蚤两性都吸血，常边吸血边排便，此与传播疾病有关。宿主范围很广，以啮齿类为多。蚤成虫对宿主体温反应敏感，当宿主死亡后体温下降时，蚤都会很快离开宿主。

三、　重要种类

1. 致痒蚤　是人体最常见的蚤。嗜吸狗、猪和人血，对人骚扰性较大，尤以儿童为甚。可传播鼠疫，也是犬复孔绦虫、缩小膜壳绦虫的中间宿主。

2. 印鼠客蚤　在我国沿海省市多见，主要宿主是家栖鼠类，亦吸人血。印鼠客蚤是人间鼠疫的重要媒介，也传播鼠型斑疹伤寒和缩小膜壳绦虫病。

四、　与疾病的关系

危害方式主要是叮刺、骚扰、寄生和传播疾病。

蚤主要通过生物性方式传播疾病，最重要的是鼠疫，其次是地方性斑疹伤寒；还能传播犬复孔绦虫病、缩小膜壳绦虫病和微小膜壳绦虫病。

五、　防制原则

防鼠、灭鼠，加强狗、猫的管理；药物喷洒蚤与鼠的滋生地及活动场地；避免被蚤叮刺、吸血。

第九节　虱

虱（louse）是一种永久性体外寄生虫。寄生于人体的虱有二种，即人虱和耻阴虱。人虱又分人头虱和人体虱。

一、　形态

1. 人虱　成虫背腹扁平，体狭长，灰白色。雌虫体长为 2.5～4.2mm，雄虫稍小。刺吸式口器，无翅，足有爪，形成抓握器。人头虱较人体虱体略小、体色稍深、触角较粗短。

2. 耻阴虱　耻阴虱为灰白色，体长为 1.5～2.0mm，体宽与体长几乎相等。腹短，外形似蟹状。其他构造与人虱相似。

二、　生活史与习性

虱的发育属不完全变态，分为卵、若虫、成虫 3 个时期。人虱完成生活史需 16～25 天，寿命约为 20～30 天；耻阴虱完成生活史需 34～41 天，寿命稍短。

人头虱成虫寄生于人头上有毛发处，产卵于发根，尤其耳后较多，并黏附于头发之上；人体虱成虫多寄生于内衣内裤，衣缝、皱褶等处，产出的卵多黏附于衣服的植物纤维上；耻阴虱成虫寄生于阴毛、腋毛、睫毛及肛门周围的毛发上，产卵于毛发的基部。

三类虱的若虫和成虫均吸血，且嗜吸人血。吸血特性是边吸边排，与传播疾病有关。

三、　与疾病的关系

对人的危害主要是叮刺吸血，引起局部皮肤瘙痒和丘疹。主要传播的疾病有流行性斑疹伤寒、虱传回归热和战壕热等。

四、　防制原则

注意个人卫生，对患者衣物可用蒸煮、干热、熨烫等来灭虱。

第十节　臭虫

臭虫（bed bug）属半翅目臭虫科，有一对臭腺，能分泌一种异常臭液，此种臭液有防御天敌和促进交配之用。约 75 种，其中温带臭虫和热带臭虫为吸食人血的家栖种。

臭虫成虫背腹扁平，卵圆型，全身密布短毛，有刺吸式口器。

臭虫的生活史属不完全变态，分为卵、若虫、成虫 3 个时期。

臭虫有群居习性，成虫耐饥饿力强。两种臭虫对温度的适应性有差异，分布地区不同。

臭虫夜晚吸血骚扰，影响睡眠。叮咬后可使皮肤敏感性高的人局部皮肤出现红肿、痛痒。臭虫抗原与过敏性哮喘关系密切。

第十一节　蜚蠊

蜚蠊（cockroach）俗称蟑螂，种类多，主要种类有德国小蠊和美洲大蠊。

成虫背腹扁平，椭圆形，大小差异大，体表具有油亮光泽，咀嚼式口器。

生活史分卵、若虫、成虫 3 个时期，属不完全变态。

蜚蠊为杂食性昆虫，成虫耐饥饿力强。

蜚蠊可携带鼠疫耶尔森菌、痢疾杆菌、大肠埃希菌等数十种病原体，其分泌物和粪便作为变应原，可引起过敏性哮喘、皮炎等。此外，还可作为美丽筒线虫、东方筒线虫和缩小膜壳绦虫等的中间宿主。

第十二节　毒隐翅虫

毒隐翅虫（paederus）种类多，以褐足毒隐翅虫和黑足毒隐翅虫等常见，且毒性较强。

成虫细长、红褐色，有光泽，全身被覆细毛，形似大蚂蚁。主要的鉴别特征是鞘翅极短，腹部体节外露，大部分可自由活动。

生活史为完全变态，分为卵、幼虫（两龄）、蛹和成虫 4 个时期。多滋生在隐蔽、潮湿的环境中，幼虫和成虫营捕食性生活，捕食害虫。

毒隐翅虫的血淋巴液内含有剧烈的接触性毒素，在发育各期都含有这种毒素，具防御性功能。当虫体被压破或击碎时，毒素与皮肤接触引起毒隐翅虫皮炎。

清除毒隐翅虫的栖息地和滋生场所，减少与其接触机会。发现有毒隐翅虫在身上爬行时，不要用手拍打、揉搓，轻轻吹掉或用其他物品将虫子拿掉。若手已接触虫的碎片，立即用肥皂水反复清洗。

同步练习

一、选择题

1. 属于昆虫纲的成虫特征为（　　　）
    A. 成虫有 3 对足，1 对翅　　　B. 成虫有 4 对足，无翅　　　C. 可分为头、胸、腹三部分
    D. 可分为头胸部、腹部两部分　　E. 以上特征均不正确
2. 医学昆虫完全变态的特点是（　　　）
    A. 发育过程为卵、若虫、成虫
    B. 发育过程为卵、幼虫、蛹、成虫
    C. 成虫与幼虫形态相似
    D. 成虫与若虫形态相似
    E. 成虫与若虫截然不同
3. 白纹伊蚊成蚊的形态特点有（　　　）
    A. 喙无白环，腹部背面有基白带
    B. 体型小，黑色，中胸盾板有白色纵纹
    C. 棕褐色，触须上有 3 个白环
    D. 灰褐色，触须上有 4 个白环
    E. 棕褐色，喙中段有一宽白环
4. 下列蚊种中，可传播疟疾的是（　　　）
    A. 淡色库蚊与三带喙库蚊　　　B. 白纹伊蚊与埃及伊蚊　　　C. 中华按蚊与嗜人按蚊
    D. 白纹伊蚊与淡色库蚊　　　　E. 以上蚊种均可传播
5. 可作为丝虫病媒介的蚊种是（　　　）
    A. 中华按蚊与微小按蚊　　　　B. 淡色库蚊与中华按蚊　　　C. 嗜人按蚊与大劣按蚊
    D. 白纹伊蚊与三带喙库蚊　　　E. 以上蚊种均可传播
6. 可传播流行性乙型脑炎的媒介蚊种是（　　　）
    A. 中华按蚊　　　　　　　　　B. 微小按蚊　　　　　　　　C. 大劣按蚊
    D. 三带喙库蚊　　　　　　　　E. 嗜人按蚊
7. 在我国白蛉主要传播的疾病是（　　　）
    A. 疟疾　　　　　　　　　　　B. 流行性乙型脑炎　　　　　C. 黑热病
    D. 丝虫病　　　　　　　　　　E. 登革热
8. 蝇生态习性中与传播疾病有关的是（　　　）
    A. 有趋光性，白天活动
    B. 有的蝇种直接产幼虫
    C. 食性杂，边吃、边吐、边排粪便
    D. 大多数蝇以蛹越冬
    E. 季节分布较广
9. 蝇可传播的寄生虫病有（　　　）
    A. 血吸虫病与肝吸虫病　　　　B. 钩虫病与丝虫病　　　　　C. 蛔虫病与阿米巴痢疾
    D. 猪带绦虫病与牛带绦虫病　　E. 疟疾与弓形虫病
10. 蚤的吸血习性是（　　　）
    A. 仅雌蚤吸血　　　　　　　　B. 仅雄蚤吸血　　　　　　　C. 雌雄蚤均吸血
    D. 蚤生活史各期均可吸血　　　E. 仅幼虫阶段吸血

11. 蚤可作为以下哪种寄生虫的中间宿主 （ ）

    A. 猪带绦虫与细粒棘球绦虫

    B. 牛带绦虫与曼氏迭宫绦虫

    C. 肝吸虫与肠吸虫

    D. 犬复孔绦虫与微小膜壳绦虫

    E. 杜氏利什曼原虫与弓形虫

12. 关于虱的吸血习性，下列说法正确的是 （ ）

    A. 仅若虫吸血   B. 仅雌虫吸血   C. 仅雄虫吸血

    D. 雄雄虫、雌虫、若虫均吸血   E. 雌虫及若虫吸血，雄虫不吸血

13. 对虱的防制措施中，有效的是 （ ）

    A. 注意个人清洁卫生，勤洗衣被等

    B. 搞好环境卫生，及时清理垃圾

    C. 注意饮食卫生

    D. 消灭鼠类保虫宿主

    E. 以上措施均有效

14. 臭虫对人的危害主要是 （ ）

    A. 可机械性传播疾病

    B. 可生物性传播疾病

    C. 可作为病原体寄生于人体内

    D. 病原体在臭虫体内可经卵传递

    E. 吸血与骚扰，未能证实在自然条件下传播疾病

15. 以下哪项为蜚蠊的生态特点 （ ）

    A. 飞行能力强，活动范围大

    B. 白天在靠近食物处活动，夜间隐匿

    C. 夜间在靠近食物处活动，白天隐匿

    D. 耐饥饿能力强，可数周不食

    E. 仅以成虫越冬

二、填空题

1. 昆虫纲的成虫口器有_____、_____和_____三种类型。

2. 蚊的生活史属于_____变态，要经历_____、_____和_____的过程变为成虫。

3. 与人类疾病有关的蚊类主要有_____、_____和_____的蚊种。

4. 按蚊属蚊蛹呼吸管形状_____，而库蚊属蚊蛹呼吸管形状_____。

5. 按蚊属雌雄成蚊的触须与喙_____，而库蚊属与伊蚊属雌蚊的触须_____。

6. 传播登革热的主要媒介是_____和_____。

7. 蝇的口器多为_____式，其末端用以取食的部分是_____，蝇爪末端有一对_____，可分泌黏液，携带病原体。

8. 按照不同种蝇的繁殖盛期所在的季节，可将蝇分为_____、_____、_____和_____四种类型。

9. 蚤的吸血习性有_____、_____、_____的特点，还常常_____。

10. 耻阴虱成虫体宽短，似_____，三对足中较粗大的是_____和_____。

11. 虱的耐饥饿能力_____，对温度与湿度较_____。

12. 臭虫嗜吸_____，其耐饥饿能力_____，但对_____耐受力较弱。

13. 蜚蠊的生活史发育为_____型，食性较_____，传播疾病方式以_____为主，亦可作为美丽简线虫和缩小膜壳绦虫的_____。

三、名词解释

1. 变态　2. 完全变态　3. 不完全变态　4. 孵化　5. 化蛹　6. 羽化　7. 越冬　8. 蝇蛆病

四、问答题

1. 蚊主要能传播哪些寄生虫病？简述其机制。

2. 根据白蛉的生活史及生态习性特点，阐明防制黑热病的有利因素。

3. 在蝇的形态结构与生活习性中，哪些与传播疾病有关？主要通过什么方式传播疾病？

4. 蚤的哪些生活习性与传播疾病有关？

5. 虱的哪些生活习性与传播疾病有关？

参考答案

一、选择题

1. C　2. B　3. B　4. C　5. B　6. D　7. C　8. C
9. C　10. C　11. D　12. D　13. A　14. E　15. C

二、填空题

1. 刺吸式　舐吸式　咀嚼式

2. 完全　卵　幼虫　蛹

3. 按蚊属　库蚊属　伊蚊属

4. 短而粗　细而长

5. 等长　较短

6. 白纹伊蚊　埃及伊蚊

7. 舐吸　唇瓣　爪垫

8. 春秋型　夏秋型　夏型　秋型

9. 雌雄蚤均吸血　叮刺频繁　边吸血边排便更换宿主

10. 蟹状　中足　后足

11. 较差　敏感

12. 人血　较强　高温

13. 不完全变态　广泛　机械性传播　中间宿主

三、名词解释

1. 变态：节肢动物从卵发育到成虫的整个过程中，其形态、生理和生活习性上的一系列变化称为变态。

2. 完全变态：某些节肢动物生活史分为卵、幼虫、蛹和成虫4个时期，各期的形态、生理及习性截然不同。

3. 不完全变态：某些节肢动物生活史分为卵、若虫、成虫3个时期。其形态、生活习性与成虫很相似，仅生殖器官未发育成熟。

4. 孵化：由卵发育为幼虫称为孵化。

5. 化蛹：最后一个幼虫龄期发育为蛹的过程称化蛹。

6. 羽化：由蛹发育为成虫的过程叫羽化。

7. 越冬：当外界温度低于某温度时，节肢动物体内储存的养料转化为脂肪，不食不动，躲藏在阴暗、潮湿处度过寒冷季节，称为越冬。如多数蚊以成蚊越冬。

8. 蝇蛆病：蝇幼虫寄生于人体组织和器官引起的疾病称蝇蛆病。根据幼虫寄生的部位可分为眼蝇蛆病，皮肤蝇蛆病，口腔、耳、鼻咽蝇蛆病，泌尿生殖道蝇蛆病，胃肠蝇蛆病等。

四、问答题

1. 答：蚊可传播的寄生虫病主要如下。

① 疟疾：传播疟疾的媒介是按蚊属的蚊种，当蚊叮咬疟疾患者时，可将血内的雌、雄配子体吸入胃内，两种配子体可进一步发育为雌、雄配子，并在蚊胃腔中进行配子生殖形成合子，数小时后合子又发育成动合子并在胃弹性纤维膜下形成卵囊，卵囊进行孢子生殖形成大量子孢子，子孢子进入血腔，最后到达唾腺管，当雌蚊再次叮咬人时，子孢子随唾液注入人体造成感染。

② 丝虫病：在我国传播丝虫病的媒介主要有淡色库蚊、致倦库蚊、中华按蚊与嗜人按蚊。当雌蚊叮咬血中带有微丝蚴的患者时，可将微丝蚴吸入蚊胃，微丝蚴脱去鞘膜，穿过胃壁经血腔进入胸肌进一步发育为腊肠状蚴，经2次蜕皮后成为丝状蚴，丝状蚴进入蚊血腔到达蚊下唇，当蚊再次叮咬人时，幼虫自下唇逸出，经伤口或正常皮肤侵入人体造成感染。

2. 答：在黑热病传播媒介白蛉的生活史及生态特点中，有利于对其防制的是：①出现季节较短，约3～5个月。②生活史周期长，需6～8周，产卵量少，一般一年只产一次卵。③飞翔能力弱，活动范围小，约30m以内。④对杀虫剂敏感，较少产生耐药性。此外黑热病患者治愈后可获得终身免疫，从而减少了传染源的作用。上述特点均有利于对黑热病的防制。

3. 答：蝇口器为舐吸式，用唾液溶解食物取食；全身密布鬃毛，足末端有一对爪垫亦密布细毛，可携带大量病原体；食性杂，取食频繁，有边吃、边吐、边排粪便的习性；飞翔能力强，活动范围较大。以上形态结构与生活习性有利于其传播疾病。

蝇主要以机械性方式传播疾病，可携带的病原体有细菌、病毒、立克次体、寄生虫卵和包囊等，传播消化道、呼吸道、眼和皮肤疾病，如痢疾、阿米巴病、脊髓灰质炎、肺结核、沙眼、雅司病等。某些蝇可生物性传播疾病，如冈田绕眼果蝇可作为结膜吸吮线虫的中间宿主，舌蝇传播锥虫病。此外蝇幼虫可引起蝇蛆病。

4. 答：蚤的生活习性中与传播疾病有关的是：①雌、雄蚤均吸血，吸血频繁，一日常吸血数次，有边吸血、边排粪便的习性。②蚤成虫对宿主体温变化敏感，当宿主发病体温升高或死亡后体温下降时，蚤常离去再寻找新宿主。③蚤后足发达，善跳，故有一定活动范围。以上特点有利蚤传播疾病。

5. 答：虱的生活习性中与传播疾病有关的是：①雌、雄虱及若虫都嗜吸人血，不耐饥饿，吸血频繁，常边吸血、边排粪便。②虱对温度、湿度敏感，当患者体温升高或出汗时，即爬离另寻宿主。

第十九章　蛛形纲

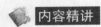 学习目标

1. **掌握**　蜱、蠕形螨、疥螨、恙螨的形态、生活习性、与疾病的关系或致病。
2. **熟悉**　蜱、蠕形螨、疥螨、恙螨的防制原则。
3. **了解**　其他蛛形纲(革螨、恙螨、粉螨和尘螨)的形态、生活史和致病。

内容精讲

第一节　概论

蛛形纲（Arachnida）成虫特征：①头胸腹愈合为一体（疥螨），或分为头胸部与腹部（蜱）；②躯体的前方或前端腹面有一个躯体复合物，称颚体或假头；③无触角，无翅，仅具单眼；④幼虫3对足，若虫、成虫4对足。

在蛛形纲中，与人类疾病关系最密切的是蜱螨亚纲，蜱螨类是小型节被动物，多呈圆形或卵圆形。虫体由躯体和其前方的颚体组成。颚体前方中央有螯肢1对，其下方有口下板；躯体呈囊状，气门有或无。

蜱螨类生活史多为不完全变态，可分为卵、幼虫、若虫和成虫等期。幼虫有足3对，若虫与成虫形态很相似，但生殖器官未成熟。在生活史发育过程中有1～3个或更多若虫期。成熟雌虫可产卵、产幼虫，有的可产若虫，有些种类可行孤雌生殖。

蜱螨类的致病特点：①传播人兽共患病；②病原经卵传递普遍；③既是传播媒介，又是储存宿主；④所传疾病通常呈散发性流行。

第二节　蜱

蜱（tick）包括硬蜱（hard tick）、软蜱（soft tick）两大类。

一、形态

1. 硬蜱　成虫呈圆形或长圆形，体长2～10mm，雌蜱饱食后胀大可至20～30mm。表皮革质，背面或具壳质化盾板，颚体位于躯体前端，向前突出，从背面可见，由颚基、螯肢、口下板及须肢组成。雄蜱背面的盾板几乎覆盖整个躯体，雌蜱盾板小。气门1对，位于第Ⅳ对足基节的后外侧。足4对，分6节，足跗节有哈氏器。腹面有生殖孔、肛门等。

2. 软蜱　成虫颚体较小，位于躯体腹面的前部，从背面不可见；躯体背面无盾板，雌蜱和雄蜱外观相似；气门位于第Ⅳ对足前外侧。两性特征不显著；成虫第1、2足基节之间有基节腺，基节腺有调节水分、电解质及血淋巴成分的作用。

二、生活史

蜱发育过程分卵、幼虫、若虫和成虫4个时期。硬蜱若虫仅1期，而软蜱若虫可经过1～6期不等。

生活史特点：①蜱生活史中有更换宿主现象。根据更换宿主的次数，可将蜱分为单宿主蜱、二宿主蜱、三宿主蜱、多宿主蜱。②幼虫、若虫及雌雄成虫均可吸血。③硬蜱寿命自 1 个月到数10 个月不等，软蜱寿命 5～6 年至数十年。

三、 生态

1. 产卵　硬蜱受精吸血后多在开阔的牧场、森林、灌木丛、山地的泥土处产卵，软蜱多在鸟巢、兽穴、畜厩、人房等缝隙处产卵。

2. 宿主与吸血习性　蜱的宿主广泛，包括陆生哺乳类、鸟类、爬行类和两栖类，并可侵袭人体。对寄生部位常有一定的选择性，一般在皮肤较薄、不易被搔动的部位。硬蜱多白天吸血，吸血时间较长，一般需要数天。软蜱多在夜间侵袭宿主，吸血量很大。

四、 主要种类

1. 全沟硬蜱　是典型的森林蜱种。成虫寄生于大型哺乳动物，经常侵袭人；幼虫和若虫寄生于小型哺乳动物及鸟类。分布于内蒙古、甘肃、新疆、西藏等地区。全沟硬蜱是中国森林脑炎的主要媒介，并能传播 Q 热和北亚蜱传立克次体病。

2. 草原革蜱　多栖息于干旱的半荒漠草原地带。成虫寄生于大型哺乳类，有时侵袭人；幼虫和若虫寄生于各种啮齿动物。分布于东北、华北、西北和西藏等地区。草原革蜱是北亚蜱传立克次体病的主要媒介，也可传播布氏杆菌病。

3. 亚东璃眼蜱　分布于吉林、内蒙古以及西北等地区，为新疆出血热传播媒介。

4. 乳突钝缘蜱　生活于荒漠和半荒漠地带。寄生在狐狸、野兔、野鼠、刺猬等中小型兽类，也常侵袭人。分布于新疆、山西，传播回归热和 Q 热。

五、 与疾病的关系

1. 直接危害　叮刺宿主皮肤，致局部充血、水肿等，甚至可引起上行性肌肉萎缩性瘫痪或神经麻痹。

2. 传播疾病　森林脑炎、新疆出血热、蜱媒回归热、莱姆病、Q 热、立克次体病、细菌性疾病、无形体病、红肉过敏症。

六、 防制原则

1. 环境防制　结合垦荒，清除灌木杂草，清理禽畜圈舍，堵洞嵌缝以防蜱类滋生；捕杀啮齿动物。

2. 化学防制　对栖息及越冬场所可喷洒马拉硫磷、杀螟硫磷等。林区用六六六烟雾剂。牲畜可定期药浴杀蜱。

3. 生物防制　由于蜱主要栖息在草地、树林中，可用生物农药喷洒。

4. 个人防护　进入有蜱地区要穿五紧服，长裤长靴，戴防护帽。外露部位要涂布驱避剂，离开时应相互检查，勿将蜱带出疫区。

5. 药物预防　皮肤涂抹或居室喷洒罗浮山百草油，能有效预防蜱叮咬。

第三节　革螨

革螨（gamasid mite）种类较多，与人关系比较密切的主要是鸡皮刺螨、柏氏禽刺螨、格氏血厉螨，可叮咬人的皮肤吸血，引起皮炎和瘙痒。

一、 形态

革螨成虫呈卵圆形，黄色或褐色，表皮膜质，具骨化的骨板。长约 0.2～0.5mm。虫体分颚体和躯体两部分，颚体由颚基、螯肢及须肢组成。

二、 生活史

革螨的发育过程分为卵、幼虫、第一若虫、第二若虫和成虫 5 期。卵生或卵胎生，个别种类行孤雌生殖。革螨一般情况下 1～2 周完成生活史。

三、 生态

1. **食性** 革螨以刺吸宿主血液和组织液，或滋生地的小型节肢动物等为生。幼虫也吸血。

2. **寄生部位** 依据不同的种类或长期寄生于宿主体表，或仅在吸血时寄生于宿主体表。

3. **活动性** 革螨在 25～35℃时活动能力最强。喜潮湿，喜阴暗。

4. **季节消长** 常年活动，或在秋冬季繁殖（格氏血厉螨），或在夏秋季繁殖（柏氏禽刺螨）。

四、 与疾病的关系

1. **直接危害** 叮咬引起皮炎，严重的引起荨麻疹。

2. **传播疾病** 肾综合征出血热、立克次体病、森林脑炎、Q 热、地方性斑疹伤寒等。

第四节　恙螨

恙螨（chigger mite）生活史中仅幼虫叮咬人传播疾病，其他各期营自生生活。重要的恙螨有地里纤恙螨、小盾纤恙螨等。

一、 形态

恙螨成虫体长 1.0～2.0mm，外形呈"8"字形，常为红色，全身密布绒毛。恙螨若虫形似成虫，体长 0.5～1.0mm，体表覆盖的绒毛相对稀疏。

幼虫呈椭圆形，为红、橙、淡黄或乳白色。体背面有横列背毛和 1 块呈长方形、矩形、五角形、半圆形或舌形的盾板，其上有 5 根毛；盾板中部有 2 个感器基，上有感器。腹面有足 3 对。

二、 生活史

恙螨发育过程有卵、前幼虫、幼虫、若蛹、若虫、成蛹和成虫等 7 期。成虫寿命一般为 3 个月至 2 年。幼虫刺吸人或动物组织液和淋巴液；成虫和若虫在土壤中自生生活。

三、 生态

恙螨幼虫的宿主主要是鼠类，人也可受侵袭；恙螨滋生地大多数在其宿主活动范围内，并有自生生活需要的条件，故成为孤立、分散、呈点状分布的滋生点，称为螨岛。恙螨可在水中存活，所以暴雨能使其扩散。

四、 与疾病的关系

1. **恙螨皮炎** 恙螨唾液溶解皮肤所致。

2. **恙虫病** 病体原为立克次体，可经卵传递。

3. **肾综合征出血热** 又称流行性出血热，病原体为汉坦病毒。

五、 防制原则

1. **消除滋生场所** 同硬蜱的防制。

2. **药物杀螨** 定期喷洒倍硫磷、氯氰菊酯、溴氰菊酯、残杀威等。

3. **加强个人防护** 野外作业人员应注意着装，必要时外露皮肤可涂抹驱避剂。

第五节　蠕形螨

蠕形螨（demodicid mite）俗称毛囊虫，是一类永久性寄生螨，寄生于人和哺乳动物的毛囊和皮脂腺内，已知有 140 余种（亚种）。寄生于人体的仅两种，即毛囊蠕形螨和皮脂蠕形螨。

一、　形态

寄生人体的两种蠕形螨形态基本相似，螨体细长呈蠕虫状，乳白色，半透明。成虫体长约 0.1～0.4mm，雌虫略大于雄虫。颚体宽短呈梯形，螯肢 1 对，针状，须肢分 3 节。躯体分足体和末体两部分，在足体腹面有足 4 对，呈芽突状。末体细长，体表有明显的环状横纹，末端钝圆。

毛囊蠕形螨较长，末体约占躯体长度的 2/3～3/4，末端较钝圆。雌虫有肛道，雄虫无。

皮脂蠕形螨略短，末体约占躯体长度的 1/2，末端略尖，呈锥状。雌、雄虫均无肛道。

二、　生活史与习性

两种蠕形螨生活史相似，可分卵、幼虫、前若虫、若虫和成虫 5 个时期。完成一代生活史约需 3 周。雌螨寿命约 4 个月以上。

生活史要点：①蠕形螨常寄生于皮脂腺发达部位，以颜面部最常见；②以宿主细胞、皮脂腺分泌物为食；③一年四季均可感染、寄生，但以夏季为甚；④各期必须在人体发育；⑤毛囊蠕形螨寄生于毛囊，具群居性；皮脂蠕形螨常单个寄生于皮脂腺和毛囊中。

三、　致病

蠕形螨的自然感染率很高，但仅少数人有明显症状，目前认为它是一种机会性致病寄生虫。蠕形螨的机械刺激作用与代谢产物及死亡虫体的化学作用均可使局部出现炎症，毛囊扩大，上皮角化过度而阻碍皮脂腺外溢，引起蠕形螨皮炎。

患有酒渣鼻、毛囊炎、痤疮、脂溢性皮炎和睑缘炎等皮肤病的患者，蠕形螨寄生的感染率及感染度均显著高于健康人及一般皮肤病患者。

四、　实验诊断

镜检到蠕形螨即可确诊。常用的检查方法有两种：①挤压涂片法；②透明胶纸粘贴法。

五、　流行与防制

人体蠕形螨呈世界性分布，男性感染率高于女性。可通过直接或间接接触而传播。蠕形螨对外界环境抵抗力较强。

预防措施主要是注意个人卫生，避免与患者直接接触及合用毛巾、衣被等生活用品。目前治疗药物较常用的有：口服甲硝唑及维生素 B_2，兼外用 2% 甲硝唑霜，外用的药物还有 10% 硫黄软膏、苯甲酸苄脂乳剂、二氯苯醚菊酯霜剂等。

第六节　疥螨

疥螨（scab mite）属真螨目、疥螨科，是一种永久性寄生螨类。寄生于人和哺乳动物的皮肤表皮层内，引起一种有剧烈瘙痒的顽固性皮肤病，即疥疮。寄生于人体的疥螨为人疥螨。

一、　形态

疥螨成虫体近圆形或椭圆形，乳白或浅黄色，雄虫较雌虫小。颚体位于体前端，主要由 1 对钳形螯肢和 1 对圆锥状须肢组成，背面有盾板。雄虫第 1、2、4 对足末端为吸垫，第 3 对足末端为长鬃；雌虫第 1、2 对足末端为吸垫，第 3、4 对足末端为长鬃。体背侧有波状皮纹、皮棘及刚毛。

二、　生活史与习性

疥螨生活史分为卵、幼虫、前若虫、后若虫和成虫 5 期。完成一代生活史约 8～17 天。雌虫寿命 6～8 周。

生活史要点：①疥螨常寄生于人体皮肤较柔软嫩薄处；②疥螨在宿主表皮角质层挖掘隧道，以角质组织、淋巴液为食；③雄虫成虫与雌性后若虫夜间在皮肤表面交配后，若虫钻入皮内发育为雌螨；④受精后的雌螨最为活跃，此时也是最易感染新宿主的时期。

三、 致病与诊断

皮肤剧烈瘙痒是疥疮最突出的症状，夜晚尤甚。皮损为小丘疹、小疱，搔破后可继发感染，发生脓疱、毛囊炎或疖肿。常用消毒针尖挑破隧道的尽端，取出疥螨；或用消毒的矿物油滴于皮肤患处，再用刀片轻刮局部，将刮取物镜检。或用解剖镜直接检查皮损部位，发现有隧道和其盲端的疥螨轮廓，用手术刀尖端挑出疥螨，即可确诊。

四、 流行与防治

疥疮呈世界性分布，以儿童和青少年集体感染率较高。其感染方式主要是通过直接接触，如握手、同睡一床等，也可通过被服、手套、鞋袜等间接接触传播。

预防工作主要是加强卫生宣教，注意个人卫生。避免与患者接触及使用患者的衣被。发现患者应及时治疗，患者的衣服需用煮沸或其他消毒方法处理。常用治疗药物有硫黄软膏、苯甲酸苄酯搽剂、复方美曲磷脂霜剂、复方甲硝唑软膏及伊维菌素等。

第七节　粉螨

粉螨（flour mite）是国内常见的一种对储藏物造成质和量上很大损失的害虫，还可引起人的皮炎和呼吸道疾病。中国已知 30 多种，各省（区）都有分布，常见的有腐食酪螨、粗脚粉螨、椭圆食粉螨、家甜食螨、奈氏栗螨、乳果螨、粉尘螨、屋尘螨。

成虫分为前半体和后半体，上具刚毛。在适宜条件下，粉螨完成 1 代约 2～4 周，分卵、幼虫、第一若虫、第二若虫和成虫 5 期。个体较小、种类繁多、分布广泛，可在储藏物中大量的滋生，主要以植物或动物的有机残屑为食，但以储藏物中的储粮、干果、毛皮等为主。可以引起螨性过敏性疾病，甚至导致肺螨病、肠螨病、尿螨病等。

发现粉螨后必须立刻清理，家中的干果、饼干、皮具为粉螨的聚集地。暴晒 1～2h 就可以杀死粉螨。

第八节　尘螨

尘螨（dust mite）为一种小型的节肢动物，生活于居所、面粉厂等处的尘埃中，是一种强烈的过敏原。已记录的尘螨有 34 种，其中与人类过敏性疾病有关的主要有屋尘螨、粉尘螨和小角尘螨等。

一、 形态

螨体（躯体和末体）无明显分节。口器部分有 1 对须肢、1 对螯肢及口下板，通常统称为颚体。螯肢为取食器官，须肢具有感觉的作用。足分为 6 节。

二、 生活史与习性

各种螨的发育过程一致，包括卵、幼虫、第一若虫、第三若虫和成虫 5 期，无第二若虫期。正常发育时，幼虫和每一若虫期都有一个激活的喂食期伴随着静止期。生活史时间长短依赖于螨发育环境的温度和相对湿度。

居室地毯、床垫和家具套是尘螨滋生的主要场所，温暖潮湿的场所均可，以动物皮屑、面粉、真菌孢子、花粉等为食。虫体具有负趋光性，主要通过携带而传播。

三、 与疾病的关系

1. 螨性皮炎　被叮咬后出现丘疹、红斑、疱疹，可继发感染。

2. 螨性过敏　可引起过敏性哮喘、过敏性鼻炎、过敏性皮炎，尘螨过敏性哮喘是世界各国临床上最为常见的哮喘。

四、 流行与防治

世界分布，我国感染率也高，感染与职业有关。

防制原则主要是防螨、灭螨。保持通风良好，降低湿度。可用杀螨剂灭螨。人体内螨病应对症治疗，可以脱敏治疗。

同步练习

一、选择题

1. 硬蜱生活史中吸血的阶段是（　　　）
   A. 雌蜱
   B. 雄蜱
   C. 幼虫
   D. 若虫
   E. 以上各期均可

2. 软蜱吸血习性特征是（　　　）
   A. 生活史中仅雌蜱吸血
   B. 生活史中雌、雄蜱均吸血
   C. 生活史各期均吸血，仅吸 1 次血
   D. 生活史各期均吸血，多次吸血
   E. 上述情况均可能出现

3. 区别软蜱与硬蜱的主要依据之一是（　　　）
   A. 体色的差异
   B. 体积大小的不同
   C. 盾板的有无
   D. 颚体形态区别
   E. 以上情况均可

4. 恙螨生活史中营寄生生活的是（　　　）
   A. 雌螨
   B. 雌螨与雄螨
   C. 成虫与若虫
   D. 成虫与若虫、幼虫
   E. 幼虫

5. 在自然界，恙螨的主要宿主是（　　　）
   A. 人类
   B. 鼠类
   C. 家畜
   D. 家禽
   E. 猫或犬类

6. 在恙螨的防制措施中行之有效的是（　　　）
   A. 注意个人卫生
   B. 安装纱门、纱窗，防止叮咬
   C. 治疗患者，消除传染源
   D. 消灭鼠类
   E. 及时清除垃圾，粪便做无害化处

7. 疥螨在人体寄生，主要摄取（　　　）
   A. 血液
   B. 组织液
   C. 淋巴液
   D. 角质组织
   E. 肌肉组织

8. 疥疮实验诊断方法为（　　　）
   A. 粪便涂片检查
   B. 血液涂片检查
   C. 活组织检查

D. 消毒针挑破局部皮肤检查　　E. 免疫学方法检查

9. 下列防治疥疮的措施中无效的是（　　）

A. 注意个人卫生；勤洗澡，勤换衣服

B. 避免与患者直接接触

C. 对患者的衣物常作消毒处理

D. 饭前便后要洗手，讲究饮食卫生

E. 用硫黄软膏等涂在患处

10. 毛囊蠕形螨与皮脂蠕形螨的主要区别是（　　）

A. 毛囊蠕形螨末体较长，尾端尖

B. 毛囊蠕形螨末体较短，尾端钝

C. 毛囊蠕形螨末体较长，尾端钝

D. 皮脂蠕形螨末体较长，尾端尖

E. 两者无区别

11. 蠕形螨感染的部位最多见的是（　　）

A. 腹部　　　　　　　　　B. 颜面部　　　　　　　　　C. 胸部

D. 颈部　　　　　　　　　E. 四肢

二、填空题

1. 在蛛形纲中，与人类疾病有关并可传播疾病的是_____亚纲，其成虫的基本结构分为_____与_____两部分。

2. 硬蜱成虫背面有_____，从背部可观察到躯体前端有一_____。

3. 硬蜱可传播以病毒为病原体的疾病有_____和_____。还可传播病原体为伯氏疏螺旋体的疾病是_____。

4. 与传播疾病有关的恙螨种类主要有_____和_____等。

5. 恙螨活动范围_____，多呈_____，可借宿主携带扩散。

6. 疥螨雄虫第3对足末端为_____，而雌虫第3、4对足末端也为_____。

7. 疥螨致敏物质主要有_____、_____和_____。

8. 蠕形螨又可分为_____和_____两种，分别寄生于人体的_____和_____。

9. 蠕形螨虫体似_____，其躯体部分可分_____与_____两部分。

10. 尘螨作为病原体主要引起_____疾病，其_____、_____和_____均为过敏原。

三、名词解释

1. 蜱瘫痪　2. 螨岛

四、问答题

1. 简述硬蜱与软蜱生活史、生态习性的异同。

2. 简述硬蜱与软蜱对人的危害。

3. 对蜱的防制可采取哪些措施？

4. 简述恙螨的生活史及生态特点。

5. 恙螨是如何传播疾病的？

6. 简述疥螨的生活史、生态特点及致病机制。

7. 如何诊断与防治疥疮？

8. 简述蠕形螨致病机制及诊断方法。

◆◆◆ 参考答案 ◆◆◆

一、选择题

1. E　2. E　3. C　4. E　5. B　6. D　7. D　8. D

9. D　　10. C　　11. B

二、填空题

1. 蜱螨　颚体　躯体
2. 盾板　颚体
3. 森林脑炎　新疆出血热　莱姆病
4. 地里纤恙螨　小盾纤恙螨
5. 不大　点状分布
6. 长鬃　长鬃
7. 代谢物　排泄物　死亡虫体
8. 毛囊蠕形螨　皮脂蠕形螨　毛囊深部　皮脂腺内
9. 蠕虫状　足体　末体
10. 变态反应性　代谢物　排泄物　死亡虫体

三、名词解释

1. 蜱瘫痪：有些硬蜱在叮咬宿主过程中，其唾液中含有神经毒素，可导致宿主运动性神经纤维传导障碍，引起肌肉麻痹现象，可导致呼吸衰竭而死亡，称为蜱瘫痪。

2. 螨岛：恙螨滋生场所大多在其宿主活动范围内，并有自生生活需要的条件，所以成为孤立分散的、点状分布的滋生点，称螨岛。

四、问答题

1. 答：软蜱与硬蜱生活史都有卵、幼虫、若虫、成虫4个时期。其不同点归纳如下：①硬蜱大多数种类生活在野外，如林区、草原等处；软蜱常生活在宿主巢穴附近。②硬蜱若虫只有1龄；软蜱则有数龄，如乳突钝缘蜱有3～6龄。③硬蜱各期只吸血1次，吸血时间长，一般需几天至1周，雌蜱1次把卵产完；软蜱成虫一生需吸血多次，吸血时间短，数分钟至1h，雌蜱一生产卵多次。④硬蜱种类有单宿主蜱、二宿主蜱、三宿主蜱。软蜱种类为多宿主蜱。

2. 答：硬蜱主要传播的疾病有：①森林脑炎，病原体为森林脑炎病毒，主要传播媒介是全沟硬蜱，病原体在媒介体内可经卵传递。②新疆出血热，病原体为病毒，主要传播媒介是亚东璃眼蜱，病原体在媒介体内可经卵传递。③莱姆病，病原体是伯氏疏螺旋体，主要传播媒介为全沟硬蜱。此外，某些硬蜱唾液中含有神经毒素，当其叮咬人时毒素注入人体，导致运动性神经纤维传导障碍，引起肌肉麻痹，称蜱瘫痪。

软蜱主要传播蜱媒回归热，病原体为伊朗疏螺旋体和拉氏疏螺旋体，主要传播媒介是乳突钝缘蜱与特突钝缘蜱，病原体在媒介体内可经卵传递。

3. 答：对蜱的防制主要应采取以下措施：①环境防制，结合垦荒，清除灌木杂草，清理禽畜圈舍，

牧区采用轮换草场放牧等措施，使蜱不能找到滋生和越冬的场所及吸不到宿主血而死亡。②化学防制，对蜱类栖息和越冬场所喷洒马拉硫磷、杀螟硫磷等杀虫剂。牲畜可定期药浴杀蜱。③个人防护，进入林区、草原等蜱滋生地应领口、袖口、裤腿口扎紧，在皮肤裸露处涂驱避剂以防蜱的叮咬。

4. 答：恙螨发育经卵、前幼虫、幼虫、若蛹、若虫、成蛹、成虫7个时期，其中仅幼虫期寻找宿主刺吸组织液营寄生生活，其余各期则营自生生活。恙螨滋生于潮湿、阴暗、宿主经常活动的丛林等场所，幼虫的宿主主要是鼠类。由于恙螨活动范围小，喜群居及其滋生条件等原因，滋生地常孤立而分散，呈点状分布，称为螨岛。

5. 答：恙螨可传播恙虫病，恙螨幼虫叮咬感染的鼠后，将恙虫立克次体吸入体内，病原体在其体内可经变态与经卵传递。当恙螨幼虫再次叮咬人时，病原体注入人体而感染。在我国主要传病媒介为地里纤恙螨和小盾纤恙螨。

6. 答：疥螨的生活史可分为卵、幼虫、前若虫、后若虫和成虫5个时期。疥螨寄生在人体皮肤表皮角质层间，啮食角质组织，逐渐形成隧道。雄虫与雌性后若虫在宿主皮肤表面进行交配，雌若虫钻入皮内蜕皮为雌虫，并在皮内隧道中产卵。

疥螨作为病原体在人皮内寄生引起疥疮，其寄生部位常在人体皮肤薄嫩处，疥螨在人表皮角质层深处挖掘形成隧道，由于虫体的机械性刺激，代谢物、分泌物及死亡虫体的作用引起过敏反应，剧烈的瘙痒是最突出的症状，夜间更为加剧。如果抓破可引起继发性细菌感染。

7. 答：对疥疮的确诊，最可靠的方法是从隧道中找到虫体。常用消毒针头将隧道挑破，取出虫体在显微镜下鉴定；也可滴少量矿物油在丘疹处，并用刀片刮数次，取刮取物镜检虫体。疥疮的防治主要是加强卫生宣传教育，注意个人卫生，避免与患者接触，患者衣物、床上用品等进行消毒处理。患者局部涂用硫黄软膏等药物，每晚一次，效果较好。

8. 答：近年的研究表明，蠕形螨属条件致病螨，人的自然感染较为普遍，但只有极少数人有明显症状。蠕形螨寄生于人体毛囊深部或皮脂腺中，其机械性刺激和代谢物、分泌物及死亡虫体可引起机体过敏反应，使毛囊孔扩大，上皮角化过度，阻碍皮脂腺外溢，出现蠕形螨皮炎。对蠕形螨皮炎的确诊，常用挤压法，即用痤疮压迫器挤压患部皮肤，将挤出物置于玻片上，再加一滴液体石蜡使其透明，镜下观察虫体形态。